編集 佐藤守男
河合信行

皆伝！IVRの知恵 第2版

■ 執筆者一覧（五十音順）

生駒　　顕	和歌山県立医科大学 放射線医学講座
河合　信行	聖志会渡辺病院 放射線科
木村　誠志	良秀会藤井病院 放射線科
小山　貴生	和歌山県立医科大学 放射線医学講座
阪口　佳弘	元 和歌山県立医科大学附属病院 中央放射線部
佐藤　守男	生長会阪南市民病院放射線診断センター長・和歌山県立医科大学 名誉教授
三田　裕記	春秋会城山病院 放射線科
白井信太郎	和歌山県立医科大学附属病院 放射線科 非常勤医師
園村　哲郎	和歌山県立医科大学 放射線医学講座 教授
中井　資貴	和歌山県立医科大学 放射線医学講座
中田　耕平	りんくう総合医療センター 放射線科
野田　泰孝	和歌山県立医科大学 放射線医学講座
細川　聖記	和歌山県立医科大学附属病院 中央放射線部（現 福岡医療専門学校）
南口　博紀	和歌山県立医科大学 放射線医学講座（現 高知大学医学部 放射線医学講座）
宮崎　雄司	和歌山県立医科大学附属病院 中央放射線部
室谷　和宏	和歌山県立医科大学附属病院 中央放射線部

改訂の序

　拙著（伝えたいIVRの知恵，以下初版）を出版して3年が経過しました．出版前から書籍中に少し未熟な点があり，気になっていました．しかし，個人的な私の定年の事情でそのまま出版せざるを得ないと判断しました．読者の皆様のご不満，ご叱責に対する責任は私にあります．

　初版執筆中の大学勤務当時，どの科もそうかもしれませんが，放射線科が充実すればその病院の評価は上昇するはずだと思っていました．コンピュータの発展を最も恩恵を受けているのが放射線科でそれを駆使し先端的な医療を臨床の現場に提供すれば，他科への波及効果があり全体的な底上げにつながり，結果として患者さんへの貢献につながるはずだと思っていました．そのために医局の先生方のモチベーションを上げることが私にとって最大の課題でした．医局の先生と共に臨床の現場の問題点・限界を意識し持ち続けて解決策を模索しました．英語論文を教室から出して医局員の活性化を試みました．結果として2010年から2015年3月の間に毎月，医局の先生方の仕事を新たに英文投稿し，かつ以前に投稿していた論文の査読の返事を別の医局の先生と共に毎月のようにReviewerに書いたりしておりました．共に課題について悩み，解決に導いてくれた先生方には深く感謝しています．その成果をもとに初版の作成を思い立ち，英文投稿を2か月間中断して執筆のための時間を割きました．執筆の期間が短く十分な内容の咀嚼の時間を取れませんでした．また，その出来上がりも，未だ至らずというのが初版出版時の実感でした．

　申し訳ない事情を解決すべく，今回，河合信行先生のもとで，改訂することに相成りました．河合先生は，患者に優しく，論旨でもって安全にかつ斬新なIVRを提供する先生です．大学に在籍中の英文投稿の仕事の少なくとも5割以上は河合先生のひらめきによるものでした．改訂版には初版の長所を残しつつ，最新の情報と未投稿のアイデアが含まれています．また，実臨床のお役に立つように図解の多い工夫がなされています．

　初版では我々の創意工夫を伝えることが目的でしたが，今回の改訂では，さらに一歩進んでその創意工夫を実臨床に生かせるようより丁寧な解説を加えました．出版社の勧めもあり，書名を「皆伝！IVRの知恵」とした理由はここにあります．

　今回の改訂版を通じて，先生方の発想が刺激され，本書を超える新たなIVR技術が生まれ，その成果が患者さんの福音につながるような展開の一助となれば，これ以上の喜びはありません．

2018年9月

佐藤　守男

第 1 版の序

　この本は，新しく IVR に興味を持った先生方を対象に IVR の魅力を伝える意図で執筆した．他科の先生，放射線技師の先生，看護師さんにも興味を持っていただけるかもしれない．各施設で IVR は，独自の進化を遂げているはずで，その考え方を尊重し，有害事象を把握したうえで IVR の手技を学んでいくべきである．その意味でこの本に記載している内容は IVR の単なる手技と背景だけでなく，我々の施設での独断と偏見を含んでいる．カラーナビゲーションイメージ，CV ポートの穿刺の方法，リピオドールの water in oil in water，リピオドールとエタノールの混合液，BRTO における stagnation の考え方，食道静脈瘤への応用，溶解型ゼラチンスポンジ，NLE と EVAR 直後の大動脈瘤への注入など，いずれも通説を乗り越えて工夫した新奇なものである．また，僣越ながら若い先生方に世界に羽ばたいてほしいとの希望で付録として英文論文の書き方と統計処理を付けた．その一方で，これらの内容は，我々の施設で試行錯誤の末，積み上げてきた IVR の知識を単に述べたにすぎない．他施設との意見の相違は回避できない．しかし，違いがあるからこそ討論し，学び，考え，実証し，新しい知恵が生まれてくる．

　この本に記載されていることは定説ではない．数年経てば価値のないものになっていくべきものである．新陳代謝を担うのは若い IVRist である．その意味で大きな期待がかかる．しかし，一方で我々が歩む前と同じ段階ではじめ，同じ試行錯誤の思考過程をたどるのは歯がゆいものである．思わぬ結果が生じたときにカンファレンスを通じてできるだけ今まで我々が学んできたことを若い先生方に伝えてきた．しかし，適切なタイミングでないと若い先生方には，耳に入らないか，身に付かないものである．退官を前にもう伝える機会は失われる．今まで積み上げてきたものが伝わると信じているが失われるのは惜しいものである．この本は若い IVRist の知識の補完と新たな知恵を生み出す材料として記載した．

　各項目の執筆を担当した先生方は私と共に歩み成長してきた先生方である．荒原稿をみて，修正，加筆し若い先生方の理解を助けるために Question 項目を設けたが，改めて感じたのはその技量だけでなく背後の知識も私を凌駕し成長したという点である．どうか若い IVRist もこの本を基盤としてこれらの先生方を凌駕してほしい．若い先生方は忙しい中，惰性に走りがちだが，うまくいかなかったときこそ自ら考えるチャンスである．定説や標準的治療の習得に満足することなく，それらを最低限のものとして疑問を持ち続け自ら考え，新しい知恵を身につけ，IVR を通じて新たな医療に貢献し患者さんに福音をもたらしていただきたい．この本が少しでもそのお役に立てればこれ以上の喜びはない．

2015 年 3 月

佐藤　守男

目次

1 胸部のIVR　　1
（河合信行）
1. 喀血　　2
2. 気管支動脈瘤　　14
3. 血胸　　18
4. 肺動静脈奇形　　21
5. 肺動脈瘤　　25

2 消化管のIVR　　27
（河合信行）
1. 総論　　28
2. 胃病変に対する塞栓術　　31
3. 十二指腸病変に対する塞栓術　　33
4. 小腸・結腸出血に対する塞栓術　　37

3 肝臓のIVR　　41
（園村哲郎・河合信行）
1. 肝細胞癌に対する経カテーテル的肝動脈化学塞栓術　　42
2. 肝動脈の出血・血管性病変に対する塞栓術　　61
3. 肝穿刺後のAPシャントの塞栓術　　65
4. Appleby術前血流改変術　　69

4 動注化学療法　　73
（河合信行・中田耕平）
1. 超選択的動注化学療法　　74
2. リザーバー留置による肝動注化学療法　　78
3. バルーン閉塞下動注化学療法　　84

5 膵・脾のIVR　　87
（河合信行）
1. 膵病変の出血に対する塞栓術　　88
2. 脾動脈領域の塞栓術　　91
3. 部分的脾動脈塞栓術　　95

6 腎臓・副腎のIVR　　97
（河合信行）
1. 腎損傷に対する塞栓術　　98
2. 腎動脈瘤に対する塞栓術　　101
3. 腎癌に対する塞栓術　　103
4. 腎血管筋脂肪腫に対する塞栓術　　107
5. Polycystic kidneyに対する腎機能廃絶術　　110
6. 副腎腫瘍に対する塞栓術　　112

7 骨盤・大動脈・四肢・頭頸部のIVR　　115
（園村哲郎・河合信行・中井資貴）
1. 産科出血に対する動脈塞栓術　　116
2. 子宮筋腫に対する子宮動脈塞栓術　　120
3. 前立腺肥大に対する動脈塞栓術　　122
4. 多血性悪性腫瘍の骨盤転移巣に対する塞栓術　　127
5. 骨盤外傷性出血に対する塞栓術　　129
6. 大動脈・腸骨動脈に対するIVR　　131
7. 大動脈損傷，主幹動脈損傷の塞栓（NBCA-リピオドール混合液による一次止血）　　133
8. 大腿動脈仮性動脈瘤　　136
9. 骨腫瘍摘出術，脊椎全摘術の術中出血軽減のための術前塞栓術／多血性骨腫瘍に対する塞栓術　　140
10. 運動器などの痛みや炎症性疾患に対するIVR　　143
11. 頭頸部のIVR　　147

8 血管奇形のIVR　　151
（河合信行・阪口佳弘）
1. 動静脈奇形　　152
2. 静脈奇形　　167
3. 毛細血管奇形　　169
4. 血管腫　　172

9 内臓動脈瘤のIVR　　173
（中井資貴・生駒顕・中田耕平）
1. 腹腔動脈瘤　　174
2. 上腸間膜動脈瘤　　177
3. 膵頭部周囲動脈瘤　　180
4. 脾動脈瘤塞栓術　　183

10 胸部腹部大動脈のIVR　187
（中井資貴・生駒顕）
1　EVAR　188
2　TEVAR　197

11 動脈閉塞性病変のIVR　205
（中井資貴）
1　急性下肢動脈閉塞　206
2　上腸間膜動脈塞栓症に対する経カテーテル的治療　210
3　上腸間膜動脈狭窄　213
4　慢性動脈閉塞：腸骨動脈に対する拡張術　215
5　慢性動脈閉塞：大腿動脈に対する拡張術　220
6　慢性動脈閉塞：膝窩動脈3分岐以下に対する拡張術　224

12 門脈のIVR　229
（南口博紀・園村哲郎・河合信行）
1　胃静脈瘤　230
2　門脈圧亢進症―脾腎シャント　241
3　十二指腸静脈瘤のBRTO　246
4　門脈体循環シャント　251
5　直腸静脈瘤　256
6　TIPS　260
7　食道静脈瘤に対するIVR　264
8　術前門脈塞栓術　270

13 静脈のIVR　275
（南口博紀・河合信行・木村誠志・三田裕記・小山貴生）
1　血液透析用バスキュラーアクセスのトラブルに対するIVR　276
2　CVポート留置術　284
3　IVCフィルター　294
4　深部静脈血栓症と肺血栓塞栓症　298
5　深部静脈血栓症（ヒラメ静脈限局）　305
6　深部静脈血栓症（腸骨静脈由来）　307
7　経皮的血管内異物除去術　310
8　精索静脈瘤に対する精巣静脈塞栓術　313
9　副腎静脈サンプリング　318
10　インスリノーマの局在診断のための選択的カルシウム負荷肝静脈血サンプリング　322

14 非血管系のIVR　325
（河合信行）
1　画像下穿刺：超音波ガイド下穿刺　326
2　画像下穿刺：CTガイド下穿刺　328
3　直接穿刺塞栓術・硬化療法　336
4　ドレナージ術　339
5　経皮的エタノール注入療法　346
6　経皮的ラジオ波焼灼療法　351
7　経皮的椎体形成術（骨セメント注入療法）　354
8　卵管開通術　363

15 放射線治療とIVR　367
（白井信太郎・野田泰孝・宮崎雄司）
1　SPECT-3DRTの併用　368
2　小線源治療の併用　382

16 塞栓物質　393
（河合信行）
1　塞栓物質の種類　394
2　金属コイル　397
3　シアノアクリレート系塞栓物質　401
4　マイクロスフェア　410
5　ゼラチンスポンジ　414
6　Amplatzer vascular plug　417

17 カラーナビゲーション　419
（細川聖記・室谷和宏）
1　CTAoによるカラーナビゲーション　420
2　CTAoによるカラーナビゲーション：頸部，胸部　426
3　CTAoによるカラーナビゲーション：上腹部　428
4　CTAoによるカラーナビゲーション：骨盤部　430
5　経静脈的造影CTを用いたカラーナビゲーションイメージ　432

英語論文の書き方　440
索引　445

胸部のIVR

1

1 喀血

1 基本事項

- 陳旧性肺結核症，アスペルギルス感染症をはじめとする慢性感染症や気管支拡張症，肺癌などに伴う喀血に対して気管支動脈塞栓術が行われる．

1.1 血管解剖：責任血管

- 気管支動脈が主たる責任血管となる．
- 主な気管支動脈の起始部（図1）
  - 右気管支動脈は気管分岐部の位置で大動脈の右背側から分岐する．
  - 左右共通幹を形成する気管支動脈は大動脈の腹側から分岐する．
- 気管支動脈は，下行大動脈，大動脈弓，上行大動脈以外にも，右総頸動脈，両鎖骨下動脈，内胸動脈，肋頸動脈，外側胸動脈，胸背動脈，肋間動脈，下横隔動脈，冠動脈などからも起始することがあり，術前の分岐位置の評価は重要である（図2, 3）．

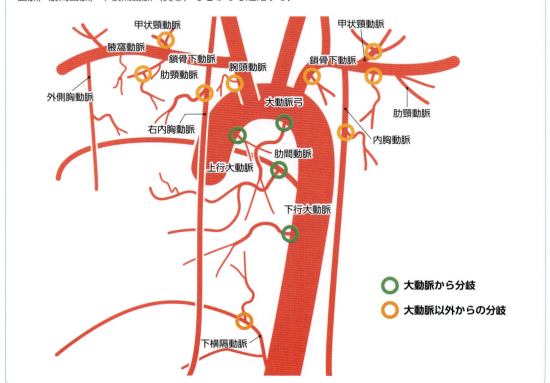

図1 気管支動脈の分岐位置

気管支動脈は，大動脈（緑○）以外にも，右総頸動脈，両鎖骨下動脈，内胸動脈，肋頸動脈，外側胸動脈，胸背動脈，肋間動脈，下横隔動脈（黄○）などからも起始する．

図2 内胸動脈（白矢印）から分岐する気管支動脈（黄矢印）

ⓐ CTAo．左内胸動脈より拡張した左気管支動脈が分岐．
ⓑ 選択的内胸動脈造影．左気管支動脈の末梢には異常血管増生と濃染が認められる．

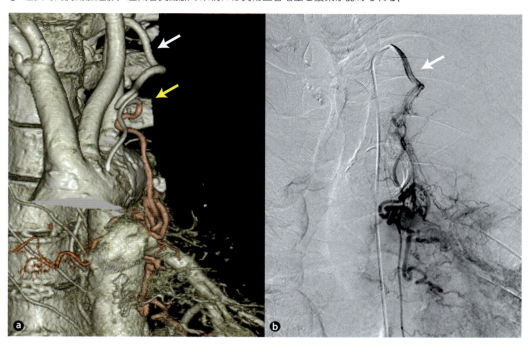

図3 鎖骨下動脈起始部から分岐する気管支動脈（矢印）

ⓐ CTAo．左鎖骨下動脈起始部より左気管支動脈が分岐．
ⓑ 左鎖骨下動脈造影．左気管支動脈の末梢には異常血管増生が認められる．

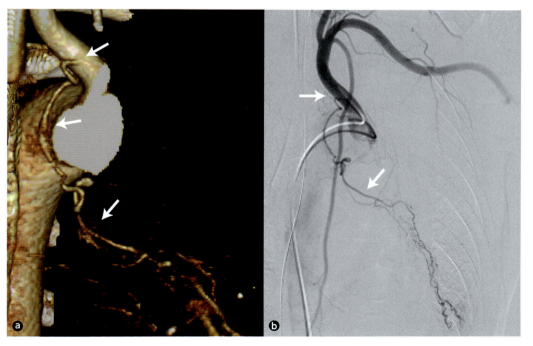

1 胸部のIVR

- 気管支動脈の数は，右側に 2〜3 本，左側に 1〜2 本存在することが多い．本数の把握は手技の成功を得るために不可欠である（表 1）．
- 注意点
  - 慢性炎症や浸潤性肺癌では，気管支動脈に加えて肋間動脈や内胸動脈，外側胸動脈，下横隔動脈などの胸壁に分布するあらゆる動脈が拡張・増生し，責任血管となりうる（図 4）．
  - 炎症が進むと，動脈瘤を形成することがある．さらに高度の炎症例では肺動脈への短絡や肺動脈瘤を形成することも知られている．それらに対する塞栓も考慮する．

表 1　気管支動脈の本数

		Chiba（1979）剖検例：100 例	Cauldwell（1948）部検例：150 例
右気管支動脈	0 本	0%	0 例
	1 本	13%	100 例／150 例（67%）
	2 本	57%	48 例／150 例（32%）
	3 本	22%	1 例／150 例（0.7%）
	4 本	6%	1 例／150 例（0.7%）
左気管支動脈	0 本	0%	0 例
	1 本	31%	47 例／150 例（31%）
	2 本	59%	93 例／150 例（62%）
	3 本	8%	9 例／150 例（6%）
	4 本	2%	1 例／150 例（0.7%）

図 4　喀血の責任血管

気管支動脈とそれ以外の責任血管となりうる主な側副動脈．

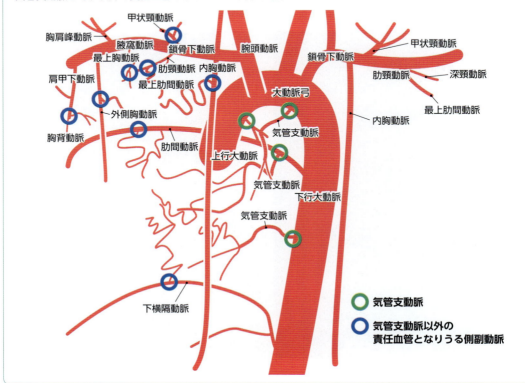

2 IVRの実際

2.1 適応

- 気管支動脈とその他の側副動脈の塞栓術の適応：陳旧性肺結核症，アスペルギルス感染症をはじめとする慢性感染症や気管支拡張症，肺腫瘍，気管支動脈瘤，特発性肺胞出血による喀血
- 肺動脈分枝経由の選択的塞栓術の適応：肺動静脈奇形や肺動脈瘤による喀血

2.2 手技：気管支動脈塞栓術

[手順]
1. 治療に先立ち CT during aortography（CTAo）を施行する．
2. 気管支動脈の分岐位置と分岐角度，本数（図5），責任血管の同定（図6），気管支動脈—肺動脈短絡の存在，動脈瘤形成の有無の確認を行う．
3. それぞれの責任血管に選択的にマイクロカテーテルを挿入し，塞栓を行う．

図5　CTAoによる気管支動脈の同定
下行大動脈から4本の右気管支動脈が描出されている（赤丸）．

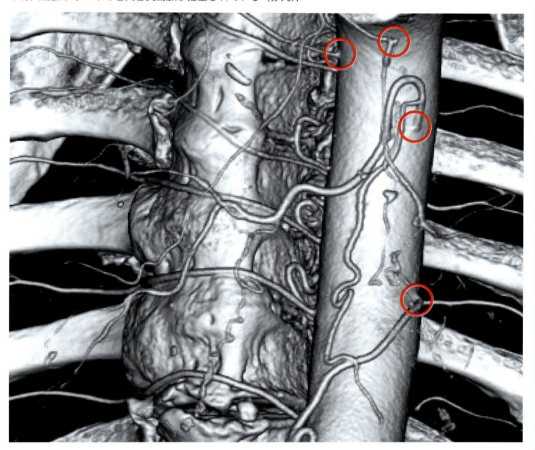

> **図6** CTAoによる責任血管の同定
> 気管支動脈，内胸動脈，下横隔動脈の末梢に炎症性血管増生が認められる．

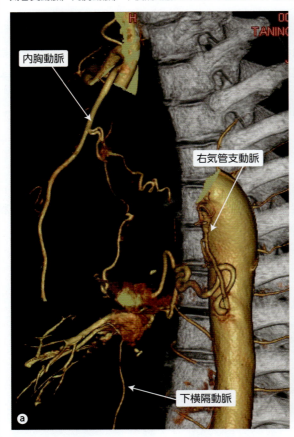
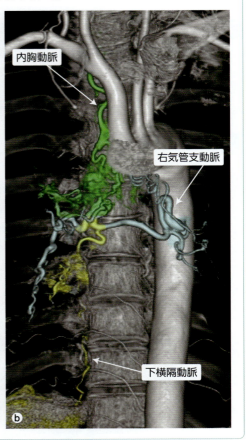

2.3 塞栓物質

- ゼラチンスポンジ細片：
  - 本邦では1〜2mm角のゼラチンスポンジ細片（セレスキュー®）が用いられることが多い．
  - 慢性炎症により太い気管支動脈—肺動脈間や気管支動脈—肺静脈間に短絡が形成されていることが多い．
  - 短絡路が見られれば，2mmほどのゼラチンスポンジ細片を使用する方が安全である．
- NBCA（n-butyl-2 cyanoacrylate）- リピオドール混合液：慢性炎症により著明な異常血管増生が見られる症例や，肺癌などの新生血管増生や既存動脈枝損傷による喀血は，ゼラチンスポンジ細片による塞栓後にしばしば再喀血が見られる．その場合，NBCA-リピオドール混合液による塞栓が有効である．
- 金属コイル：
  - 金属コイルで責任血管の近位側を塞栓するという報告が見られるが，慢性炎症に起因する出血では，他の隣接する動脈枝からの側副血管が生じ再喀血をきたすことが多い．
  - また留置された金属コイルによってカテーテルの再挿入ができなくなることから推奨されない．

> **MEMO** NBCA-リピオドール混合液の有用性（動物実験による塞栓術後の病理所見）
>
> - 正常ブタの気管支動脈を NBCA-リピオドール混合液（NBCA：リピオドール＝1：7）で塞栓した場合，数日後にも気管支動脈の再開通は認められず，一方 1mm 角ゼラチンスポンジ細片による塞栓ではすでに肺門レベルまでの再開通が見られた．NBCA-リピオドール混合液とゼラチンスポンジ細片による塞栓の持続性の差異が明瞭であった．
> - 塞栓動脈の組織学的検討では，NBCA-リピオドール混合液（NBCA：リピオドール＝1：7）は約 100μm 径の細動脈にまで流入が確認され，塞栓動脈の動脈壁には内皮細胞の消失，中膜平滑筋細胞の壊死が見られた．これらは 1mm 角ゼラチンスポンジ細片による塞栓で見られた血管炎の程度と同等であった．
> - 気管支壁や肺胞の組織学的検討では，NBCA-リピオドール混合液（NBCA：リピオドール＝1：7）塞栓後に組織障害は認められなかった．気管支壁の粘膜下や気管支軟骨間には多数の 50μm 以下の小血管が認められるが，その内腔に NBCA の流入は認められず，障害が見られない理由と考えられた．

2.4 気管支動脈塞栓術の注意点（図7）

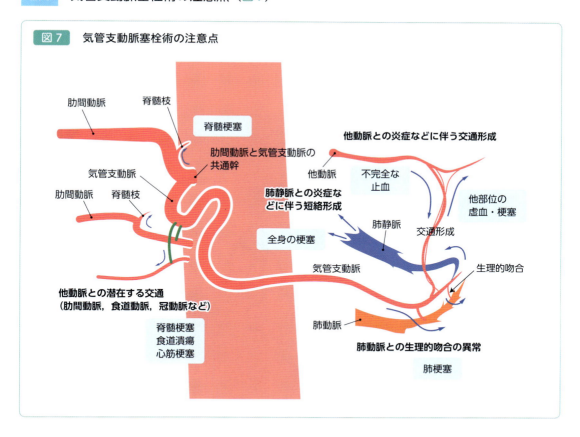

図7 気管支動脈塞栓術の注意点

- 大動脈から起始する右気管支動脈は右肋間動脈との共通幹として分岐する頻度が約 70% と高い（図8，図9）．また左気管支動脈でも 6%，左右共通幹で約 3% が右肋間動脈と共通幹を形成している．脊髄虚血を防止するため気管支動脈に選択的にマイクロカテーテルを挿入して塞栓する．

1 胸部のIVR

> **図8** CTAo
> 右肋間動脈と共通幹として分岐する右気管支動脈と，大動脈弓から分岐する右気管支動脈が認められる．

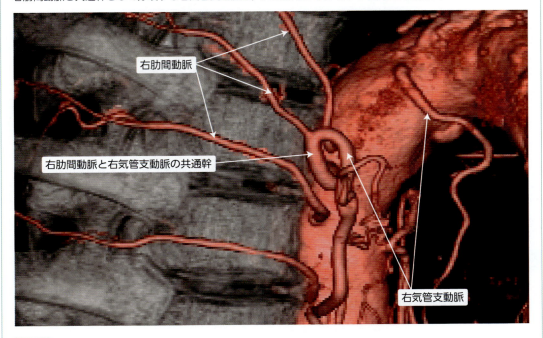

> **図9** 右気管支動脈造影
> 右気管支動脈は右肋間動脈と共通幹を形成している．

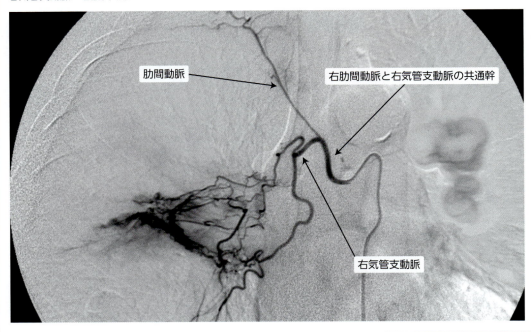

- 気管支動脈には潜在的な交通枝として食道動脈や冠動脈などが報告されており，術前のCTAoでこれらの血管の描出の有無を確認する．
  ▸ 同定されなくとも塞栓物質の圧入などによる徹底的な塞栓は食道潰瘍や心筋梗塞を起こ

1 喀血

す危険性があることを念頭に置く．
- 炎症などに伴う肺動静脈やその他の動脈との短絡に注意する．
- 短絡路の存在は，肺動脈や全身動脈への塞栓物質の流出や，あるいは逆流による予想しがたい奇異塞栓の原因になり，さらに塞栓後に側副血行路となり再出血の原因にもなる．
- 短絡路が存在する場合には，短絡部の塞栓を目指すことが重要となる．
  - ▸ 逸脱の少ない永久塞栓物質による塞栓が有用と考えられる．
  - ▸ 我々はNBCA-リピオドール混合液を使用している．

3 有害事象

- ゼラチンスポンジ細片では，上述のように多数の奇異塞栓の有害事象が報告されている．
- その理由として，気管支動脈には，画像診断では指摘できないような微小な動脈間の交通が存在することや，慢性炎症によって病的な動脈間の交通や動静脈短絡が生じることが挙げられる．
- マイクロスフェアでは奇異塞栓をきたす頻度がゼラチンスポンジ細片よりも多いとする報告もある．
- NBCAと同じシアノアクリレート系の塞栓物質を用いた気管支動脈塞栓によって，長期経過後に気管支狭窄をきたした1例が報告されている．
- エタノールにより動脈塞栓し，気管支壊死をきたしたという報告がある．

4 症例

4.1 陳旧性肺結核による喀血に対する動脈塞栓術（図10）

- 陳旧性肺結核症で近医で経過観察されていたが，多量の喀血をきたして救急受診．CT検査で右肺からの喀血であることが判明．
- 造影CT検査で右気管支動脈は右鎖骨下動脈分岐のものと肋間動脈と共通幹を呈する大動脈分岐のものが認められた．
- それぞれの気管支動脈に選択的にマイクロカテーテルを挿入し，1mm角ゼラチンスポンジ細片で塞栓した．

4.2 肺癌による喀血に対する動脈塞栓術（図11）

- 肺癌に対する外科的切除予定であったが術前に喀血し，気管支動脈をマイクロカテーテルを用いて選択的に，NBCA-リピオドール混合液（NBCA：リピオドール＝1：4）0.2mLで塞栓した．
- 塞栓直後から止血効果が得られ，塞栓3週間後に切除術が施行された．NBCA-リピオドールで塞栓された動脈壁には内皮細胞の脱落が認められ，血管内にはNBCA-リピオドールが充満し完全閉塞状態であった．気管支壁の壊死は認められなかった．

1 胸部のIVR

図10 陳旧性肺結核症例
ⓐ 大動脈造影．右気管支動脈が右鎖骨下動脈より分岐している．
ⓑ ジャドキンス右型カテーテルからの右気管支動脈造影．炎症による著明な血管増生と濃染（矢印）が認められる．
ⓒ 1mm角ゼラチンスポンジ細片による塞栓後の右気管支動脈造影．異常血管と炎症性濃染の消失が見られる．
ⓓ ミカエルソン型カテーテルからの右気管支動脈造影．右気管支動脈は右肋間動脈と共通幹を形成．右気管支動脈末梢に炎症による著明な血管増生と炎症性濃染（矢印）が認められる．
ⓔ 1mm角ゼラチンスポンジ細片による塞栓後の右気管支動脈造影．異常血管と炎症性濃染の消失が見られる．

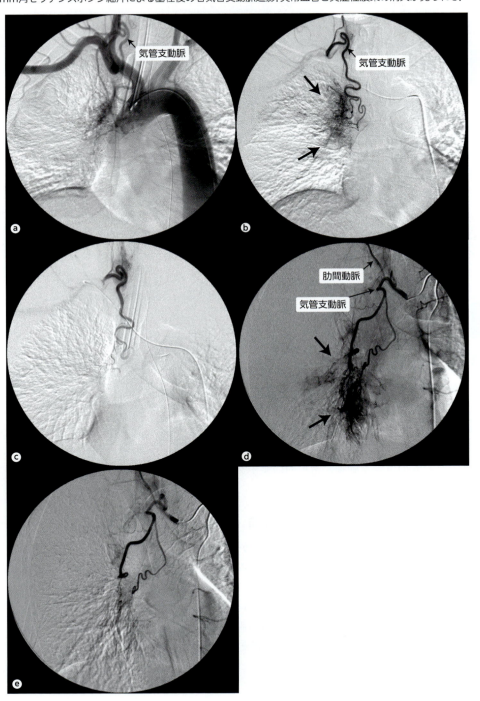

1 喀血

図11 肺癌症例
ⓐ CT. 左肺上葉に巨大な腫瘤が認められる（白矢印）．
ⓑ ミカエルソン型カテーテルからの右気管支動脈造影．腫瘍血管増生と濃染が認められる（矢印）．
ⓒ NBCA-リピオドール混合液による塞栓後の右気管支動脈造影．気管支動脈から腫瘍血管まで鋳型にNBCA-リピオドールの貯留が認められ，気管支動脈の途絶，腫瘍濃染の消失が見られる（矢印）．

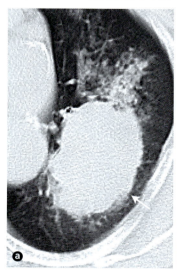
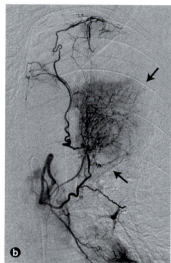
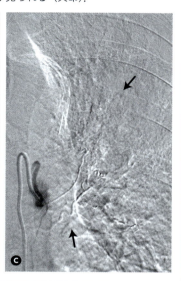

4.3 肝細胞癌の肺転移巣による喀血に対する動脈塞栓術（図12）

- 肝細胞癌の肺転移に対して放射線治療中であったが，喀血をきたしたため，気管支動脈塞栓術を行うことになった．
- 気管支動脈の起始部が，経静脈的造影CTでも，大動脈造影でも不明であったために，CTAoを行った．
- CTAoにて気管支動脈は鎖骨下動脈からの直接分岐であることが判明した．
- 気管支動脈の分岐角度もCTAoにて明瞭となり，左上腕動脈からのアプローチで気管支動脈にLip-TACE〔抗癌剤含有リピオドール動注後に1mmゼラチンスポンジ粒子（ジェルパート®）使用〕を行った．
- 適応と手技
  - 肝細胞癌の肺転移巣からの喀血例では動脈塞栓術は絶対的適応となる．
  - 放射線治療や全身化学療法後の再発例や無効例でも相対的適応と考えられる．
  - 止血目的で行う場合は，1～2mm程のゼラチンスポンジのみで止血効果が得られる．
  - 抗腫瘍効果を期待する場合はLip-TACEによる動脈化学塞栓術が行われる．

1 胸部のIVR

図12 肝細胞癌の肺転移症例

ⓐ CT にて左肺上葉に巨大な腫瘤が認められる．腫瘍内には以前の Lip-TACE によるリピオドール集積が見られる．
ⓑ 大動脈造影では，気管支動脈や腫瘍濃染は指摘しがたい．
ⓒⓓⓔ CTAo で左気管支動脈は左鎖骨下動脈から直接分岐していることがわかる．
ⓕ 左気管支動脈の分岐部位や角度も明瞭である（黒矢印）．
ⓖⓗ 左上腕動脈アプローチで気管支動脈にマイクロカテーテルを挿入した CTA（CT during arteriography）と気管支動脈造影．異常血管の増生と腫瘍濃染が認められ，Lip-TACE が行われた（矢印）．

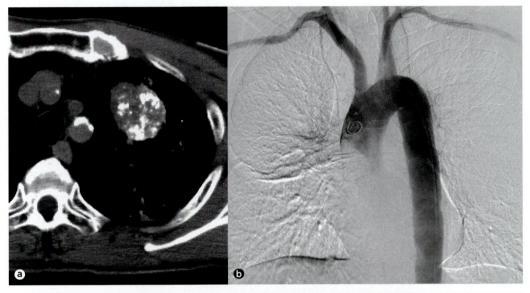

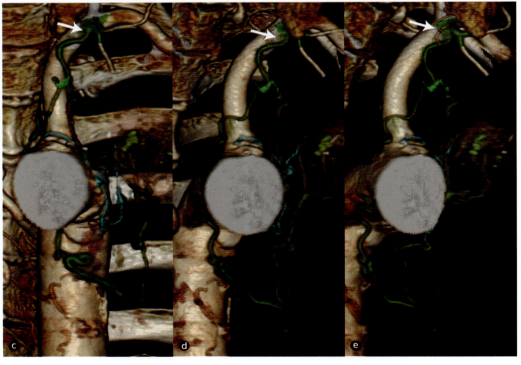

1 喀血

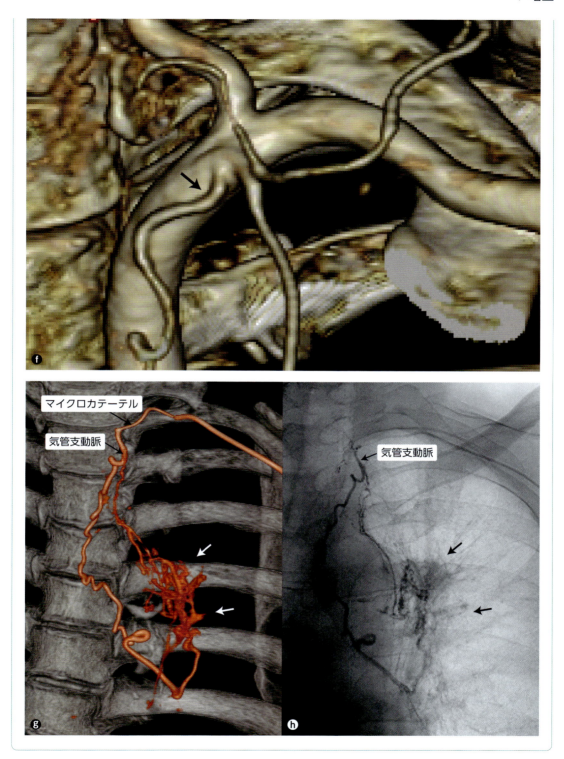

1 胸部のIVR

2 気管支動脈瘤

1 基本事項

1.1 原因
- 慢性炎症（陳旧性肺結核，気管支拡張症など）や Rendu-Osler-Weber 病との関連での報告が多い．

1.2 分類
- 発生部位によって，縦隔気管支動脈瘤と肺内気管支動脈瘤に分類される（図1）．
  ▸ 縦隔気管支動脈瘤は破裂時には縦隔血腫や血胸をきたし，死亡率は比較的高いと報告されている．
  ▸ 肺内気管支動脈瘤は多くの場合炎症などを伴い多発しており，破裂時には喀血や縦隔血腫をきたし死亡率は比較的高い．

図1 発生部位
気管支動脈瘤は，気管支動脈の末梢側や肺門レベルに見られる肺内気管支動脈瘤と中枢側の縦隔内に位置する縦隔気管支動脈瘤に分類される．

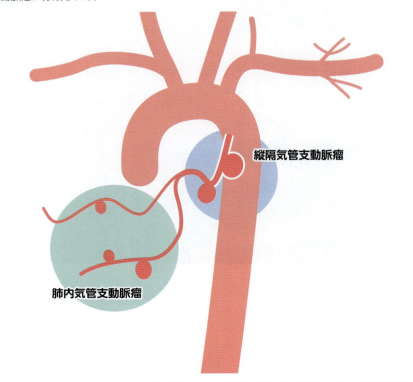

2 IVRの実際

2.1 手技：動脈塞栓術

[手順]
1. 治療に先立ち CT during aortography（CTAo）を施行する．
2. 気管支動脈の分岐位置と分岐角度，本数，責任血管の同定，動脈瘤の部位，サイズと個数，流入動脈と流出動脈の本数などの確認を行う．
3. それぞれの責任血管に選択的にマイクロカテーテルを挿入し塞栓を行う．

- 動脈瘤の部位，サイズと個数，流入動脈と流出動脈の本数などに応じて，塞栓方法を検討する．

2.2 塞栓物質と塞栓方法（図 2）

- **縦隔気管支動脈瘤**：金属コイルによる isolation および packing が第一選択と考えられる（図 2ⓐ）．
- **カテーテル挿入が困難な例や破裂例**：NBCA-リピオドール混合液や NLE（NBCA-リピオドール-エタノール混合液）（NLE, 1：2：1 や 2：2：1）による塞栓が有効である（図 2ⓑ）．
- **肺内気管支動脈瘤**：動脈瘤は末梢に位置するため，破裂時の致命性を考えると NBCA-リピオドールによる塞栓が有用と考えられる（図 2ⓒ）．
- **気管支動脈起始部の動脈瘤**：遠位側の流出動脈の金属コイル塞栓と近位側のステントグラフトによる起始部閉塞を併用し治療した報告がある（図 2ⓓ）．

図 2　気管支動脈瘤の発生部位と塞栓方法

ⓐ 縦隔気管支動脈瘤の基本は金属コイルによる isolation および packing．
ⓑ カテーテル挿入困難例や破裂例では，NBCA-リピオドール混合液や NLE が有用．
ⓒ 肺内気管支動脈瘤には NBCA-リピオドール混合液が有用．
ⓓ 気管支動脈起始部の動脈瘤に対して，「遠位側の金属コイル塞栓と近位側のステントグラフトを併用」の報告がある．

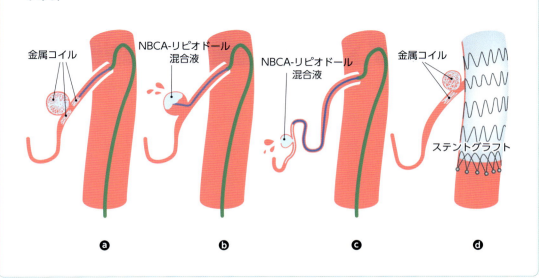

1 胸部のIVR

3 症例

- 縦隔気管支動脈瘤症例を図3に示す．
- 以前に肺動静脈奇形に対して離脱式金属コイルを用いて塞栓がなされている．その時の造影CTにて縦隔気管支動脈瘤が指摘されて，塞栓術が施行された．
- 気管支動脈起始部に著明な蛇行があり，動脈瘤の流出動脈へのマイクロカテーテル挿入が困難であったため，動脈瘤直前の流入動脈からNBCA-リピオドール混合液を注入して塞栓した．

図3 縦隔気管支動脈瘤における塞栓術例

ⓐ 造影CTで気管分岐下に動脈瘤が認められる．
ⓑ CTAoの3D像で，大動脈弓部から分岐する2本の右気管支動脈が認められ，下右側からの動脈には瘤形成が認められる．
ⓒ 右気管支動脈造影で縦隔レベルに瘤化が認められる．
ⓓ NBCA-リピオドール混合液による塞栓後の右気管支動脈造影で気管支動脈の途絶が見られる．
ⓔ NBCA-リピオドール混合液による塞栓後の単純レントゲン写真で気管支動脈の末梢側動脈，瘤，近位動脈に鋳型にNBCA-リピオドール混合液の集積が認められる．
ⓕ NBCA-リピオドール混合液による塞栓後の単純CTで，瘤内にリピオドールの貯留が認められる．

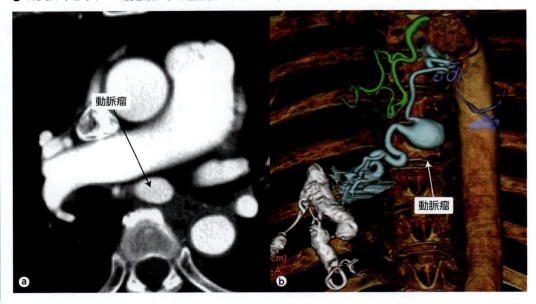

2 気管支動脈瘤

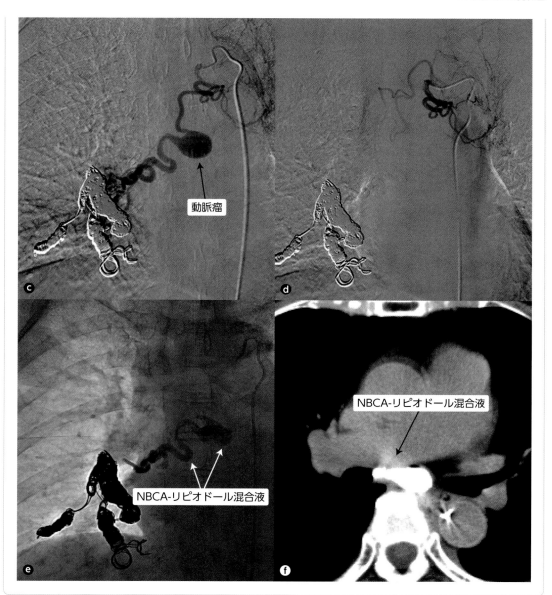

1 胸部のIVR

3 血胸

1 基本事項

1.1 血胸の原因

- 外傷，胸腔ドレナージや鎖骨下静脈穿刺時の誤穿刺による出血が多い．
- まれに胸膜や胸壁腫瘍の破裂に起因することがある．

1.2 血管解剖：責任血管

- 外傷による血胸は，肋間動脈，下横隔動脈（主に縦隔枝）の損傷が多い．腫瘍性の出血の場合はそれぞれの栄養動脈が責任動脈であることが多い（図1）．
- 中心静脈カテーテル挿入などの鎖骨下静脈穿刺時の誤穿刺に起因する血胸は，鎖骨下動脈やその分枝の損傷である（図2）．
  ▶ 鎖骨下動脈から分岐する動脈枝の把握は選択的動脈塞栓術のために重要である．
  ▶ CTAo（CT during aortography）による責任血管の同定が有用である．

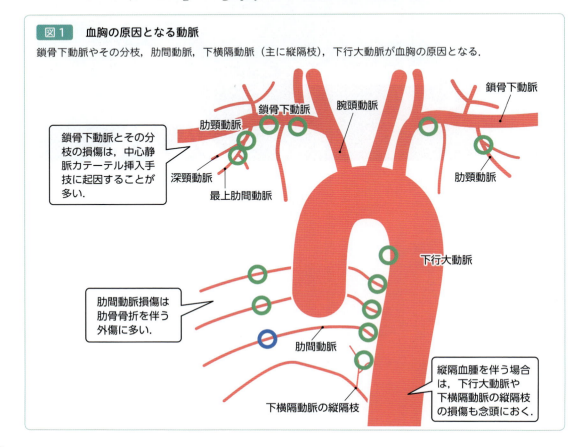

図1 血胸の原因となる動脈
鎖骨下動脈やその分枝，肋間動脈，下横隔動脈（主に縦隔枝），下行大動脈が血胸の原因となる．

3 血胸

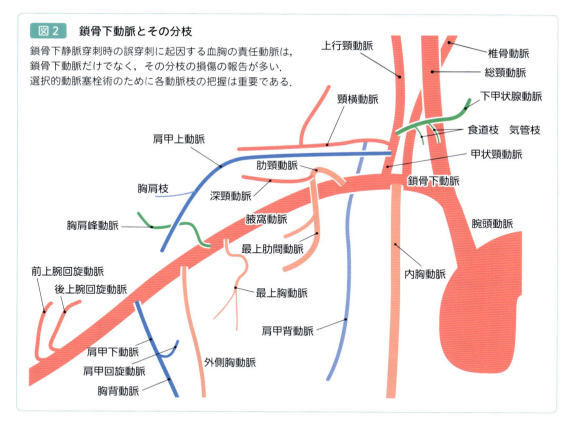

図2 鎖骨下動脈とその分枝
鎖骨下静脈穿刺時の誤穿刺に起因する血胸の責任動脈は，鎖骨下動脈だけでなく，その分枝の損傷の報告が多い．選択的動脈塞栓術のために各動脈枝の把握は重要である．

- 外傷では，まれに下行大動脈の損傷によることがあり注意を要する．
    ▸ 肋骨骨折や肺挫傷を伴う場合は肋間動脈損傷によることが多い．
    ▸ 縦隔血腫を伴う場合には下行大動脈や下横隔動脈（主に縦隔枝）の損傷を念頭に置く．

2 IVRの実際

2.1 適応

- 造影CTで造影剤の血管外漏出が見られる症例や，経時的に血胸の増加，vital signの不安定，ドレナージチューブからの出血の持続が見られる症例は，動脈塞栓術の適応となる．

2.2 動脈塞栓術の手技

- 治療に先立ちCTAoを施行し，責任血管の同定を行う．

2.3 塞栓物質

- 肋間動脈，下横隔動脈，鎖骨下動脈からの分枝損傷：ゼラチンスポンジ細片（セレスキュー®）や金属コイル，NBCA-リピオドール混合液が用いられる．
- カテーテルが到達しやすい近位の肋間動脈損傷に対する塞栓：金属コイルが用いられることが多い．
- カテーテルが到達しにくい遠位の損傷：ゼラチンスポンジ細片やNBCA-リピオドール混合液が用いられることが多い．

1　胸部のIVR

- 再出血率は金属コイルとNBCA-リピオドール混合液による塞栓が低い．
- NBCA-リピオドール混合液による塞栓は手技に要する時間が短いため，緊急を要する症例では有用である．

2.4　注意点

- 肋間動脈の塞栓では，塞栓物質の脊髄枝への流入を避ける必要がある．
- 肋間動脈は，内胸動脈，外側胸動脈，胸背動脈などの胸壁に分布する動脈枝と交通を形成している．そのため，金属コイルにより出血点よりも近位を塞栓してしまった場合には，それらの動脈からの血流により，止血が得られない可能性が高い（図3）．
- 鎖骨下動脈の損傷に対するIVR治療としては，仮性瘤へのNBCA-リピオドール混合液注入やステントグラフト留置の報告がある．
- 大動脈損傷にはステントグラフト内挿が第一選択であるが，損傷部へのNBCA-リピオドール混合液注入による止血の併用が有効なことがある．

図3　内胸動脈から分岐する各高位の前部肋間動脈（矢印）
これらは，大動脈から分岐する各高位の肋間動脈と交通する．

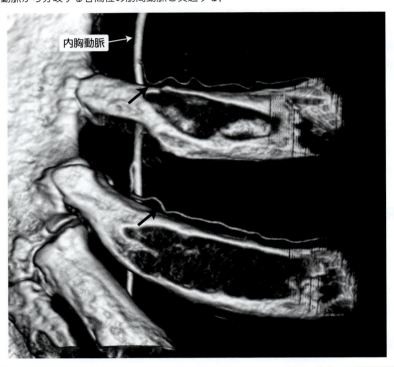

4 肺動静脈奇形

1 基本事項

- 肺動脈を流入動脈とし，vascular sac と呼ばれる異常拡張血管を介し，肺静脈を流出静脈とする動静脈の異常短絡を形成する病態である．
- IVR による塞栓術が第一選択であり，手技的成功率はほぼ 100% とされる．

1.1 原因

- 遺伝性出血性毛細血管拡張症（HHT：hereditary hemorrahagic telangiectasia or Rendu-Osler-Weber 病）によるものが多いと報告されている．孤発性の特発性のものや炎症疾患に伴って認められた報告も少なくない．

1.2 形態的分類

- **Simple type**：流入動脈と流出静脈がそれぞれ 1 本ずつ．80% 以上．
- **Complex type**：流入動脈，流出静脈のいずれかかあるいはともに複数．20% 未満．
- 多発性が約 30%．その中でも，びまん性を示すものが 5% 以下ではあるが報告されている．

1.3 症状

- 肺動脈から肺静脈への右左短絡による低酸素血症に伴う呼吸困難や多血症．
- 静脈血の微小血栓や細菌性血栓の肺静脈への流出による全身の奇異性塞栓や膿瘍．
- vascular sac の破綻による喀血や血胸．

2 IVR の実際

2.1 適応

- IVR の適応はびまん性を除く全ての肺動脈奇形．特に上述の症状がみられるものは絶対適応．
- 症状がなくとも流入動脈径が 3mm 以上のものや多発例は適応とされる．塞栓術が奇異性塞栓や septic emboli の発症の軽減に寄与するとされている．

2.2 塞栓術の手技

[手順]

1. 術前に造影CTを行い，流入動脈の本数と径，vascular sacのサイズと形態，流出静脈の本数，vascular sac内の血栓の有無，気管支動脈との交通の有無などを確認する．
2. 抗血小板薬と抗凝固療法を適切に行い，術中もヘパリン化を行いATC (activated clotting time) を確認する．
3. 親動脈にバルーンカテーテル（5Fストレート型あるいはコブラ型）を用い，正面と側面の肺動脈造影を行う．
4. 正面と側面の透視を参考に，目的の親動脈に選択的にバルーンカテーテルを進め，選択的造影を行う．中葉枝へのカテーテルの挿入は，側面透視を参考に行うことが望ましい．
5. バルーンによる血流遮断下に，マイクロカテーテルを用いて塞栓を行う．
6. 離脱式コイルを用いることが多い．近年ではAVP (amplatzer vascular plug) を用いた報告も増えている．
7. 流入動脈単独あるいは近位のvascular sacから流入動脈を確実に塞栓する．

- 確実な流入動脈の塞栓によりsacは消失する．
- sac内に金属コイルを充填する必要はないが，complex typeですべての流入動脈の塞栓が困難な場合には，sac内を塞栓する方が効率的な場合もある．
- sacの塞栓中に胸部違和感や迷走神経反射を生じることがあり，基本的にはsac内のコイルの充填は考えない．
- 最初のコイルは流入動脈や近位のsacの壁に沿わせて，縦長やダンベル型のフレームを作成するように留置する．縦長やダンベル型のフレームによって，コイルの逸脱を防止するとともに，sac枠の可視化，後に留置する充填コイルのアンカーとしての役割を担わせる（図1）．
- 中途半端な塞栓は，形成された血栓を残存する血流で押し出し，奇異塞栓の危険性を高めることになることを肝に銘じておく．
- 近年はAVPが使用できるようになり，今後，改良が重ねられるとともに，用いやすくなると思われる．

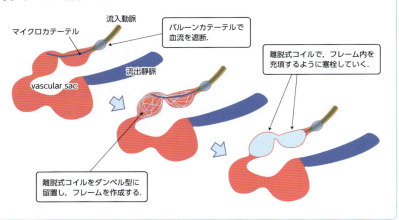

図1 肺動静脈奇形に対するコイル塞栓の方法

最初のコイルは流入動脈や近位のsacの壁に沿わせて，縦長やダンベル型のフレームを作成するように留置する．ダンベル型のフレーム作成はコイルの逸脱を防止するとともに，sac枠の可視化，後に留置する充填コイルのアンカーとして有用である．

3 症例

3.1 流入動脈径が 5mm の肺動静脈奇形（図 2）

- 健康診断で右下肺野に異常陰影を指摘され，精密検査で行われた CT で肺動静脈奇形を指摘された．流入動脈の径は 5mm あり，塞栓の適応とされた．
- バルーンカテーテルにて血流を遮断し，マイクロカテーテルにて離脱式コイルを近位の sac 〜流入動脈に充填し塞栓した．

図 2 流入動脈径が 5mm の肺動静脈奇形

ⓐ CT．右肺中葉（S5 中心）に複数の肺動静脈奇形が認められる．
ⓑ 塞栓前肺動脈造影．比較的大きな vascular sac を有する肺動静脈奇形が認められる．
ⓒ 塞栓後肺動脈造影．流入動脈内に離脱式コイルが見られ，vascular sac は描出されていない．

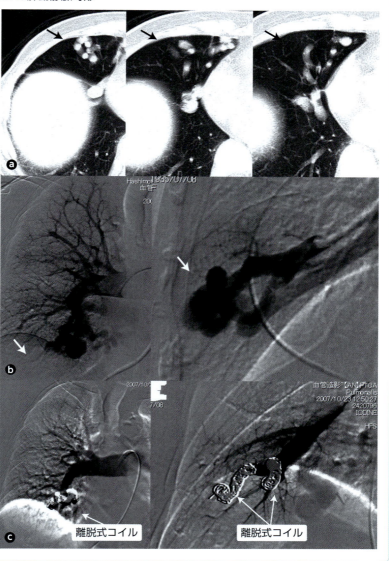

1 胸部のIVR

3.2 流入動脈径が 15mm 超の巨大な肺動静脈奇形（図 3）

- 脳膿瘍で救急受診し，精密検査の CT にて右下葉を占拠する巨大な肺動静脈奇形を指摘された．
- 流入動脈の径は最大 15mm 超であった．
- バルーンカテーテルを各分枝に挿入して血流を遮断し，マイクロカテーテルにて近位の sac 内から流入動脈に離脱式コイルをダンベル型あるいは縦長に留置した後，内部を充填し塞栓した．

図 3 巨大な肺動静脈奇形

ⓐ CT．右肺下葉に巨大な肺動静脈奇形が認められる（矢印）．流入動脈は最大 15mm を超える．
ⓑ 肺動脈造影．巨大な複数の肺動静脈奇形（矢印）が認められ，早期に肺静脈の描出（矢頭）が見られる．各流入動脈にマイクロカテーテルを挿入し，離脱式コイルにてダンベル型あるいは縦長のフレームを作成した後，内腔を充填するように塞栓した．
ⓒ 塞栓後の肺動脈造影．P9 の 2mm 径の流入動脈の肺動静脈奇形以外の sac の消失が得られた．
ⓓ 塞栓後 1 か月の CT．sac の消失が認められた．

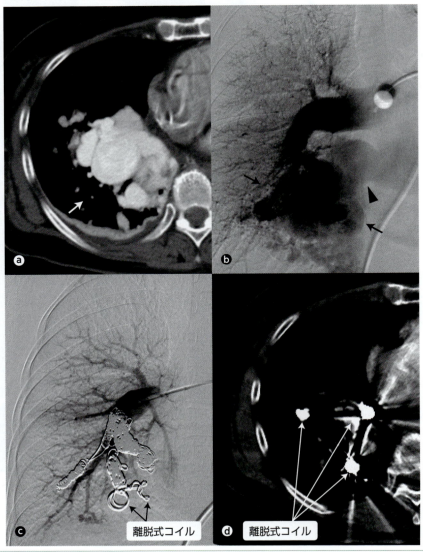

5 肺動脈瘤

1 基本事項

1.1 分類
- **中枢性肺動脈瘤**：肺動脈幹や左右主肺動脈に発生する．
- **末梢性肺動脈瘤**：中枢性よりも末梢に発生する．

1.2 原因
- **中枢性肺動脈瘤**：左右短絡を伴う先天性心疾患などによる肺高血圧症を原因としていることが多い．
- **末梢性肺動脈瘤**：結核などの感染，ベーチェット病などの炎症性疾患，外傷，Swan-Ganzカテーテル挿入などによって発生したものの報告が多い．原因不明の特発性の報告も少なくない．結核による肺空洞内の仮性動脈瘤は，Rasmussen動脈瘤と呼ばれ，瘤の壁は脆弱で破裂の危険性が高いとされている．

2 IVRの実際

2.1 手技

[手順]
1. 術前の経静脈性造影CTの肺動脈相と動脈相にて，肺動脈瘤の位置と個数，気管支動脈やその他の側副動脈からの短絡の有無，肺静脈への短絡の有無を確認しておく．
2. 肺動脈の動脈瘤の直前までマイクロカテーテルを進め，流入動脈を金属コイルで塞栓する（図1）．

図1 肺動脈瘤の塞栓のシェーマ
動脈瘤の直前までマイクロカテーテルを進めて，金属コイルで塞栓する．

流入動脈を金属コイルで塞栓する
肺動脈瘤

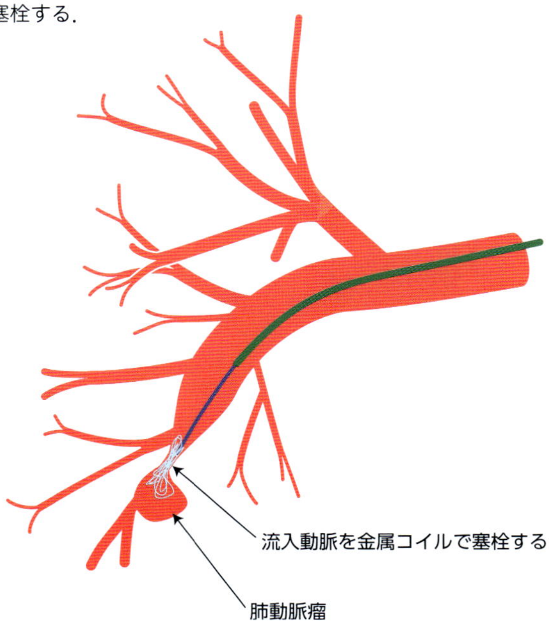

- Rasmussen動脈瘤などの慢性感染による肺動脈瘤は，気管支動脈やその他の側副動脈（肋間動脈，内胸動脈，下横隔動脈など）からの体動脈─肺動脈短絡を形成していることも多く，体動脈塞栓の併用を要する．
    ▸ その場合は体動脈塞栓を先行し，塞栓物質としてNBCA-リピオドール混合液が有効である．短絡消失後に，肺動脈の動脈瘤直前の肺動脈を金属コイルで塞栓を行う．
- 慢性感染による肺動脈瘤は，壁は脆弱で破裂の危険性が高く，瘤内の金属コイル充填は禁忌である．緊急時で明らかな肺静脈への短絡がなければ瘤内と流入動脈をNBCA-リピオドール混合液で塞栓する選択肢もある．

消化管のIVR 2

1 総論

1 IVRの適応

- 内視鏡的止血の困難な潰瘍，腫瘍，憩室，動脈瘤，動静脈奇形などによる消化管出血．
  - 経静脈性造影CTの動脈相で血管外漏出像が認められない場合は，基本的にはバイタルサインに影響を及ぼす出血ではないとされる．
- しかし，次のような場合は，積極的に動脈塞栓術を考慮する．
  - 出血が間欠的である場合，凝固障害がある場合，ドレナージチューブからの明らかな出血が確認されている場合，タンポナーゼ効果で一時的に止血されている可能性が高い場合，異常な血管がある場合．

2 動脈塞栓術の基本的手技

[手順]
1. **責任血管の同定と血管の分岐の把握**
   - 経静脈性造影CTの動脈相や血管造影，CTAo（CT during Aortography）により血管外漏出像の有無，その原因となる原疾患を精査するとともに，IVR手技に重要な出血点につながる**責任動脈**を同定し，その**起始部**と**分岐状態**を把握する．
2. マイクロカテーテルを責任動脈の**出血点**にまで先進させる．
3. カテーテルが出血点にまで到達すれば，**金属コイル**による出血点のピンポイントの塞栓が，止血の確実性と安全性から第一選択となる．
- ここで言う確実性とは，止血率が高く，再出血率が低いということである．
- 金属コイルによる塞栓は，カテーテルが出血点にまで到達し得た場合には不成功例は極めてまれである．
- 凝固障害を有する症例においては，カテーテルが出血点にわずかに到達せず近位塞栓となった場合や何らかの理由により出血部に十分の密度でコイル充填ができなかった場合には不成功となりうる（図1）．

> **図1** 金属コイルによる塞栓の不成功例
> ⓐ 近位塞栓となった場合.
> ⓑ 出血部に十分なコイル充填ができなかった場合.

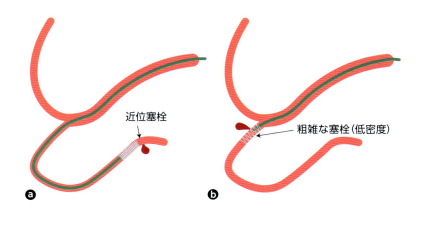

3 塞栓物質

3.1 n-butyl-2-cyanoacrylate（NBCA）

- 近年消化管出血の塞栓術にNBCAが多用されるようになっている．
- 利点：
  - 出血性ショックなどの早急な塞栓が要求される症例において，金属コイルよりも短時間で止血が得られる．
  - カテーテルが出血点にまで到達できず金属コイルで止血できない場合にでも，血流にのせて出血点にNBCAを注入できる（図2）．
  - ゼラチンスポンジ細片などの粒状塞栓物質と比較して再分布や再開通が少なく，再出血が少ない．

> **図2** カテーテルが出血点に到達しない場合
> 金属コイルでは近位塞栓となるが，NBCA-リピオドール混合液では，血流にのせて出血点に注入できる．

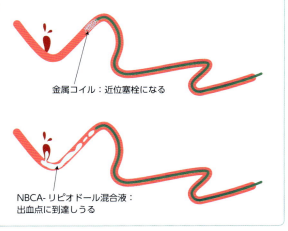

2 消化管のIVR

- 欠点：
  - 金属コイルと異なりコントロール性が低く，主幹動脈のピンポイントの限局した塞栓が困難であり，また予想外の塞栓をきたすことがある．
  - しかし金属コイルを併用することによって，塞栓域を調節することは可能である（図3）．

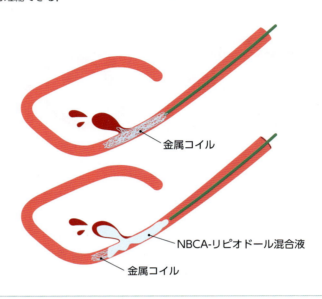

図3 金属コイルによる塞栓域の調整
緊急を要する症例では，出血部の遠位側のみを金属コイルで塞栓し，近位側にNBCA-リピオドール混合液を注入し止血し，手技時間を短縮できる．

3.2 粒子状の塞栓物質

- ゼラチンスポンジやマイクロスフェアなどの粒子状の永久塞栓物質は，塞栓範囲の正確な把握がしがたく，また再分布による再出血が起こりうることから，消化管出血の塞栓に用いられることは少ない．
- 抗生物質のイミペネム・シラスタチン（IPM/CS）粒子による一時的な微細動脈の塞栓が，出血部位が判然としない出血症例や，びまん性出血症例で一次止血を得ることができるという報告が見られる．イミペネム・シラスタチン（IPM/CS）粒子0.5gを5mLの水溶性造影剤に溶解した場合，粒子径は10〜70μm，血管塞栓時間は数時間〜10時間程度と報告されている．
- 近年注目されている塞栓物質として，**溶解時間を調節できるゼラチンスポンジ（RMゼラチン®）**や再開通性のマイクロスフェアがあり，短時間型止血剤として使用した研究報告がある．

2 胃病変に対する塞栓術

1 基本事項

1.1 血管解剖：責任血管（図1）

- 左胃動脈や右胃大網動脈の報告が多いが，右胃動脈や左胃大網動脈，短胃動脈も出血の原因となる．

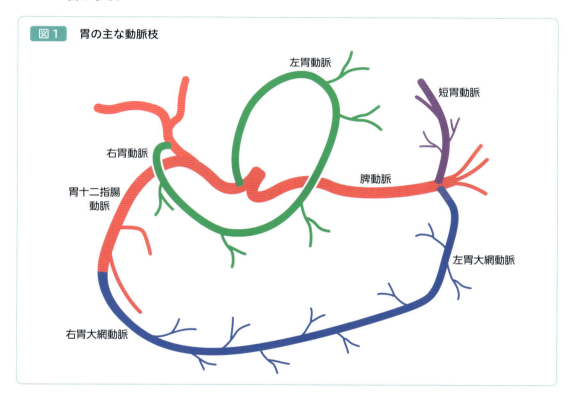

図1 胃の主な動脈枝

2 IVRの実際

2.1 適応

- 胃潰瘍，胃癌，憩室の出血例などで，内視鏡的に止血が困難な症例．

2.2 手技

- 塞栓の基本は出血点にマイクロカテーテルを到達させて，ピンポイントに**金属コイル**で塞栓する．

2 消化管のIVR

- マイクロカテーテルが出血点にまで到達しえない場合や止血を急ぐ時にはしばしば **NBCA-リピオドール混合液**を用いる．
- 胃は，腸管に比べて疎血に比較的強いとされるが，NBCAによる塞栓後の内視鏡所見では，潰瘍形成は少なくなく，終末枝の塞栓はできるだけ限局して行うのが望ましい．また塞栓後は内視鏡で経過観察する必要がある．

3 症例（図2）

- 大量吐血症例．内視鏡では大量出血のため出血部位が同定できず，ショック状態で動脈塞栓術となった．
- 腹腔動脈造影で，左胃動脈分枝に仮性動脈瘤と造影剤の血管外漏出が認められた．
- マイクロカテーテルを左胃動脈の仮性動脈瘤近傍にまで挿入し，NBCA-リピオドール混合液にて塞栓を行った．
- 塞栓術後の腹腔動脈造影で，左胃動脈の途絶が見られ，また仮性動脈瘤と造影剤の血管外漏出像の消失が確認された．

図2 出血性胃潰瘍例
ⓐ 腹腔動脈造影．左胃動脈分枝に仮性動脈瘤と血管外漏出像が認められる．
ⓑ 左胃動脈の仮性動脈瘤直近からNBCA-リピオドール混合液（NBCA：リピオドール＝1：4）を注入中の透視像．
ⓒ 塞栓直後の腹腔動脈造影．左胃動脈の途絶と仮性動脈瘤の閉塞が認められる．

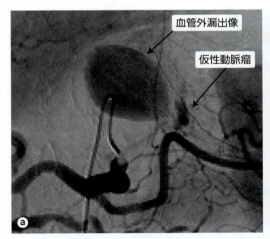
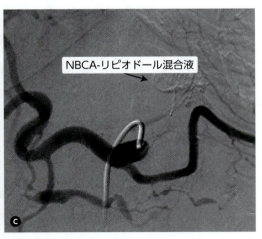
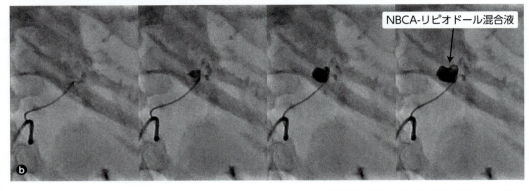

3 十二指腸病変に対する塞栓術

1 基本事項

1.1 責任血管と分岐（図1, 2）

- 十二指腸球部への動脈枝の分岐には破格が多く，CTA（CT during arteriography）による精密検査が有用である．
- 十二指腸球部は，胃十二指腸動脈，右胃大網動脈，固有肝動脈，右胃動脈，PSPDA（後上膵十二指腸動脈），ASPDA（前上膵十二指腸動脈）などから分岐する十二指腸上動脈，十二指腸後動脈，幽門下動脈などにより血流を受ける．
- 下行脚，水平脚への動脈枝は PSPDA と ASPDA より分岐する．
- 上行脚への動脈枝は PIPDA（後下膵十二指腸動脈），AIPDA（前下膵十二指腸動脈），IPDA（下膵十二指腸動脈），最上空腸動脈などから分岐する．
- Vater 乳頭部へは PSPDA から分岐する Vater 乳頭動脈が分布する．
- PIPDA，AIPDA は IPDA から分岐することが多いが，単独分岐もある．
- IPDA は第一空腸枝から分岐することが最も多い．また上腸間膜動脈本幹，トライツ靭帯近傍の空腸のみを栄養する微細な最上空腸枝から分岐することもある．

図1 責任血管

十二指腸球部は，胃十二指腸動脈，右胃大網動脈，固有肝動脈，右胃動脈，PSPDA，ASPDA などから分岐する十二指腸上動脈，十二指腸後動脈，幽門下動脈などにより血流を受ける．下行脚への動脈枝は PSPDA と ASPDA より分岐する．Vater 乳頭部へは PSPDA から分岐する Vater 乳頭動脈が分布する．

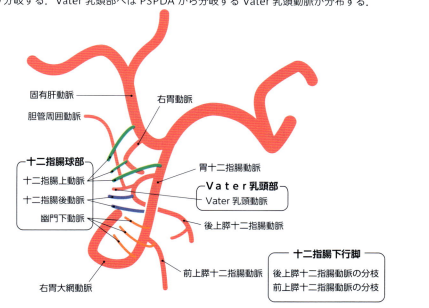

図 2　分岐

IPDA が第一空腸動脈あるいは最上空腸動脈から分岐する頻度は約 60%，上腸間膜動脈からの単独分岐が約 30%，AIPDA と PIPDA が別分岐するものは約 10%とされる．

第一空腸動脈あるいは最上空腸動脈から IPDA（約 60%）

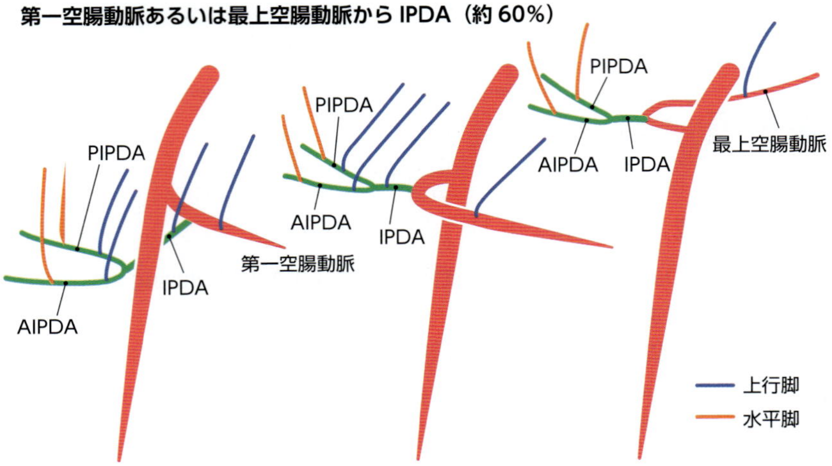

IPDA が SMA から単独分岐（約 30%）

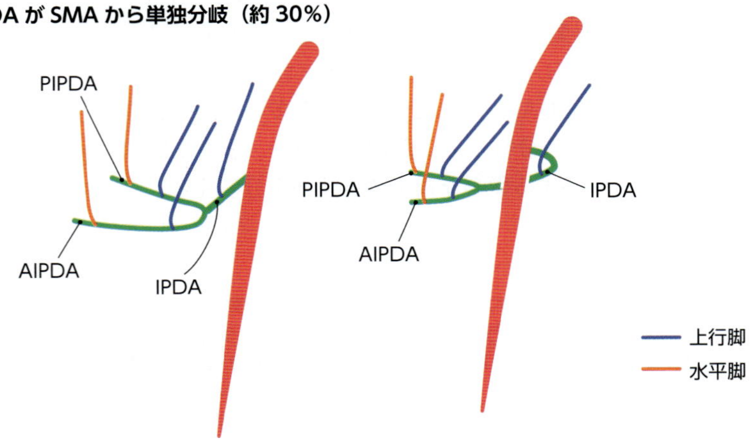

PIPDA と AIPDA が別分岐　（約 10%）

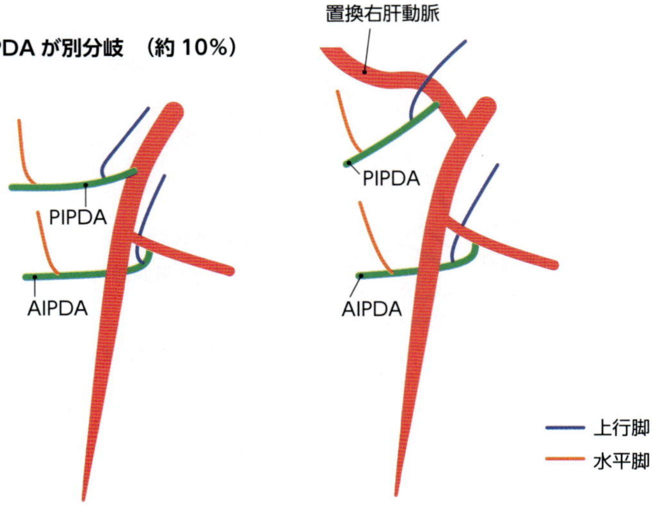

2 IVR の実際

2.1 適応
- 十二指腸潰瘍や十二指腸憩室，内視鏡的粘膜下層剥離術（ESD）後，腫瘍，仮性動脈瘤などからの出血に対して動脈塞栓術が行われる．

2.2 手技
- 出血点にマイクロカテーテルを到達させ金属コイルで塞栓するのが基本である．
  ▸ PSPDA-PIPDA，ASPDA-AIPDA はそれぞれ吻合しており，金属コイルで塞栓する場合には出血点にマイクロカテーテルを到達させて確実に塞栓する必要がある．
  ▸ 近位塞栓としてはいけない．
  ▸ もし近位塞栓としてしまった場合には，吻合する対側の動脈からアプローチし直し，出血点の塞栓あるいは isolation を行う．
- マイクロカテーテルが出血点にまで到達しえない場合や止血を急ぐ時には NBCA-リピオドール混合液を用いる．
  ▸ NBCA-リピオドール混合液により細動脈を広範囲に塞栓すると十二指腸の虚血壊死や膵炎をきたすことがあるため，圧入せず血流に乗せて注入する方が安全である．

3 症例

3.1 十二指腸球部の出血例（図 3）
- 大量吐血にてショック状態で救急受診，内視鏡で十二指腸球部に拡張血管から噴射する出血が見られ，クリッピングにて止血後，塞栓術を追加することになった．
- 胃十二指腸動脈から直接分岐する十二指腸枝の瘤化が認められ，瘤化した十二指腸枝の遠位側の胃十二指腸動脈を金属コイルで塞栓し，次いで瘤部と近位測に NBCA-リピオドール混合液を注入して塞栓した．

3.2 十二指腸下行脚からの潰瘍出血例（図 4）
- 吐血にて救急受診，内視鏡で十二指腸下行脚に出血性潰瘍が見られ，内視鏡的に止血されたが，再出血をきたし，塞栓術を行うことになった．
- ASPDA の末梢枝に小さな仮性動脈瘤と造影剤の血管外漏出が認められ，手前から NBCA-リピオドール混合液（NBCA：リピオドール＝ 1：4）で塞栓を施行した．

2 消化管のIVR

図3 十二指腸球部の出血例

ⓐⓑ 胃十二指腸動脈造影で，前上膵十二指腸動脈分岐の直前で分岐する十二指腸枝の瘤化が認められ（白矢印），瘤の先端部にクリップ（黄矢印）が見られる．
ⓒ 瘤化した十二指腸枝の分岐部の遠位の胃十二指腸動脈を金属コイルで塞栓した後で，瘤部と近位測にNBCA-リピオドール混合液を注入して塞栓した．

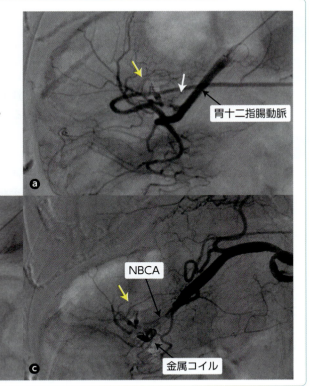

図4 十二指腸下行脚からの潰瘍出血例

ⓐ 腹腔動脈造影：前上膵十二指腸動脈の末梢枝に小さな仮性動脈瘤と淡い血管外漏出像が認められる（矢印）．
ⓑ 前上膵十二指腸動脈造影：末梢枝に小さな仮性動脈瘤と血管外漏出像が認められ（矢印），同部からNBCA-リピオドール混合液（NBCA：リピオドール＝1：4）により塞栓を施行した．
ⓒ 塞栓直後の腹腔動脈造影：前上膵十二指腸動脈は途絶（白矢印）し，仮性動脈瘤は描出されていない．末梢枝にNBCAの貯留が見られる（矢印）．

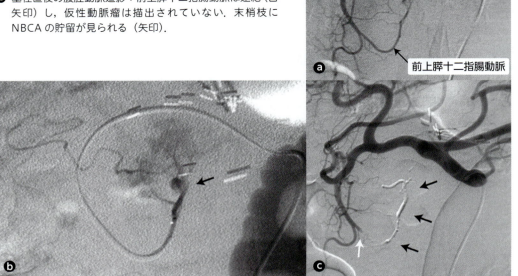

4 小腸・結腸出血に対する塞栓術

1 基本事項

1.1 血管解剖：栄養動脈

- 小腸は上腸間膜動脈，上行結腸から横行結腸は上腸間膜動脈，下行結腸から直腸上部は下腸間膜動脈により養われている（図1）．
- 直腸上部は下腸間膜動脈から分岐する上直腸動脈から，直腸中下部は内腸骨動脈より分岐する中・下直腸動脈より供血される．

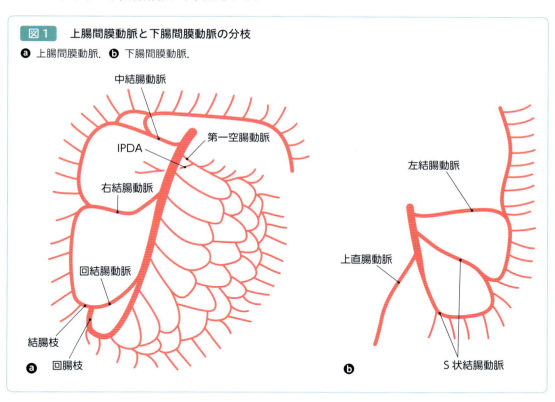

図1 上腸間膜動脈と下腸間膜動脈の分枝
ⓐ 上腸間膜動脈．ⓑ 下腸間膜動脈．

2 IVRの実際

2.1 IVRの適応

小腸潰瘍，小腸仮性動脈瘤，小腸腫瘍，腸管血管奇形，メッケル憩室，結腸憩室，結腸枝仮性動脈瘤，結腸腫瘍，クローン病などによる出血に対し塞栓術が行われる．

2.2 IVRの手技

- 出点にまでマイクロカテーテルを到達させて，ピンポイントに金属コイルで塞栓する．
- マイクロカテーテルが出血点にまで挿入できない場合や止血を急ぐ時にはNBCA-リピオドール混合液を用いる．
  ▸ 出血点がmarginal arteryよりも近位に存在する例で，マイクロカテーテルが出血点に到達しない場合．
    ① NBCA-リピオドール混合液を用いて治療する．vasa rectaへのNBCAの流入を避けるために，まず少量のリピオドール原液を先行して流しvasa recta内の血流を停滞させ，次いでNBCA-リピオドール混合液を注入する．
    ② NBCA-リピオドール混合液はvasa rectaに留まったリピオドール原液によってブロックされ近位で硬化する．
    ③ その後リピオドール原液は次第に流出しvasa rectaの血流は保たれうる．

2.3 塞栓の安全性（図2）

- 小腸は金属コイルで選択的にvasa rectaを3本まで塞栓しても有意な虚血壊死はきたさないとされる．
  ▸ NBCA-リピオドール混合液（NBCA：リピオドール＝1：3）を用いた動物実験でもvasa rectaを2～3本塞栓した場合には壊死は粘膜・粘膜下層に限局していたのに対し，4本以上塞栓すれば粘膜・粘膜下層に加え筋層にまで壊死が生じる全層性壊死が有意に多くなるとの報告がある．
- 結腸の動脈塞栓でもvasa rectaを3本までにすると粘膜障害は比較的少ないとされる．
- marginal arteryより近位の塞栓では粘膜障害は極めて乏しいとされる．
  ▸ 結腸の塞栓の動物実験では，下腸間膜動脈分枝をNBCA-リピオドール混合液（NBCA：リピオドール＝1：4）で塞栓すると，下腸間膜動脈の近位塞栓例では，結腸の壊死が認められないのに対し，marginal arteryを含むvasa rectaの塞栓では壊死が認められる．
  ▸ marginal arteryを含むvasa recta3本までの塞栓では，多くは粘膜・粘膜下層のみの壊死である．
  ▸ vasa recta5本以上の塞栓例では筋層までの高度の壊死がほぼ必発とされ，小腸以上に注意を払い限局した塞栓にするのが望ましい．

4 小腸・結腸出血に対する塞栓術

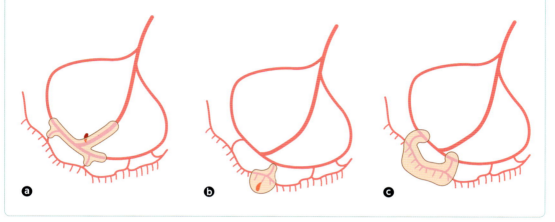

図2 腸間膜動脈のNBCA-リピオドール混合液による塞栓領域
ⓐ 近位塞栓のシェーマ：仮性動脈瘤が起こりうる領域．高濃度NBCA-リピオドール混合液を圧入せず注入された時に見られやすい分布を示している．腸管の壊死は認められにくい．
ⓑ vasa recta 3本までの塞栓のシェーマ：潰瘍や憩室出血などの際によく行われている塞栓領域．marginal arteryやvasa rectaレベルから薄めのNBCA-リピオドール混合液を少量注入された時に見られる分布を示している．粘膜・粘膜下層のみの壊死が多い．
ⓒ vasa recta 5本以上の塞栓のシェーマ：ⓐの塞栓で圧入しすぎたり，ⓑの塞栓で注入量が多かった時に見られやすい分布．全層性の高度の腸管壊死が起こりうる．

3 症例

3.1 小腸出血例（図3）

- 下血により緊急受診．上部内視鏡，下部内視鏡にて出血源が見られず，小腸出血と考えられ動脈塞栓術が依頼された．
- 上腸間膜動脈造影にて空腸枝末梢に血管外漏出像が認められ，NBCA-リピオドール混合液（NBCA：リピオドール＝1：3）により塞栓された．

3.2 膵炎による中結腸動脈分枝の仮性動脈瘤破裂例（図4）

- 急性膵炎後の下血症例．造影CTにて，膵仮性動脈瘤の広がりによる中結腸動脈の末梢枝の仮性動脈瘤からの出血であることが判明．
- 上腸間膜動脈造影にて中結腸枝末梢に仮性動脈瘤と造影剤の血管外漏出像が認められ，NBCA-リピオドール混合液（NBCA：リピオドール＝1：4）により塞栓された．
- 予定よりも広範囲の塞栓となったが，末梢域には流入しておらず，結果的に腸管壊死とならなかった．

2 消化管のIVR

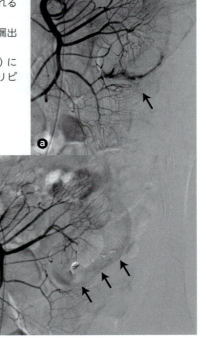

図3 小腸出血例

ⓐ 上腸間膜動脈造影．空腸枝の末梢に血管外漏出像が認められる（矢印）．
ⓑ 血管外漏出部直近からの造影．腸管内腔への著明な血管外漏出像が認められる（矢印）．
ⓒ NBCA-リピオドール混合液（NBCA：リピオドール＝1：3）による塞栓後の上腸間膜動脈造影．空腸枝の末梢に限局したリピオドール集積（矢印）と血管外漏出像の消失が認められる．

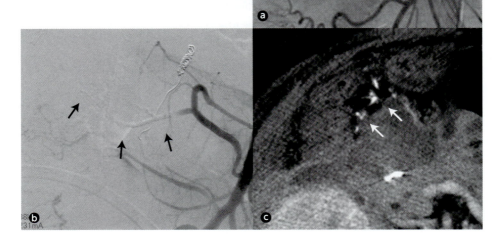

図4 膵炎による中結腸動脈分枝の仮性動脈瘤破裂例

ⓐ 上腸間膜動脈造影．中結腸動脈の分枝に仮性動脈瘤と血管外漏出像が認められる（矢印）．
ⓑ NBCA-リピオドール混合液（NBCA：リピオドール＝1：4）による塞栓後の上腸間膜動脈造影．右結腸動脈分枝に広範囲の閉塞が見られる（矢印）．
ⓒ NBCA-リピオドール混合液による塞栓後のCT．結腸辺縁の動脈枝にリピオドールが見られる（矢印）が，結腸壁内には見られていない．その後，腸管壊死は認めなかった．

肝臓のIVR 3

1 肝細胞癌に対する経カテーテル的肝動脈化学塞栓術

1 基本事項

1.1 治療の概要

- 肝実質の血流が肝動脈と門脈の二重支配であるのに対し，肝細胞癌（古典的肝癌）の多くは動脈血流単独支配である．
- この血流支配の違いを利用し，経カテーテル的に肝動脈をゼラチンスポンジ細片（抗癌剤含有）で塞栓し，肝細胞癌のみの阻血壊死を得たことが経カテーテル的肝動脈化学塞栓術（transcatheter arterial chemoembolization：TACE）の始まりである．
- その後，微細な粒子であるゼラチンスポンジパウダーが使用されたが，当時はマイクロカテーテルが存在せず，胆嚢梗塞や胆管障害などの有害事象の報告が多くみられ，使用されなくなった．
- 一方，油性造影剤（リピオドール）を動注すると肝細胞癌に集積することが指摘され，抗癌剤を含有させた製剤〈リピオドールスマンクス〉を注入することにより抗癌剤の持続効果が期待された．
- その後，塞栓物質としてリピオドールとゼラチンスポンジ細片を併用するLip-TACEが広く行われるようになった．
- TACEの局所再発の要因のひとつとして隣接する門脈血流の流入が指摘されている．
  - リピオドールを使用することで腫瘍周囲の門脈系の血流をも低下させ，腫瘍の阻血効果が高まると考えられている．
  - 近年では，画像診断装置が進歩し，また超選択的に各腫瘍動脈枝に挿入しうる細径のマイクロカテーテルが開発され，TACEの技術は向上している．
  - さらにリピオドールと親和性のある徐放性抗癌剤（ミリプラチン），微細球状粒子であるマイクロスフェアも開発され，より根治性の高い治療法への試みがなされている．

1.2 血管解剖：肝細胞癌の栄養動脈

- 肝動脈の分岐には多数の破格が存在する．CT during aortography（CTAo）を行うことにより，検査のはじめにそのすべての情報も得ることができる（図1）．
- 肝細胞癌の栄養動脈は肝動脈以外にも多数の肝外側副路が発達しうる（図2, 3, 4, 表1）．CTAoにより，それらを同定することができる．
- 肝外側副路となる動脈枝にも破格が認められる（図5, 6, 7, 表2）．

1 肝細胞癌に対する経カテーテル的肝動脈化学塞栓術

図1 肝動脈分岐の破格例（CTAo）

左胃動脈から副左肝動脈が分岐し，上腸間膜動脈から置換右肝動脈が分岐している．

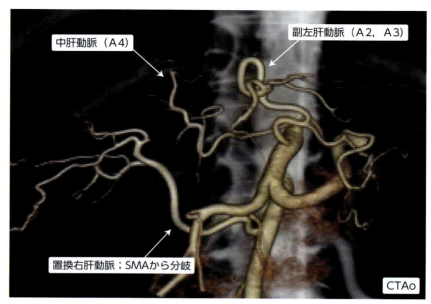

図2 肝細胞癌の主たる肝外側副路

HCC への側副動脈となりやすい動脈枝（○）．

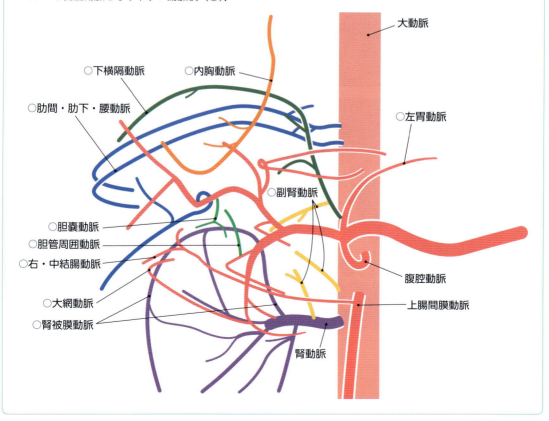

3 肝臓のIVR

表1 肝外側副血行路と主な肝内血流分布域

腹腔動脈分岐	左胃動脈	S2, S3
	大網動脈	S5, S6
	胆管周囲動脈	S1〜S or 全区域
	右・中結腸動脈	S5, S6
腹腔動脈外	下横隔動脈（右）	S1, S7, S8
	下横隔動脈（左）	S2, S3
	肋間，肋下，腰動脈	S5, S6, S7
	右腎被膜動脈	S5, S6
	内胸動脈（右）	S4, S8
	内胸動脈（左）	S2, S3

図3 複数の側副血行路が関与した症例

ⓐ MRI〔左：T1強調像，中央：T2強調像，右：T2強調像（脂肪抑制像）〕．肝右葉に巨大な腫瘤が認められる．
ⓑ CTAoにて腫瘤の著明な造影増強効果と栄養動脈が描出される．右肝動脈のみならず，右下横隔動脈と右腎被膜動脈の関与も認められる．

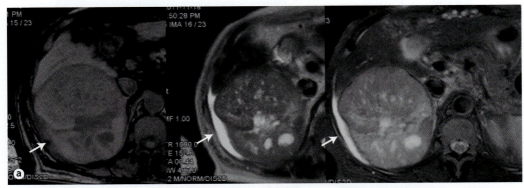
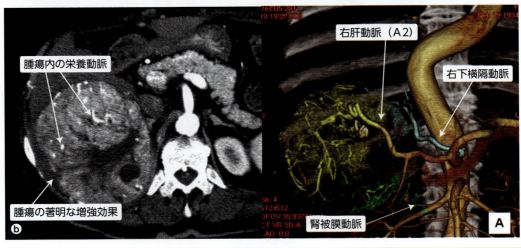

図4　右内胸動脈関与例

右内胸動脈造影で腫瘍濃染が認められる．

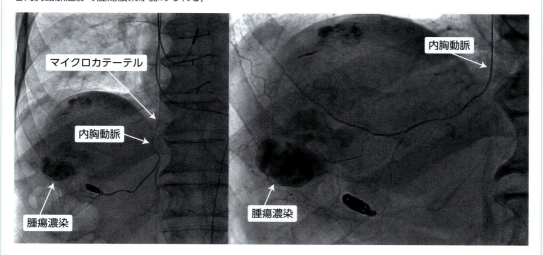

図5　右下横隔動脈の分岐位置

右下横隔動脈は腹腔動脈周囲や右側寄りから分岐することが約50％と最も多く，その他に，腹腔動脈，左胃動脈，腎動脈，左肝動脈，性腺動脈から分岐する．

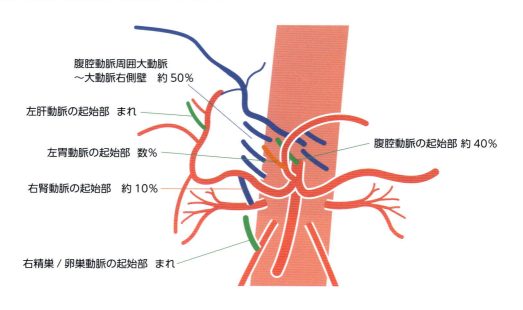

表2　下横隔動脈の分岐位置

腹腔動脈とその分枝（緑）
腎動脈（オレンジ）
大動脈（腹腔動脈周囲〜腎動脈近傍）（青）

3 肝臓のIVR

> **図6** 右下横隔動脈関与症例
> ⓐ CTAoで腹腔動脈起始部の上方の大動脈から分岐する右下横隔動脈が認められる．
> ⓑ 選択的造影でも同様に腫瘍濃染（矢印）が認められる．

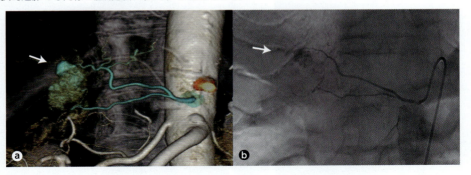

> **図7** 右下横隔動脈関与症例
> CTAoで腹腔動脈左上方の大動脈から分岐する右下横隔動脈が認められる（矢印）．まれな分岐部位である．

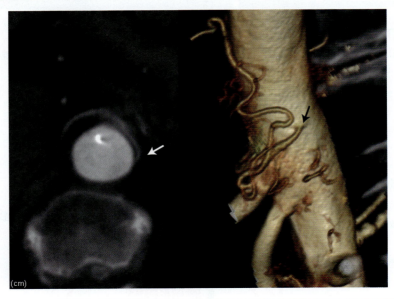

2 IVRの実際

2.1 肝動脈化学塞栓術の適応

2.1.1 多血性の肝細胞癌

- 局所療法や外科的肝切除術が選択されない症例．
- 局所療法を行われる症例では併用されることがある．
- 門脈本幹や一次分枝への浸潤が指摘されていない症例（Vp2以下）．
- 肝機能が比較的保たれている症例（Child-Pugh分類 A or B，表3）．
    ▸ Child-Pugh分類Cの症例でも肝性脳症や難治性腹水がなく，血清総ビリルビン値が3mg/dL以下の症例では，超選択的なTACEの相対的適応とされる．

表3　Child-Pugh 分類

項目　　　　　　　ポイント	1点	2点	3点
脳症	ない	軽度	時々昏睡
腹水	ない	少量	中等量
血清ビリルビン値（mg/dL）	2.0 未満	2.0～3.0	3.0 超
血清アルブミン値（g/dL）	3.5 超	2.8～3.5	2.8 未満
プロトロンビン活性値（%）	70 超	40～70	40 未満

各項目のポイントを加算し，その合計点で分類する．A：5～6点．B：7～9点．C：10～15点．

2.1.2　肝外病変の有無

- 肝外病変の有無は TACE の適応の是非に関与しない．
- 肝外病変があったとしても，肝内病変が予後を左右すると考えられる場合には，ソラフェニブなどの全身化学療法による肝外病変に対する治療に，TACE が併用される．
- また肝外病変に対しても TACE が有効な場合がある．

2.2　肝動脈化学塞栓術の手技

[手順]

❶ まず，イントロデューサーを挿入．
- 我々は 3F システムを用いることが多い．肝動脈のみの TACE の場合は，シースを用いないことも多い．
- 3F システムを用いる利点．
  ▸ 抗血小板薬使用例でも薬剤を中止せずに手技を施行しうる．
  ▸ 血小板減少例や凝固機能異常例でも比較的安全に行える．
  ▸ 術後の安静時間が数時間であり，深部静脈血栓症の発症の危険性も下げうる．

❷ CTAo，あるいは CTHA（CT during hepatic arteriography）を撮像し，治療のための腹部血管の 3D ナビゲーション画像を作成する．ナビゲーション画像の詳しい作成法は別項（参照：17章 1 CTAo によるカラーナビゲーション，420 頁）に示す．
- CTAo では大動脈の CT 値は約 700HU，肝動脈の CT 値は約 650HU まで上昇しうる．

> **MEMO　腹部動脈中心に描出する場合の CTAo の撮影条件の例**
>
> - Pig tail カテーテルを気管分岐部付近まで挿入し造影剤を注入する．
>   造影剤注入量：9mL/sec×10sec で計 90mL 注入する．
>   造影剤濃度：ヨード含有量 350～370mg/mL の造影剤を 2 倍希釈したものを用いる．
>   撮影開始時間：造影剤注入開始後　8.5 秒から撮影．
> - 内胸動脈も描出したい時は上行大動脈にまでカテーテルを挿入して撮影する．
>   造影剤注入量：10mL/sec×11sec で計 110mL 注入．
>   撮影開始時間：造影剤注入開始後　9.5 秒から撮影．

❸ 腫瘍とその栄養動脈を同定し，栄養動脈の分岐位置や分岐の状態も把握する（図 8，9）．
- 従来の血管造影は，CT 等の術前の画像診断で指摘されている病巣の栄養動脈を予測し，

3 肝臓のIVR

> **図8** 多血性肝細胞癌
> ⓐ CT像で多血性を示す．
> ⓑ 腹腔動脈造影や選択的動脈造影で栄養動脈は同定しがたい．
> ⓒⓓ CTHAの3D画像を角度を変えて（LAO16° CAU17°）観察することによってA6起始部から分岐することが明瞭となる．
> ⓔⓕ C-armを3D画像の角度に斜位としてカテーテルを挿入し塞栓した．ⓔは赤の栄養動脈，ⓕは青の栄養動脈の選択的造影．
> ⓖ Lip-TACE翌日の単純CTで，腫瘤にリピオドール集積が見られる．

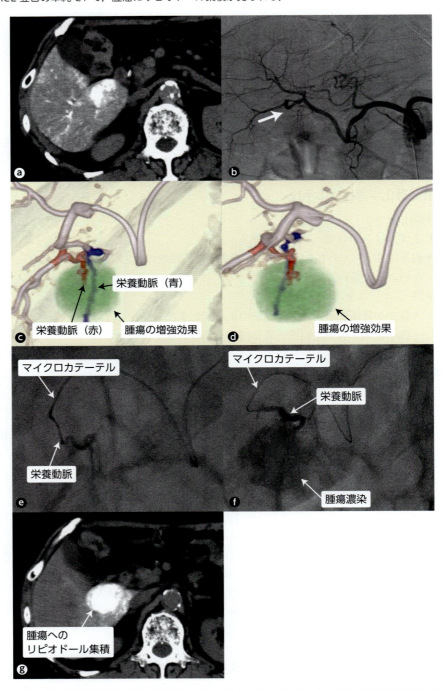

1 肝細胞癌に対する経カテーテル的肝動脈化学塞栓術

カテーテルを挿入し造影して腫瘍濃染を描出することによって栄養動脈を決定していた．
- そのため，栄養動脈が見つからずに断念したり，カテーテル挿入に時間を費やしたり，断念せざるをえないことがあった．
- また腫瘍の一部を養っている栄養動脈の存在に気付かなかったり，乏血性で腫瘍濃染自体が判然としないことも経験した（図9）．
- CTAoは，血管や腫瘍濃染の吸収値が高いため，大動脈から動脈枝，腫瘍濃染（腫瘍破裂症例では血管外漏出）に至るまでを連続性に描出することが可能となるため，1回の検査ですべての栄養血管の同定がほぼ可能となる．
- カテーテルで時間と多量の造影剤を費やしてとる栄養動脈を探す時代から，CTAoのデータで腫瘍濃染への栄養動脈とその分岐，走行を描出してナビゲーションする時代へ移ったといえる．

④ カテーテル・マイクロカテーテルを挿入
- 上述のCTAoによる基本地図に従って，治療対象となる動脈枝の起始部に3Fカテーテルを掛け，3F対応マイクロカテーテルを各分枝に選択的に挿入し治療していく．
- 近年ではマイクロカテーテルの進歩から親カテーテルを総肝動脈や固有肝動脈にまで挿入することが少なくなり，安定性を追求されたシェファードフック型のカテーテルを腹腔動脈に掛けるのみとされることが多くなった．
- 逆にマイクロカテーテルとマイクロワイヤーはより末梢まで挿入できる超選択性，追従

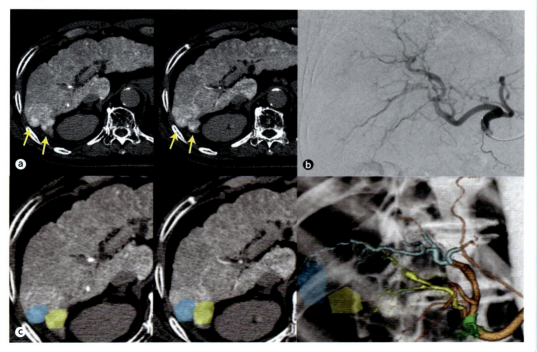

図9　乏血性肝細胞癌
ⓐ CTで肝S6に淡い造影効果を示す2個の肝細胞癌が見られる（矢印）．
ⓑ 血管造影検査では腫瘍濃染は認められない．
ⓒ CTHAではそれぞれの腫瘍内へ流入する動脈枝を同定し，連続的に色で識別させ，特定することができる．本例では（黄と青の2コの乏血性肝細胞が認められ，それぞれに流入する動脈枝を腫瘍と同色で表示している．）

3　肝臓のIVR

性の向上を要求されるようになり改良が重ねられている.

❺ 塞栓物質を注入
- 古典型の多血性肝細胞癌には**リピオドール動注**とゼラチンスポンジ細片による**塞栓**を併用した Lip-TACE が有効である.
- しかし門脈腫瘍栓（thread and streaks sign）に対する Lip-TACE は約 10％の症例に著効を見るのみである.
- また乏血性の肝細胞癌（高分化型や混合型,肉腫様変化など）に対しても Lip-TACE は有効性は低い.
- 近年本邦では,より選択的に強力な Lip-TACE を行う流れがあり,奏効率が向上すると思われる.
- また近年本邦において,マイクロバルーンカテーテルを用いた Lip-TACE の報告例も増えている.バルーンによる血流変化について熟知して用いれば,Lip-TACE の奏効率は向上すると期待できる.

2.3　カテーテル

2.3.1　マイクロカテーテル：選択のポイント

①外径
- 先端部,手元部から主要部分の外径,テーパリングの有無に着目する.
- 外径は親カテーテル内腔との関係に影響するだけではない.
- 手元部から主要部分の外径は,カテーテルを構成する樹脂やブレードとともに『プッシャビリティとトルクの伝わりやすさ』に影響する.
  - ▸ 径が太く均一である部分にはトルクが伝わりやすい.
  - ▸ しかし『プッシャビリティとトルクの伝わり』に優れたマイクロカテーテルは一般的に親カテーテルへのキックバックが大きいことが欠点となることが多い.
  - ▸ そのためマイクロカテーテル先端の柔軟性を高め追従性を向上することにより親カテーテルへのキックバックを少なくする必要がある.
- 先端部径は最先端部（チップ）の滑らかな丸みの作製,樹脂の種類,マーカー部分の構造と位置とともにマイクロワイヤーへの追従性に影響する.

②内腔
- 先端部,手元部の内径,テーパリングの有無,適応最大ガイドワイヤー径に着目する.
- 内腔が広いと造影剤の流量が上昇する.
- 先端部分の外径を細くすると内径も細くせざるを得なくなり,その場合には手元部から主要部分の内径を広くし,先端に向かってテーパリングを作成することにより比較的高い流量を保つことができる.
  - ▸ しかしそうした構造はカテーテル内圧が上昇するため高圧に耐えられる樹脂とブレードを選択する必要がある.
- テーパリングを作成し高流量の造影剤を注入した場合には,内圧上昇に伴うカテーテルの強い動きが発生し,造影中のカテーテルの撥ねやすさの原因となることを知っておく必要がある.
- 高流量の造影剤の注入では先端部分からの造影剤の噴射によるキックバックの原因にもなる.
- したがってテーパリングを作成することにより高流量の造影時注入を実現した超選択性のマイクロカテーテルはそれらの現象に耐えうる先端構造の工夫を兼ね備えていることが望

ましい．またマイクロカテーテルが急峻に屈曲しても内径が保たれる工夫があることが望ましい．

③視認性と耐キンク性
- ステンレスブレードは視認性も耐キンク性も不良である．
- タングステンブレードはステンレス製よりも優れている．
- カテーテルの樹脂に視認性を求めることもありうる．

④先端アングル
- 急峻に分岐する動脈枝へ選択的にカテーテルを挿入する際に，マイクロカテーテルの先端のアングル作成が有用であることを経験する．
- 先端部分のアングル付けが可能か否かも症例によっては重要である．

2.3.2 マイクロワイヤー：選択のポイント
- TACE では通常，超選択的な動脈塞栓を行う場合，先端の末梢までの先進性から 0.014 インチワイヤーが用いられることが多い．
- 腹部の血管造影で用いられるマイクロカテーテルの適応最大ガイドワイヤーは 0.016 インチのものも多く，マイクロカテーテルとの適否により選択は変わってくる．
- プッシャビリティとトルクの伝わり，先端部分の丸みと柔軟性，マイクロカテーテルの追従に耐えうる硬度，先端の形状付けと保持性，視認性などが選択の基準になる．
- 急峻に分岐する動脈枝へ選択的にカテーテルを挿入する際にはマイクロカテーテルとマイクロガイドワイヤーの段差が追従性に影響することがある．

2.3.3 マイクロバルーンカテーテル（図10, 11）
- 近年，本邦を中心にマイクロバルーンカテーテル（アテンダント®，ロゴス®など）の開発が進んでいる．
- 通常の 4 or 5F の造影カテーテルに挿入して使用できる．
- マイクロバルーンカテーテルを用いて血流遮断下に抗癌剤やリピオドール，塞栓物質（ゼラチンスポンジ，マイクロスフェア）を注入すると逆流を防止でき，さらに圧入すること

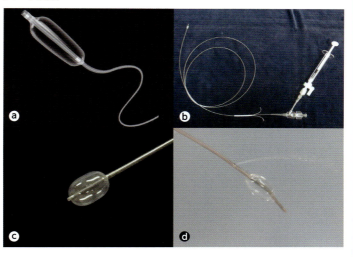

図10 マイクロバルーンカテーテルの種類
ⓐ アテンダント ネクサス®（テルモ）
ⓑ アテンダント デルタ®（テルモ）
ⓒ ロゴス グランドマスタ®（パイオラックスメディカルデバイス）
ⓓ ロゴス スウィッチ®（パイオラックスメディカルデバイス）
ロゴス スウィッチ®はバルーンの手前からも薬剤を注入できる．
（画像提供：ⓐⓑ テルモ株式会社，ⓒⓓ パイオラックスメディカルデバイス．）

3 肝臓のIVR

> **図11** マイクロバルーンカテーテル（ロゴス スウィッチ®）の有用性
> ⓐ マイクロカテーテルを肝細胞癌の栄養動脈に挿入し，Lip-TACE を行ったが，起始部から分岐する微細な栄養動脈には，リピオドールもゼラチンスポンジ細片も流入せず，主要動脈枝への逆流が始まった．
> ⓑ 塞栓後の造影で，栄養動脈の起始部から分岐する微細な動脈枝が塞栓されずに残存している．
> ⓒⓓ ⓐⓑのシェーマ．
> ⓔ ロゴス スウィッチ®を使用した時のシェーマ．主幹動脈への薬剤の流入を減らし，腫瘍動脈起始部から分岐する微細な動脈枝を塞栓しうる．

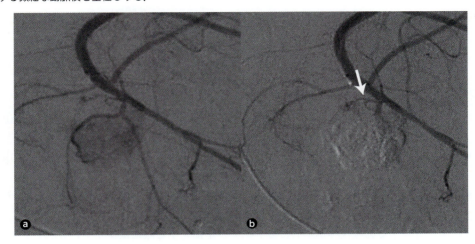
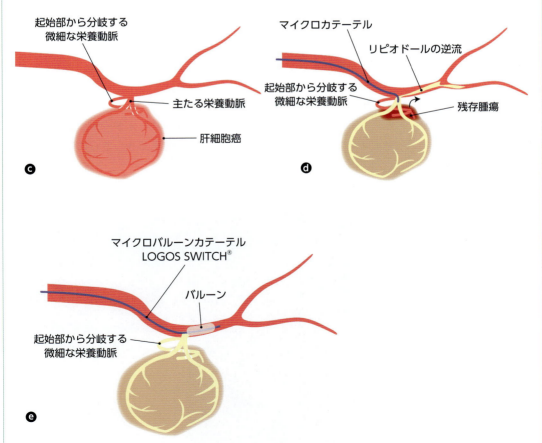

1 肝細胞癌に対する経カテーテル的肝動脈化学塞栓術

によって高濃度，高密度の動注化学療法や TACE が可能となる．
- 肝細胞癌の栄養動脈に高濃度，高密度の抗癌剤や塞栓物質を選択的に注入できるということは，より意図に沿った治療を実現しうるということであり，抗腫瘍効果を増強し，有害事象を軽減することにつながる．
- またバルーンの手前の側孔から薬剤を注入できるマイクロバルーンカテーテル（ロゴス スウィッチ®）も開発されており，より選択的で高密度な TACE が広がり，TACE の治療効果がより高まると期待される．

2.4 塞栓物質

2.4.1 ゼラチンスポンジ

①ゼラチンスポンジの製造法
- ブタ皮のコラーゲンを原料としているものが多い．
- ゼラチン液を凍結乾燥してスポンジ化し，150℃以上で熱架橋するためエンドトキシンを含め無菌化される．

②ゼラチンスポンジの血管内での変化
- ゼラチンスポンジ細片は，それぞれの粒子の形態が不整であるため，細径の動脈枝の途上で凝集し停滞することがある．
- そのため一見，塞栓術が完了したかのように思われ手技を終了してしまうと，多くの場合は徐々に末梢側へ移動し（再分布），動脈枝が再開通し，不完全な塞栓となり，治療効果不良や再出血の原因となる．
- したがってゼラチンスポンジ細片による塞栓は，少量の細片を緩徐に注入して行うのが望ましい．
- また塞栓後の確認造影は 5 分後以降に行うのが鉄則である．

③ゼラチンスポンジの血管内での変化
- 血管内に注入されたゼラチンスポンジ細片の一部はゼラチナーゼなどのタンパク分解酵素によりペプチドやアミノ酸に分解される．
- また一部は異物反応で炎症性細胞により貪食される．
- 以下のように変化をすることが多い．
  ①まず，ゼラチンスポンジ細片の多孔性の部分が赤色血栓で占拠され，血管壁に付着する．
  ②数日中に白色血栓化し，その後，血液中の白血球や血管壁から侵入する組織球により異物としての吸収機転により処理される．
  ③吸収機転により血管壁が厚くなり，内腔の狭小化や閉塞が生じる．
  ④再開通は塞栓物質の量と血管内腔の大きさに左右される．約 2 週間で病理学的には 7 〜 8 割は再開通すると報告されているが，繰り返す TACE ではそれ以上に肝動脈の閉塞や狭小化を経験する．

2.4.2 リピオドール

①意義
- 「リピオドールは肝細胞癌内の腫瘍血洞に停滞する」ことから，抗癌剤の徐放剤として用いられている．
- また「リピオドールは肝細胞癌内の流出静脈内にまで停滞する」ことから，流出側の塞栓作用も期待されている．
- リピオドールは，抗癌剤を溶解させた水溶性造影剤と混和してエマルジョンとして用いら

れたり，油溶性抗癌剤であるミリプラチンを溶解し用いられている．
- しかしその使用方法は必ずしも標準化されておらず，水溶性造影剤と混和してエマルジョン化して投与するのかリピオドール単独で投与するのか，エマルジョン化するとすればその作成方法（リピオドールと水溶性造影剤の混合比など）はどうすべきか，全く規定されていない．

②リピオドールの阻血効果
- 毛細血管（類洞，腫瘍血洞）や門脈末梢側に停滞することによる一時的な阻血効果がある．
- リピオドール単独の注入では30分以下の短時間の阻血となるとされる．
- 動脈塞栓剤（ゼラチンスポンジ）を追加することにより洗い出しが遅延し，より長時間の阻血効果となると考えられている．

③ゼラチンスポンジ単独 vs リピオドール＋ゼラチンスポンジ
- 古典的肝細胞癌は病理学的に血管腔に富む偽被膜で覆われており，肝細胞癌は類洞と遮断された形態をとり栄養動脈血のみを受け入れるように構築されている．腫瘍血流は，腫瘍動脈から腫瘍血洞へ流入し，腫瘍を栄養した後，腫瘍被膜内の血管腔へ流出し，多くは門脈へと流れ出す．
- リピオドールを用いたTACEを行えばリピオドールは腫瘍血洞のみならず，腫瘍被膜内の血管腔や門脈内にまで流入し，被膜内の血管腔にリピオドールが貯留し流出系が分断される状態となり，静脈性梗塞の効果も加味され，腫瘍は完全壊死になりうる．
- その状態でゼラチンスポンジで動脈血流を完全に遮断すると肝細胞癌に分布する全血流が遮断されることになり，ゼラチンスポンジ単独の場合と比較し阻血効果が高いと考えられている．
- ゼラチンスポンジ単独で塞栓した初期のTAEの報告では偽被膜内，腫瘍の隔壁内の一部，娘結節の腫瘍が壊死せず残存することが報告されている．

④リピオドール量の決定
- 腫瘍径Xcmに対しXmLのリピオドール併用が一応の注入量の目安とされている．
- 最近では，リピオドール注入中の透視画像の解像度がよくなり，被膜を越え門脈枝内にまで，リピオドールが貯留し始めることを指標とすることが多い．
- また術中にCTを撮影し，腫瘍とそれを取り囲む流出域にまで，リピオドールが集積していることを確認することが多くなっている．

⑤リピオドールの使用量上限
- リピオドールは油性であり，毛細血管を越え，全身へ流れる物質である．
- 肝動注すれば肺動脈のみならず，脳表に貯留しているのが確認され，腸間膜動脈に動注すれば，肝内門脈枝に貯留する．
- 大量投与すれば肺動脈塞栓が生じる可能性がある．
- ブタ実験でリピオドール1mL/kg，2mL/kgを肝動脈に注入すれば1/3，3/3の確率で肺塞栓症で突然死したとする報告がある．
- またリピオドール0.5m/kgとゼラチンスポンジ併用のLip-TACEを正常肝実質に行えば梗塞が生じ，0.2m/kg併用では梗塞率は低かったとする報告がある．
- 臨床的には一般的に10mL/bodyを使用量の安全の上限としているが，腫瘍のサイズや局所の集積状態を見て決定することになる．

⑥エマルジョン，サスペンジョン，ソリューション
- エマルジョン：分散質・分散媒がともに液体である分散系溶液のことであり，乳濁液あるいは乳剤ともいう．

- サスペンジョン：固体粒子が液体中に溶解せずに分散した分散系溶液のことであり，懸濁液ともいう．
- ソリューション：溶液のことである．

⑦ water in oil, oil in water, water in oil in water
- リピオドールエマルジョンにも water in oil や oil in water, water in oil in water がある（図12）．

> **図12** oil in water, water in oil のエマルジョン
> ⓐ oil in water のエマルジョン．リピオドールは微細な粒子となり水溶性造影剤内に存在．水溶性抗癌剤は water 内（水溶性造影剤）に溶解し存在．
> ⓑ water in oil のエマルジョン．水溶性抗癌剤を溶解した水溶性造影剤は微小な粒となりリピオドール内に存在している．

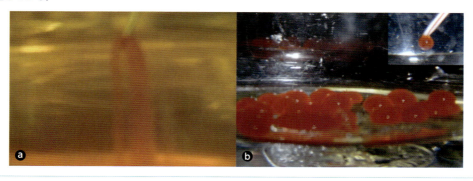

- リピオドールは，水溶性造影剤との混合比の差異によって，oil in water や water in oil などの異なる形態のエマルジョンとなり，さらに抗癌剤の徐放性にも影響を及ぼす．
- リピオドールよりも多量の水溶性造影剤を混和しエマルジョンを作成した場合，oil in water のエマルジョンとなり，水溶性抗癌剤は water 内（水溶性造影剤）に溶解し存在する．その場合，リピオドールは水溶性造影剤内で微小な油粒となるが，リピオドール内には抗癌剤は含まれず，動注した場合には抗癌剤は水溶性造影剤とともにすぐに流出することになる．しかしリピオドールは微小な細粒状となっているため細動脈内にまで均一に流入しやすい．
- 一方，リピオドールよりも少量の水溶性造影剤を混和しエマルジョンを作成した場合，water in oil のエマルジョンとなり，水溶性抗癌剤を溶解した水溶性造影剤はリピオドール内で微小な粒となり，リピオドール内に抗癌剤が含有されることになる．したがって動注した場合には，リピオドール内に含有される水溶性抗癌剤に徐放性が見られる．しかしリピオドール自体は細粒状ではないため，大粒の油滴状で注入されることで，細動脈への流入にムラが起こりやすい．
- 理想的なエマルジョンの作成方法は，臨床的には手間がかかるが，まず水溶性抗癌剤を水溶性造影剤 3mL で溶解し，リピオドール 6mL と撹拌し water in oil エマルジョンを作成する．次にこのエマルジョンにさらに水溶性造影剤 18mL を混和し撹拌すれば water in oil in water のエマルジョンが作成される．つまり水溶性抗癌剤を含有したリピオドールを細粒状態にすることができる（造影剤内にリピオドールの細粒子が存在し，リピオドール細粒子内にさらに抗癌剤溶解の造影剤の細粒子が存在）．
- ミリプラチンはリピオドールと結合しリピオドールの粘稠度をより高め，細動脈に流入しにくいとの指摘があり，加温するなどの工夫の報告が見られる．リピオドールよりも多く

の水溶性造影剤量を混和し oil in water エマルジョンを作成すれば細粒子化でき，粘稠度の低下が得られる．
- 以上のように，目的に応じたリピオドールエマルジョンを意識して作成して使用することが重要である．

⑧ リピオドールの抗癌剤徐放性
- 水溶性抗癌剤を用いた場合，水溶性造影剤を多くしたエマルジョン（oil in water）では，注入後，水溶性造影剤とともに水溶性抗癌剤は停滞せず多くは流出する．したがって single shot と同じである．
- 水溶性造影剤を少なく混ぜたエマルジョン（water in oil）ではリピオドールの中に水溶性抗癌剤は留まり，in vitro の実験では 12 時間程度の徐放効果を示すと考えられる．
- またリピオドールと結合するミリプラチンは緩徐な徐放を示す．

> **MEMO** 抗癌剤の意義
> - エピルビシン，シスプラチン，5-FU などの抗癌剤単独動注の肝細胞癌に対する抗腫瘍効果の報告がある．
> - 実際の臨床例でも有効例に遭遇するが，これら 3 群の 1 回の投与で PR 以上の効果が生じるのは 15％未満とされる．
> - 抗癌剤の肝細胞癌に対する親和性は一様でなく，また癌に多様性があることは広く知られており，同一の癌病巣の一部は抗癌剤に感受性で，一部は非感受性ということもありうる．

3　Lip-TACE の治療効果

- 各腫瘍毎の Lip-TACE 3 か月後の治療効果では完全壊死率は 55％ほどとされている．
- 一部残存は 25％，大部分残存 10％，増大 10％程度とされる．

4　Lip-TACE の有害事象

- 主な有害事象に腹痛，発熱，悪心・嘔吐，腹水増加，肝梗塞，胆管障害，胆嚢炎，胆汁嚢胞，肝膿瘍，肝不全などが挙げられる．

5　注意点

5.1　胆管周囲動脈

- 膵十二指腸吻合術後に発生してきた肝細胞癌に肝動脈塞栓術を行うと，胆管障害や肝膿瘍が生じる頻度が高くなる．
  - 胆管周囲動脈は肝動脈と並走するように総胆管周囲から網目状に肝内胆管に分布する．
  - 胆管周囲動脈は後上膵十二指腸動脈（PSPDA）から分岐する総胆管周囲動脈と交通し肝十二指腸靱帯の中を走行している．

▸ 膵十二指腸吻合術が施行される場合，肝十二指腸靱帯が切離されるため，肝内胆管はPSPDAからの供給路を遮断され肝動脈が主栄養となる．この状況下で肝動脈塞栓術が施行されると胆管障害が生じやすくなり，胆管障害（狭窄・拡張），胆汁嚢胞，肝膿瘍形成をきたすと考えられている．
- 胆管周囲動脈の塞栓術は胆管障害や肝膿瘍が生じる頻度が高い．
　▸ 肝動脈塞栓術を繰り返していると，肝動脈に狭小化が生じ，その結果，側副血管の発達が見られる．
　▸ 胆管周囲動脈は微細であり血管造影では通常描出されないが，繰り返す肝動脈塞栓術による側副血管として描出されることがある．
　▸ 肝細胞癌の再発時，側副血管として発達した胆管周囲動脈の塞栓は高頻度に胆管障害（狭窄・拡張），胆汁嚢胞，肝膿瘍形成をきたすことが知られているため，禁忌といえる．
　▸ 胆管周囲動脈についてはリピオドール動注とするのが安全である．

5.2 TACEの弱点
- 阻血による抗腫瘍効果が腫瘍の血管構築に左右される点が利点でもあるが限界でもある．
- 乏血性の肝細胞癌への効果は期待できない．
- 古典的肝癌においては，ゼラチンスポンジ単独からリピオドール併用となることで流出系の塞栓の意義も加味され，抗腫瘍効果は高まったが，微細な病変にまで効果が及ぶのかは不明である．
- また，肝辺縁部では腫瘍結節から流出部までリピオドールの集積が期待されるのに，肝門部付近，尾状葉や胆嚢周囲の病変では微細な肝動脈以外の動脈の関与が示唆されており，リピオドールの十分な集積が得られず，抗腫瘍効果が不十分となることがある．

5.3 TACEの課題
5.3.1　Lip-TACEの課題
- 塞栓を行うマイクロカテーテルの先端の位置，リピオドールエマルジョンの作成方法，抗癌剤の種類・量・濃度，ゼラチンスポンジ細片のサイズ，塞栓程度など標準化されていない事項が多い．
- TACEの塞栓物質の種類の選択，TACEの間隔，TACEの適応・禁忌なども標準化されていない．

5.3.2　門脈本幹，一次分枝への腫瘍浸潤肝細胞癌例（Vp3）
- 放置すれば，門脈圧亢進症による難治性腹水，胃・食道静脈瘤の急激な悪化，門脈血流途絶による急激な肝不全など極めて予後不良の経過をたどる状態である．
- 我々は門脈腫瘍栓と主腫瘍に対しては放射線治療を先行させ，腫瘍増殖の勢いを止めることに主眼をおく．抗癌剤動注を先行させた場合，治療早期に門脈腫瘍栓が進行し，治療不能となる症例が多いことによる．放射線治療の詳細については別項（参照：15章　放射線治療とIVR，367頁）で述べる．放射線治療後に，Lip-TACE，動注化学療法〔リピオドール動注（Lip-TAI），リザーバー動注，one shot 単純動注〕，ソラフェニブなどの治療を併用する．
- Lip-TACE単独による腫瘍栓への奏効率は10％程度とされるが，微小径のマイクロスフェアを用いることで奏効率が向上する可能性があり，期待される．

5.3.3 肝機能不良例（Child C）

- Child C の肝機能不良の肝細胞癌症例に対する Lip-TACE の意義は示されていない．
- しかし腫瘍が区域に限局している場合は Lip-TACE は可能である．
- 多発性の場合は Lip-TAI が選択されることが多い．
- 我々は数時間溶解型の塞栓物質（RM ゼラチンスポンジ細片）による Lip-TACE を提供することもある．
- 腫瘍破裂例には救命を優先し止血目的で塞栓術を行う．
- 胆管浸潤による閉塞性黄疸の場合には，腫瘍の縮小で総ビリルビン値の低下が期待できると判断されれば，減黄療法下に塞栓術を行う．

5.3.4 TACE 不応例

- 『原発性肝癌取扱い規約』や『日本肝臓学会編　肝癌診療マニュアル』に TACE 不応の定義が示されている．
- 適切な TACE がなされたことを前提とし，十分な治療効果が得られない場合（SD や PD）には，薬剤や塞栓物質を変更し再度 TACE が試みられる．
- それでもなお同様の結果が複数回続いた場合，TACE 不応と判断される．
- 我々の肝細胞癌全体での TACE の治療成績は SD，PD ともにそれぞれ 10％程度であり，それが複数回続く症例は 15％ほどである．
- 治療効果が PR であれば，TACE を繰り返すことにより，CR へ近づける可能性があるが，TACE を繰り返すことにより，肝動脈閉塞などによる TACE の困難化が見られる．また TACE を繰り返しているうちに肝細胞癌の脱分化や肉腫瘍変化などから PD に転じることも経験する．
- たとえ治療効果 CR と判定される症例でも，その後再発を繰り返す症例は TACE 効果が十分といえない．
- それらの症例には，ソラフェニブなどの分子標的薬やその他の治療への変更や併用を積極的に考慮すべきである．

6　TACE の発展性

6.1　マイクロスフェア

- 近年，Lip-TACE の効果が期待しがたい乏血性の肝細胞癌，肝内胆管癌，乏血性転移性腫瘍，門脈腫瘍栓などに対して，マイクロスフェアによる塞栓が有効であった症例を経験し期待される（図 13）．
- 肝動脈の塞栓では 100〜300μm か 300〜500μm のマイクロスフェアが用いられることが多い．動脈〜門脈間や動脈〜静脈間の短絡路が目立てば，サイズを大きくし 300〜500μm や 500〜700μm を用いる方が安全と思われる．
- ただし，Lip-TACE の効果が期待できる古典的肝癌に対しては，流出系（門脈域）をブロックしないのでどれだけ効果があるのか疑問視する意見も少なくない．

1 肝細胞癌に対する経カテーテル的肝動脈化学塞栓術

> **図13** 混合型肝癌
> ⓐ 塞栓前．巨大なリング状の増強効果を示す腫瘤性病変（矢印）が見られる．
> ⓑ ディーシービーズ®にて塞栓後．
> 複数回の Lip-TACE は無効（PD）であったため，ディーシービーズ®（300〜500μm）にて TACE 施行したところ，腫瘍の縮小（PR）が認められた（矢印）．

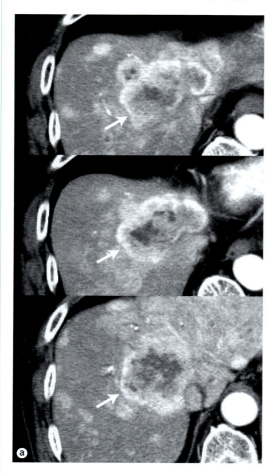 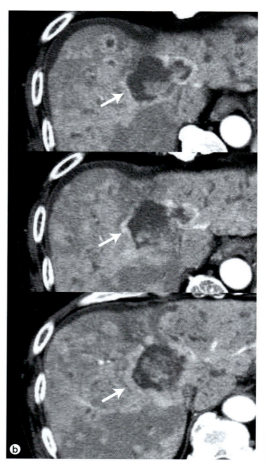

6.2 再開通型塞栓物質

- 腫瘍が数日以内の阻血で壊死することを根拠に，また繰り返す TACE による肝動脈障害や肝機能障害の軽減を目的に，リピオドールと溶解型塞栓物質とを用いた Lip-TACE の有用性の報告がある．
- 現在，溶解型のゼラチンスポンジ細片（RM ゼラチン®）を用いた臨床報告や分解型マイクロスフェアの基礎的研究の報告が見られる．
- また，再開通性の塞栓物質は，子宮筋腫や前立腺肥大などの良性疾患に対する動脈塞栓術を機能的により安全に提供できるものとする可能性を持っている．

6.3 溶解型ゼラチンスポンジ

- 市販のゼラチンスポンジは液体のゼラチンを凍結乾燥させてスポンジ化した後で 150℃ 以上で滅菌および熱架橋を施されるため，37℃ の生食水で溶解することはない．

- しかし，110〜140℃程度の熱架橋温度では溶解し，熱架橋温度が低いほど溶解時間は短縮する．
- したがって無エンドトキシン性のゼラチン（RMゼラチン®）を用いれば，溶解するゼラチンスポンジ細片を作成することができる．
  - 例えば50kDaの分子量のRMゼラチンをスポンジ化し138℃で熱架橋するとin vitroでは約10日で溶解し，in vivoでは2日で溶解する．
  - In vivoで溶解時間が短縮するのは血中にゼラチンを溶解する酵素が存在するためと考えられる．
- 肝動脈塞栓術の数日後には隣接する非塞栓域の肝動脈枝や下横隔動脈などの側副血管の発達が観察され，末梢肝実質の動脈血流には再開通が始まっている．
- そこで側副血管が発達する前に塞栓動脈枝をできるだけ再開通させれば，繰り返すTACEによる肝動脈障害や側副血管の発達を防止しうる．
- In vivoで2日間溶解型ゼラチンスポンジ（RMゼラチン®）とジェルパート®を用い，TACE後の治療効果を比較すると，抗腫瘍効果と有害事象に差はなく，肝動脈枝の閉塞，狭窄の頻度は2日間溶解型ゼラチンスポンジによるTACEの方が有意に少ない．溶解性の塞栓物質の開発は今後の塞栓術の発展には欠かせない研究課題と思われる．
- TACEとは別の用途としてゼラチンスポンジは抗癌剤をイオン結合によって吸着することが知られている．溶解型ゼラチンスポンジを用いれば溶解とともに徐放効果も示すことが知られている．

7 肝細胞癌以外の肝腫瘍に対する塞栓術

- 肝細胞癌以外の腫瘍に対しても，特に多血性腫瘍に対して肝動脈化学塞栓術や肝動脈塞栓術が施行される（表4）．
- 肝細胞癌以外の肝悪性腫瘍に対する塞栓術の報告としては，悪性黒色腫，カルチノイド，内分泌腫瘍，GISTなどが見られる．しかしいずれもまとまった報告ではなく奏効率は示されていない（表4）．しかし，肝転移巣が予後に大きく関与すると考えられる症例でありながら，全身化学療法では腫瘍制御が困難である場合には，予後を延ばしうると考えられている．

表4 肝動脈化学塞栓術や肝動脈塞栓術が施行される肝細胞癌以外の多血性肝腫瘍

良性腫瘍	血管筋脂肪腫
	巨大血管腫
悪性腫瘍	悪性黒色腫
	カルチノイド
	内分泌腫瘍
	GIST　など

- 塞栓術は良性の多血性腫瘍（血管筋脂肪腫や巨大血管腫）に対しても低侵襲性や手術困難などの理由により塞栓術が選択されることがある（表4）．
- 大腸癌や胃癌の肝転移巣は乏血性でLip-TACEの効果は不良である．病理学的に辺縁部に腫瘍細胞が存在し内部には壊死や線維化がみられる．辺縁域に存在する腫瘍動脈は微細であり，リピオドールは行きわたらないため，Lip-TACEを行っても十分な塞栓効果は得られないとされる．
- 近年，微細なマイクロスフェアによる転移性肝癌に対する化学塞栓術の報告が増えており，Lip-TACEと比較して有効性が高い可能性が示唆される．

2 肝動脈の出血・血管性病変に対する塞栓術

1 適応

- 肝動脈領域からの出血や動静脈奇形が適応となり，以下のものが挙げられる．
  ▸ 肝外傷や肝穿刺術後の出血
  ▸ 肝細胞癌の破裂，膵切除術後に肝動脈や胃十二指腸動脈切除断端部に形成した仮性動脈瘤からの出血
  ▸ 肝動脈の動静脈奇形　など

2 症例：ケース別治療例

2.1 肝外傷や穿刺術後の出血例（図1）

- 肝外傷の出血は，ゼラチンスポンジ細片で止血されることが多い．
- 血管の断裂部が粗大でゼラチンスポンジ細片が血管外へ流れ出て止血できない症例や凝固障害を有する症例，出血性ショック状態で止血を急ぐ場合には，NBCA-リピオドール混合液が有効である．
- 肝穿刺術後の出血には，金属コイルが使用されることが多い（図1）．
- 中枢寄りの太い動脈の損傷では，金属コイルが使用されることが多い．

図1　肝膿瘍ドレナージのための穿刺による出血例
ⓐ 腹腔動脈造影．
ⓑ 選択的左肝動脈造影．左肝動脈に仮性動脈瘤と造影剤の漏出像が認められる．
ⓒ 金属コイル（矢印）による塞栓後の左肝動脈造影．左肝動脈は途絶し（矢頭），仮性動脈瘤と造影剤の漏出像は消失した．

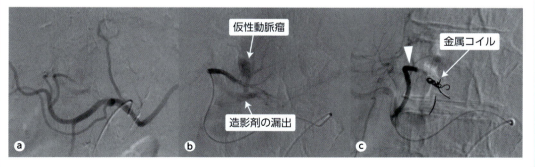

3 肝臓のIVR

2.2 肝細胞癌の破裂例（図2）

- 肝細胞癌の破裂例に対する塞栓はゼラチンスポンジ細片が第一選択と考えられるが，血管の断裂が大きくゼラチンスポンジ細片が血管外へ漏出してしまい止血できない症例にはNBCA-リピオドール混合液が有用である．

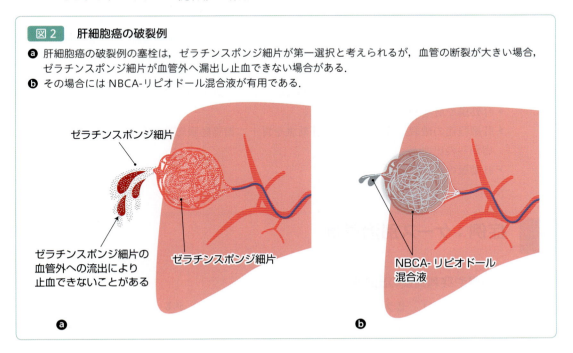

図2　肝細胞癌の破裂例
ⓐ 肝細胞癌の破裂例の塞栓は，ゼラチンスポンジ細片が第一選択と考えられるが，血管の断裂が大きい場合，ゼラチンスポンジ細片が血管外へ漏出し止血できない場合がある．
ⓑ その場合にはNBCA-リピオドール混合液が有用である．

2.3 肝動脈仮性動脈瘤の破裂例（図3）

- 肝動脈の仮性動脈瘤破裂例は金属コイルによるisolationが第一選択である．
- 動脈瘤部より末梢側へマイクロカテーテルが挿入できず，近位塞栓となってしまう場合や，出血性ショックで緊急を要する症例にはNBCA-リピオドール混合液による塞栓が有用となる．
- 膵頭十二指腸切除術直後の症例は胆管周囲動脈が閉塞しているため，門脈開存の有無にかかわらず肝動脈の塞栓により胆管障害，肝膿瘍，肝梗塞をきたしやすく，肝動脈をできる限り温存させるべきであり，仮性動脈瘤のみを閉塞させることを考慮する．
  ▸ その場合，時にマイクロカテーテル先端を仮性動脈瘤内へ挿入しNBCA-リピオドール混合液を注入し閉塞させることがある．しかしこの場合は再出血の可能性があり厳重な経過観察を要することは言うまでもない．
  ▸ 金属コイルによるisolationを行う場合は，塞栓後，肝梗塞などの発症についての慎重な経過観察が必要となる．
- 膵頭十二指腸切除術直後の門脈閉塞例は術後1か月以上経過していれば，多数の肝外側副路の発達が認められることが多く，isolationを施行しても肝梗塞域が小さいことが多い．

2 肝動脈の出血・血管性病変に対する塞栓術

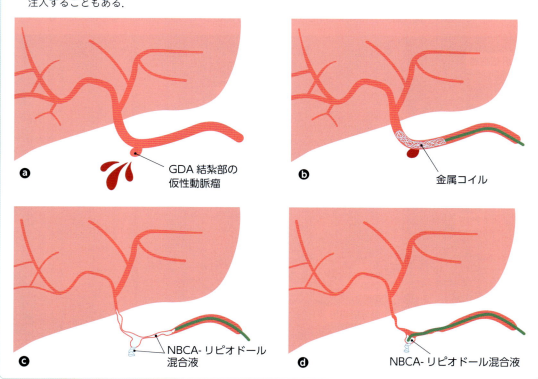

図3 肝動脈の仮性動脈瘤破裂例
ⓐ 肝動脈の仮性動脈瘤破裂例．
ⓑ 金属コイルによる isolation が第一選択である．
ⓒ 緊急を要する例では NBCA-リピオドール混合液による塞栓が有用である．
ⓓ 膵頭十二指腸切除術直後の症例は肝動脈の温存が望ましく仮性動脈瘤のみへ NBCA-リピオドール混合液を注入することもある．

2.4 動静脈奇形

- 動静脈奇形は nidus をエタノールで完全に塞栓することが基本であるが，肝の動静脈奇形は，複数の側副動脈が流入してくるため，完全な血流静止は難しく，またエタノールの門脈への流出による肝障害が危惧されるため，NBCA-リピオドール混合液による塞栓が有用となる（図4）．
- しかし NBCA-リピオドール混合液による経動脈性の塞栓は，nidus の一部を残すことが多く，その場合は早かれ遅かれ再発することが多い．しかしながら動脈—門脈短絡量を減少し，門脈圧を下げ，肝内へ向かう門脈血流を増加し肝機能を改善することや胃・食道静脈瘤を縮小させることに寄与しうる．
- 最近，マイクロバルーンカテーテルを用いて，NLE（NBCA-リピオドール-エタノール混合液）を注入することによって nidus への塞栓物質の充填率が高くなるとする報告が散見される．

3　肝臓のIVR

> **図4**　肝細胞癌と動静脈奇形が隣接して見られた症例
> ⓐ 腹腔動脈造影．肝細胞癌への栄養動脈はA5で動静脈奇形の流入動脈は他のA5とA6であった．
> ⓑ 前区域枝造影．肝細胞癌の腫瘍濃染と動静脈奇形が認められる．
> ⓒ A6造影．動静脈奇形が認められる．門脈（P6）への早期流出が見られる．
> ⓓ 塞栓術後の腹腔動脈造影．A5に対して少なめのリピオドールと1mmゼラチンスポンジ細片でLip-TACEを施行．その後，動静脈奇形の流入動脈である他のA5分枝とA6分枝に対してNBCA-リピオドール混合液（1：4）にて塞栓．流入動脈とnidusにリピオドール貯留が認められ，塞栓動脈の閉塞が確認できる．

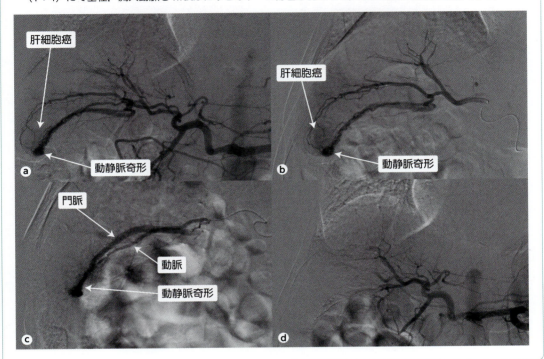

3 肝穿刺後のAPシャントの塞栓術

1 適応

- 門脈圧亢進症に伴う諸症状（肝機能異常，静脈瘤，腹水など）が見られれば，塞栓術の絶対的適応となる．

2 塞栓物質

- APシャントに対する塞栓術は，短絡部が同定でき，マイクロカテーテルが到達すれば金属コイルが第一選択と考えられる．
- 短絡部の同定が困難な場合や，マイクロカテーテルが到達しない場合はNBCA-リピオドール混合液による塞栓が有効であることが多い．
  - ただし短絡量が多くNBCA-リピオドール混合液の門脈への流出が予測される場合には親カテーテルにバルーンカテーテルを用いて血流を下げて塞栓を行うなどの工夫が必要となる．
  - この時，血流を完全に遮断すると，他の側副動脈や門脈血流によって逆流が生じうるため，血流の変化を把握することは重要である．

3 手技

[手順]

❶ APシャントの正確な位置と大きさを評価する．
- 血管造影ではAPシャントの正確な位置や大きさは不明瞭である．
- CT during hepatic arteriography（CTHA）から作成されたvolume-rendered（VR）画像は，任意の方向から観察が可能であり，動脈と門脈の区別が付きやすく，短絡部の同定に有用である．

❷ マイクロカテーテルを短絡部まで先進させる．

❸-① マイクロカテーテルが到達する場合：金属コイルでピンポイントに塞栓する（図1）．

❸-② マイクロカテーテルが到達しない場合：
- ①金属コイルでは近位塞栓となってしまうため，親カテーテルをバルーンカテーテルとし，マイクロカテーテルをできる限り短絡部近くにまで先進させる．
- ②バルーンで血流速度をコントロールし緩徐な順行性の血流を残した状態でNBCA-リピオドール混合液（NBCA：リピオドール＝1：1〜2）を注入し塞栓する（図2）．
  - これまでの報告はないが，マイクロバルーンカテーテルを用いて，NLE（NBCA-リピオドール-エタノール混合液）を注入することによって短絡部を確実に塞栓する方法も有用と思われる．

3 肝臓のIVR

> **図1** 金属コイルによる塞栓
> マイクロカテーテルが到達すれば金属コイルでピンポイントに塞栓する．

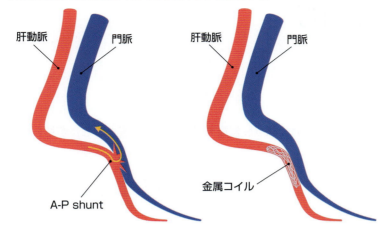

> **図2** マイクロカテーテルが到達しない場合
> 金属コイルでは近位塞栓となってしまうため，NBCA-リピオドール混合液（NBCA：リピオドール＝1：1～2）を注入し塞栓する．

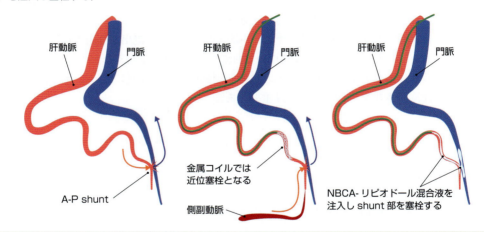

- ゼラチンスポンジやマイクロスフェアでは大きなシャントを容易に通り抜ける可能性があり，禁忌と考えられる．

4 症例

4.1 RFA 後に生じた AP シャント症例（図3）

- CTHA から作成された VR 画像（頭側からの観察）では AP シャントは肝動脈 A3 の末梢部に存在し，シャントの大きさは 5mm であった．
- 5.2F のバルーンカテーテルを固有肝動脈に挿入し，マイクロカテーテルをシャント部の 2cm 手前まで進めた．
- バルーンで肝動脈血流をコントロールしながら，マイクロカテーテルから 0.5mL の

3 肝穿刺後のAPシャントの塞栓術

NBCA-リピオドール混合液（NBCA：リピオドール＝1:2）を注入した．
- 注入時に少量の NBCA-リピオドール混合液が左門脈内に流入した．
- 塞栓後の血管造影で AP シャントは完全に消失し，シャント部に NBCA-リピオドール混合液の貯留が見られた．
- 術後の造影 CT 動脈相でも，AP シャントの完全消失が確認された．
- 残存する食道静脈瘤に硬化療法が可能となった．
- 6 か月後の造影 CT でも AP シャントの再発はなく，短絡部にリピオドールの貯留が認められた．左門脈に少量のリピオドールの貯留が見られたが，門脈血流は良好に保たれていた．

図3 RFA 後に生じた AP シャント症例
ⓐ 術前の内視鏡検査．F3 で RC sign が陽性の食道静脈瘤が認められる．
ⓑ 術前の造影 CT 動脈相．左門脈の早期描出（矢印）が見られ，AP シャントの存在が示唆される．
ⓒ 術前の血管造影．肝左葉に著明な AP シャント（矢印）が認められる．
ⓓ CTHA から作成された VR 画像（頭側から）．シャント部（黄色，矢印）は肝動脈 A3（赤色）末梢部と門脈（水色）の間に存在する．
ⓔ 5.2F のバルーンカテーテルを固有肝動脈に挿入し，マイクロカテーテルをシャント部の 2cm 手前まで進めた．著明な AP シャントが見られる．固有肝動脈をバルーン（矢印）で不完全に閉塞し，順行性の血流を残した状態で（右下挿入図），マイクロカテーテルから 0.5mL の NBCA-リピオドール混合液を注入した．
ⓕ 塞栓術後の血管造影で AP シャントは完全に消失し，シャント部に NBCA-リピオドール混合液（矢印）が認められる．
ⓖ 4 か月後の内視鏡で食道静脈瘤は F3 から F1 に縮小し，RC sign は陰性である．
ⓗⓘ 6 か月後の造影 CT で AP シャントの再発はなく，肝 S3 のシャント部にリピオドールの貯留（矢印）が認められる．左門脈に少量のリピオドールの貯留（矢印）がみられるが，門脈血流は良好である．肝 S8 や S4 に RFA による壊死（＊印）が認められる．

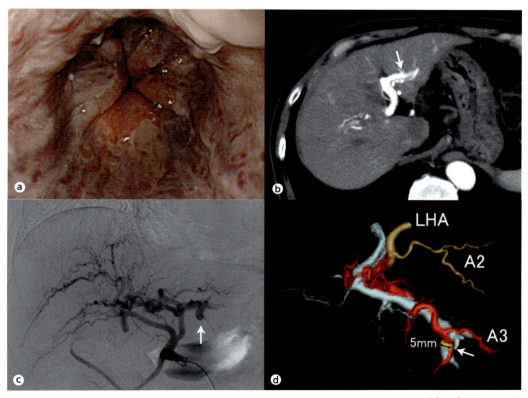

（ⓔ～ⓘは次ページ）

3 肝臓のIVR

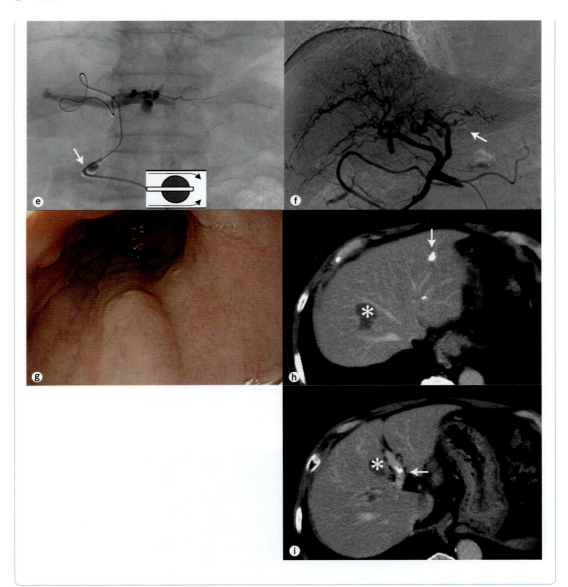

4 Appleby術前血流改変術

1 基本事項

1.1 Appleby術

- 膵体尾部癌は腹腔動脈などの動脈浸潤により，切除率は低い．
- Appleby術は元来，進行胃癌に対する徹底的なリンパ節郭清，特に腹腔動脈周囲のリンパ節郭清を目的とし，1953年にカナダの外科医Applebyが報告したもので，腹腔動脈を根部で切離し，全胃を膵体尾部と脾および周囲リンパ節とともにen blocに摘出する術式である．
- Appleby術後の肝への動脈血流は上腸間膜動脈から膵アーケードを経て供給されることになる．
- 術後合併症として，臓器虚血症状がある．
  ▸ 肝機能低下や肝梗塞，肝膿瘍，胃の虚血による腹痛や消化不良，下痢などの報告がある．
  ▸ これらの発症頻度は高くないが，いったん起こると難治性となることもある．
- 胃に浸潤を認めない症例では右胃動脈と右胃大網動脈を温存することで胃を切除しないことも可能になり，Appleby変法として報告されている．

1.2 IVRの概要

- Appleby術直後からの不可逆的肝血流低下を防止する目的で，術前にIVRの手技を用いて，総肝動脈を塞栓し，上腸間膜動脈から膵アーケードを介した肝動脈の血流を良好な状態にしておく血流改変術が有用とされている（図1）．
- 上腸間膜動脈から肝動脈が分岐する場合には血流改変術を必要としない．
- 総肝動脈を金属コイルで塞栓すると，多くの場合IPDA（下膵十二指腸動脈）からPSPDA（後上膵十二指腸動脈），ASPDA（前上膵十二指腸動脈）を介し肝動脈へ向かう血流が描出される．
  ▸ しかし，その他にも左胃動脈から右胃動脈を介する血流や左胃大網動脈から右胃大網動脈を介する血流，背膵動脈からPSPDA，ASPDAを介する血流も生じうる．
  ▸ しかし，Appleby術では腹腔動脈は結紮されるため上腸間膜動脈からIPDA，PSPDA，ASPDA（膵アーケード）を介した肝動脈への血流を確認しておく必要がある．
  ▸ また，まれに右下横隔動脈や右内胸動脈を介した血流を生じることもある．

3 肝臓のIVR

> **図1** 総肝動脈塞栓による肝動脈への側副動脈
>
> 総肝動脈を金属コイルで塞栓すると，IPDA から PSPDA，ASPDA（膵アーケード）を介し肝動脈への血流が描出されることが多い．その他にも左胃動脈から右胃動脈へ向かう血流，左胃大網動脈から右胃大網動脈へ向かう血流，背膵動脈から PSPDA，ASPDA へ向かう血流も生じうる．まれに右下横隔動脈や右内胸動脈からの血流を生じることもある．

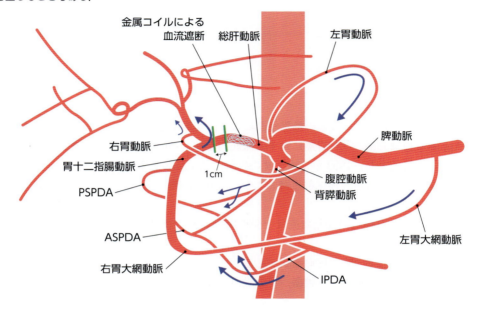

2 IVRの実際

2.1 手技

- 塞栓域が短いためアンカーとしてマイクロバルーンカテーテルを用いる．これによって血管径の2倍以下のコンパクトな塞栓が実現できる．

［手順］
① 左右の大腿動脈にそれぞれ 4F と 5～6F シースを挿入する．
② 5～6F シースよりガイディングカテーテルを挿入し，腹腔動脈造影を行い，破格の有無を確認する．
③ ガイディングカテーテルより，マイクロバルーンカテーテル（アテンダント®，ロゴス®，イーグマン®など）を総肝動脈に留置する．
④ 4F シースから 4F RC2 型あるいはシェファードフック型カテーテルを挿入し上腸間膜動脈造影を行い，破格の有無を確認する．
⑤ 総肝動脈をバルーンで閉塞下に上腸間膜動脈造影を行い，上腸間膜動脈から膵アーケードを介し肝動脈の描出がなされることを確認する（図2 ⓐ）．
⑥ 総肝動脈をバルーンで閉塞したまま，腹腔動脈に 4F RC2 型あるいはシェファードフック型カテーテルを挿入し，2マーカー型マイクロカテーテルをバルーン手前に進め，拡張したバルーンをアンカーとして総肝動脈を動脈径よりも1～3mm 大きい離脱式コイルにより塞栓する（図2 ⓑ，ⓒ）．

▸ この時，胃十二指腸動脈分岐の手前 1cm ほどは手術時の総肝動脈の結紮のためにコイルを留置しないようにする．
❼ 塞栓後バルーンカテーテルを deflate し，コイルが移動しないように慎重に抜去する．
❽ 上腸間膜動脈造影で血行改変がなされたことを確認する（図 2 ⓓ）．
▸ 左胃動脈から置換左肝動脈が分岐するような破格が存在する場合には，これらの交通枝を金属コイルで塞栓し，上腸間膜動脈からの求肝性血流のみに 1 本化しておく．
▸ 総肝動脈の塞栓後に，上腸間膜動脈から膵アーケードを介した血流が得られず，右下横隔膜動脈から肝動脈が描出された症例を経験した．しかし本例も術中に肝虚血の所見なく，術後経過は順調であった（図 3）．

図2　塞栓の手順

ⓐ 総肝動脈内にマイクロバルーンカテーテルを留置し，バルーン閉塞状態での上腸間膜動脈造影．上腸間膜動脈から膵アーケードを介し肝動脈の描出がなされる．
ⓑⓒ 総肝動脈内でバルーン拡張下に手前に金属コイルで塞栓施行．
ⓓ 塞栓後の上腸間膜動脈造影．肝動脈は膵アーケードを介して描出されている．

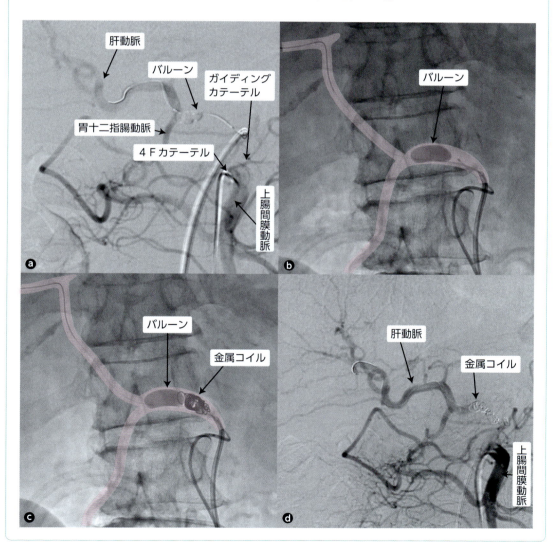

3 肝臓のIVR

> **図3** 膵アーケードを介した求肝性血流が見られなかった例
> ⓐ 術前の腹腔動脈．明らかな破格は認められない．
> ⓑ 総肝動脈（①）と左胃動脈（②），胸動脈（③）のコイル塞栓後の上腸間膜動脈造影．膵アーケードを介した求肝性血流が見られない．
> ⓒ 右下横隔動脈造影．側副血管を介して逆行性に肝動脈が描出されている．

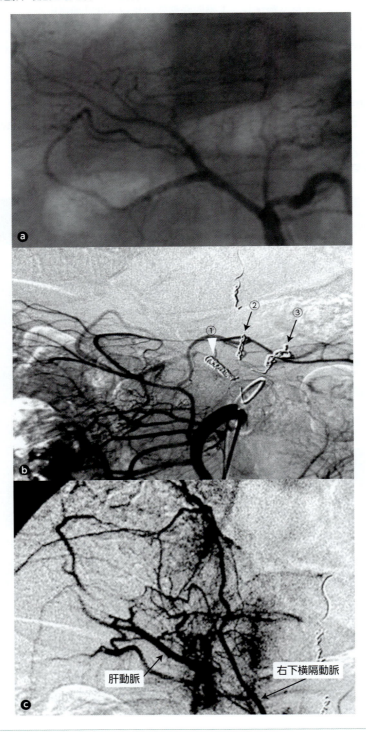

動注化学療法 4

動注化学療法の種類
①超選択的動注化学療法：全身の難治性腫瘍に対して行われる．
②リザーバー留置による計画的持続動注化学療法：転移性肝癌，骨盤内臓器の進行悪性腫瘍などに行われる．
③バルーン閉塞下動注化学療法：骨盤臓器の悪性腫瘍，門脈浸潤などの進行肝細胞癌，頭頸部腫瘍などに行われる．
④リピオドール動注化学療法：肝細胞癌（肝機能不良例，びまん性肝内転移例，肝切除術後の再発予防投与），多血性悪性腫瘍などに行われる．

1 超選択的動注化学療法

1 基本事項

- 全身化学療法に奏功しない悪性腫瘍病変においても，超選択的に動注化学療法を行えば，高濃度の薬剤注入が可能であることから腫瘍の縮小効果が得られることがある．

2 IVR の実際

2.1 手技

[手順]
1. CT during aortography（CTAo）にて腫瘍栄養動脈を決定し，危険臓器の動脈枝を見極める．
2. 各腫瘍栄養動脈枝に選択的にマイクロカテーテルを挿入し，各動脈枝に対して数十分かけて薬剤を注入する．

2.2 欠点

- 画像で同定でき，腫瘍栄養動脈枝に動注できる場合にのみ施行可能となる．
- したがって全身化学療法とは異なり，画像で同定できない腫瘍や全身転移の予防投与はできない．
- また個数が多数になると各腫瘍の栄養動脈に注入できる薬剤の量が少なくなり，投与時間に限度が出るため効果が弱くなってしまう．

3 症例

3.1 卵巣腫瘍の腹膜播種症例

- 卵巣癌術後経過中に腹水が出現し右横隔膜下に腫瘤性病変が認められた．全身化学療法では効果が見られず，動注化学療法を依頼された（図1）．
- CTAo にて右横隔膜下の腫瘍の栄養動脈は，右内胸動脈，右下横隔動脈，複数の右側肋間動脈であることが判明した（図2）．
- それぞれの動脈枝に対して薬剤をそれぞれ20分かけて注入した（図3, 4, 5）．
- 動注1か月後のCTで腹水の著明な減少と腫瘍の縮小が見られた（図6）．その後，数か月毎に動注化学療法が施行され，腫瘍縮小が維持できた．

1 超選択的動注化学療法

図1 卵巣癌術後経過中のCT
多量の腹水と右横隔膜下に腫瘤性病変（矢印）が認められる．

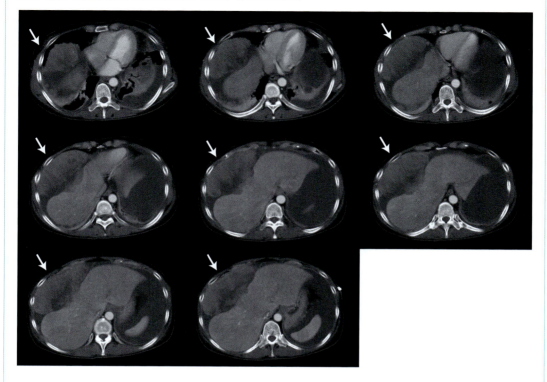

図2 CTAo
右横隔膜下の腫瘍（矢印，茶）の栄養動脈は，右内胸動脈（黄），右下横隔動脈（青），複数の右側肋間動脈（緑）であることがわかった．

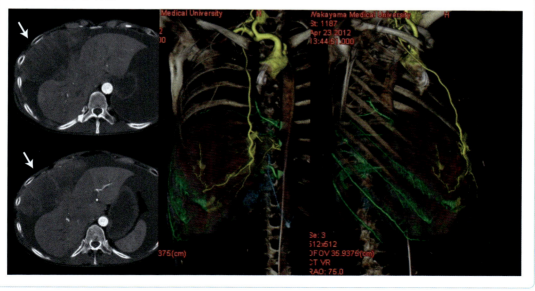

4 動注化学療法

図3 CTA（右内胸動脈造影下CT）と右内胸動脈造影

右内胸動脈が栄養動脈であることを確認し，選択的に薬剤を20分かけて注入した．内胸動脈造影で腫瘍濃染（黄矢印）が見られた．CTAでは腫瘍内に増強効果（青矢印）が認められた．

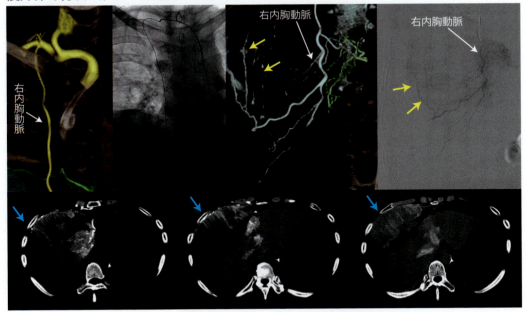

図4 CTA（右下横隔動脈造影下CT）と右下横隔動脈造影

右下横隔動脈が栄養動脈であることを確認し，薬剤を20分かけて注入した．下横隔動脈造影で腫瘍濃染が見られた（黄矢印）．CTAでは腫瘍内に増強効果が見られた（矢印）．

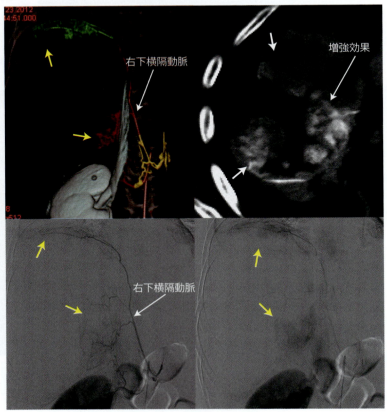

図5 CTA（右肋間動脈造影下CT）と右肋間動脈造影

多数の右肋間動脈（矢頭）が栄養動脈であることを確認し，各動脈から薬剤を20分かけて注入した．肋間動脈造影で腫瘍濃染（黄矢印）が見られた．CTAでは腫瘍内に増強効果が確認された．

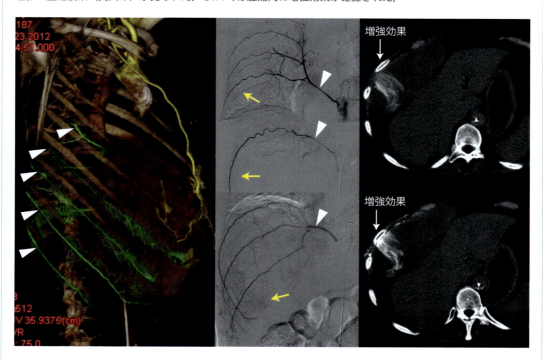

図6 動注1か月後の経静脈性造影CT

腹水の著明な減少と腫瘍の縮小が見られた（矢印）．

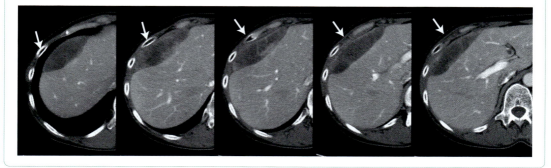

2 リザーバー留置による肝動注化学療法

1 基本事項

- 肝動脈にリザーバーカテーテルを留置して動注化学療法を行う.
- この手法により外来での頻回の動注化学療法や5日間など長期の持続動注が可能となり,良好な治療効果が得られることがある.

2 IVRの実際

2.1 適応

- 転移性肝癌で手術適応がなく,全身化学療法で治療効果が乏しい場合で肝臓に限局した病変であるか肝病巣が予後の規定因子となっている症例.
- 原発性肝癌で手術適応がなく,動脈化学塞栓療法の無効例や門脈腫瘍栓症例.

2.2 術前評価と治療方針

- 病変の種類や進展状況,肝予備能を判断する.
- どの領域に薬剤を注入すべきかを考慮して挿入方法を考える.
  - ▶ 肝予備能に問題がない場合は,今後の病変の進展予測を考慮し,病変が存在する領域のみの動注とするか全肝に対する動注とするかを検討する.
  - ▶ 肝機能不良例で,腫瘍が片側に限局する時には片側のみに注入できるように選択的に細径のカテーテルを留置する.
  - ▶ また,腫瘍の分布の経時変化に合わせてカテーテルの留置部位,注入領域を変更していくことが肝機能を維持させ長期の治療継続を可能とするために重要である.
  - ▶ また肝予備能が不良である場合は,肝両葉に腫瘍が存在する場合でも,より予後を規定する片葉に対してのみ動注をするなどの配慮が重要である.
  - ▶ いずれにしても必要に応じてカテーテルを入れ替え,適宜,動注領域を変更していく微調整が重要である.

2.3 手技

[手順]

❶ まず,4F造影用カテーテルをシースなしで挿入,あるいは3F用シースと3F造影用カテーテルを挿入し,腹腔動脈造影,上腸間膜動脈造影を行う.
❷ そして動注の目的領域に薬剤が注入できるか否かを観察し,必要に応じて金属コイルを用いて血流改変術(栄養動脈の1本化,参照:2.4 血流改変,80頁)を行う.
❸ また右胃動脈など肝臓以外の臓器への動脈枝に注入される可能性があれば,それぞれの

2 リザーバー留置による肝動注化学療法

起始部付近で金属コイルを用いて遮断を行う．
❹ 次に留置カテーテルを選択し，カテーテルの先端から 10cm ほどを目安に症例毎の動脈の解剖に合わせて側孔をあけ，目的の動注部位に側孔を位置させ，留置する（参照：2.5 カテーテルの種類と選択，80 頁）．

- カテーテル留置法
  - 胃十二指腸動脈コイル法：胃十二指腸動脈〜右胃大網動脈に先端を位置させて，側孔を総肝動脈に位置させる（図 1）．
  - 肝動脈投げ込み法：肝動脈内にカテーテルを挿入し，側孔の部位を動注範囲に合わせて位置させる（図 2）．

❺ カテーテルを留置した後，カテーテルの側孔から先端の間をストレートコイルで閉鎖しておく．また胃十二指腸動脈コイル法で留置した場合には，胃十二指腸動脈や後膵十二指腸動脈を金属コイルで塞栓する．

❻ 留置カテーテルからの確認の動脈造影あるいはカテーテルからの造影下 CT を行い薬剤分布の確認を行う．

図 1 胃十二指腸動脈コイル法
胃十二指腸動脈〜右胃大網動脈に先端を位置させて，側孔を総肝動脈に位置させる．

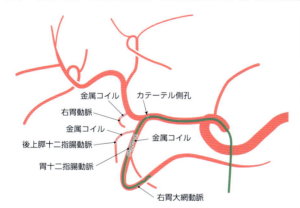
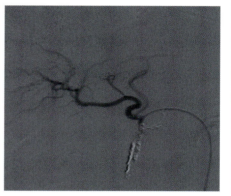

図 2 肝動脈投げ込み法
肝動脈内にカテーテルを挿入し，側孔位置の部位を動注範囲に合わせて位置させる．

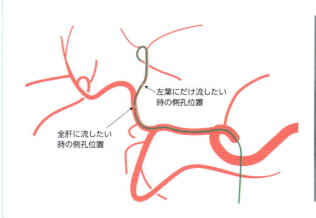
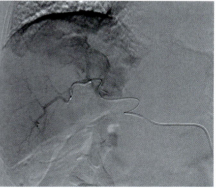

❼ 分布不良があればその原因を検討し，コイル塞栓の追加など適切な処置を行う．
❽ 薬剤分布に問題がなければカテーテル手元部分にポートを接続し，皮下脂肪織浅部に埋め込む．
❾ 留置後は約 1 か月毎に留置用カテーテルからの確認造影を行い，カテーテル先端の移動や動脈閉塞の有無を確認する．

2.4 血流改変

- 肝動脈の分岐様式には上腸間膜動脈から右肝動脈が分岐する置換右肝動脈や左胃動脈から左肝動脈が分岐する置換左肝動脈などの種々の破格が存在する．
- その場合には 1 本のリザーバーカテーテルから肝臓全体に薬剤を分布させるために，まず肝動脈を 1 本化する必要がある（図 3）．
- 肝動脈を腹腔動脈経由に 1 本化することが基本であり，腹腔動脈以外からの破格枝の起始部付近を金属コイルで血流遮断することによって，肝内に存在する交通枝が拡張しつながり 1 本化しうる．
- 注意すべきこととしては，肝細胞癌症例ですでに繰り返す肝動脈塞栓術によって肝動脈枝の障害をきたし肝外側副動脈が発達している症例に対して，肝外側副路をコイル塞栓しても肝内枝自体の障害のため 1 本化されることはなく，他の新たな側副血行路の発達を生むだけである．

2.5 カテーテルの種類と選択

- リザーバー用の留置カテーテルには手元が 5F のものと，2.5F のマイクロカテーテルがある．
- 手元が 5F のカテーテルには，先端部分にテーパーがないものやテーパーを作成し細くしたものがある．
- 先端部分にテーパーがない 5F カテーテルは 0.35 インチワイヤーを用いてカテーテル交換法により留置する．
- 腹腔動脈が下向きに急峻に下行しているような症例では，0.35 インチワイヤーや 5F カテーテルを用いてカテーテル交換法をしている際に撥ねやすく，留置が困難なことがあり，その場合には先端 10cm あるいは 20cm にテイパー（外径は 3.5F）を作成したものを用いることによりカテーテル交換法が可能となることがある．その場合適合ワイヤーは 0.25 インチとなり，やや腰のあるものを使用する．
- それでもカテーテル交換法が困難である場合や肝動脈投げ込み法には，コアキシャルシステムを用いて 2.5F の留置用マイクロカテーテルを留置する．この場合親カテーテルは 5F となる．カテーテル交換法ではなくマイクロワイヤーを用いて直接 2.5F マイクロカテーテルを目的血管にまで挿入し，5F 親カテーテルとともに留置する．

2 リザーバー留置による肝動注化学療法

図3 肝動脈の 1 本化

ⓐ 置換右肝動脈と副左肝動脈を有する症例.
ⓑ 置換右肝動脈の近位部，左胃動脈からの副左肝動脈の近位部を金属コイルで塞栓することで，交通枝（紫）が発達し，総肝動脈からの血流に 1 本化する.

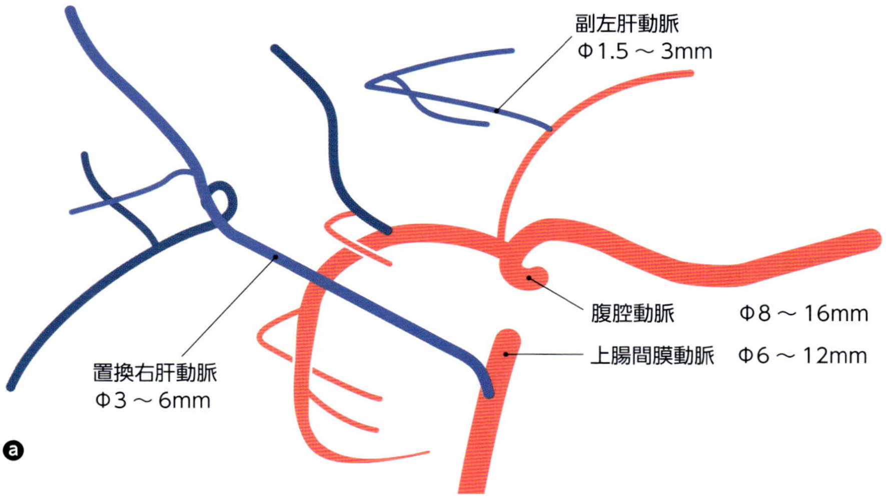

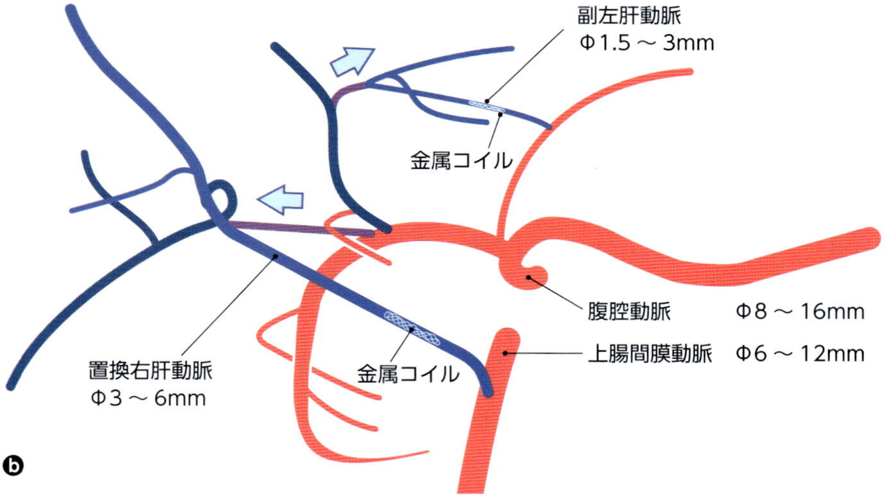

2.6 リザーバーカテーテル抜去術

[手順]
1. リザーバーカテーテルを埋め込んだ時の切開に平行にややポート側を切開する.
2. ポートとカテーテルの接続部は比較的強い線維性の癒着が生じていることが多く，線維性組織をメス刃でしっかり切断する必要がある.
3. ポート周囲は被包化されており被膜を切ると癒着なく取り出せることが多い.
4. カテーテル抜去後，動脈穿刺部を 10 分間ほど圧迫止血する.
5. その後に切開部を縫合する.
6. 動脈穿刺部を圧迫帯で約 3 時間圧迫固定し，歩行は翌朝からとする.

3 有害事象

- 留置手技による有害事象：肝梗塞
- 留置後の動注化学療法に伴うもの：汎血球減少
- 胃，十二指腸枝残存によるもの：胃・十二指腸潰瘍
- 金属コイル留置によるもの：金属コイルの胃・十二指腸への穿孔・脱出
- 穿刺によるもの：ポート周囲膿瘍，縫合不全，ポート部皮膚潰瘍，ポートの脱出
- その他：カテーテルの断裂，カテーテル先端の移動，ポートの反転・回転

4 症例（図4）

4.1 大腸癌術後肝転移症例

- 全身化学療法の効果がなくなり，リザーバーカテーテル留置による肝動注化学療法を行うこととなる．
- 肝動注リザーバーカテーテル留置前の腹腔動脈造影では，固有肝動脈からは左肝動脈のみ分岐し，右肝動脈は認められなかった．
- 上腸間膜動脈造影では置換型右肝動脈が描出された．
- そこで，離脱式コイルを用いて，置換右肝動脈の起始部付近を塞栓した．
- それにより，右肝動脈は胃十二指腸動脈起始部より分岐する交通枝から血流を受けるように血流改変された．
- その後，5Fのテーパー付きのカテーテルを用いて，胃十二指腸動脈コイル法で留置した．
- 最後に，胃十二指腸動脈や後膵十二指腸動脈，カテーテル内の先端部を金属コイルで塞栓し，ポート接続と埋め込みを行った．

図4 大腸癌肝転移症例

ⓐ 腹腔動脈造影．固有肝動脈から左肝動脈のみ分岐し，右肝動脈は認められない．
ⓑ 上腸間膜動脈造影．置換右肝動脈が描出される．
ⓒ 置換右肝動脈の起始部を離脱式コイルで塞栓した後の腹腔動脈造影．全肝動脈枝が描出されている．
ⓓ 胃十二指腸動脈造影．胃十二指腸動脈起始部から分岐する胆管周囲動脈由来の交通枝（矢印）が発達し右肝動脈が描出されるように，血流改変されているのがわかる．
ⓔ リザーバー用の留置カテーテルからの造影でも全肝動脈枝が描出されている．

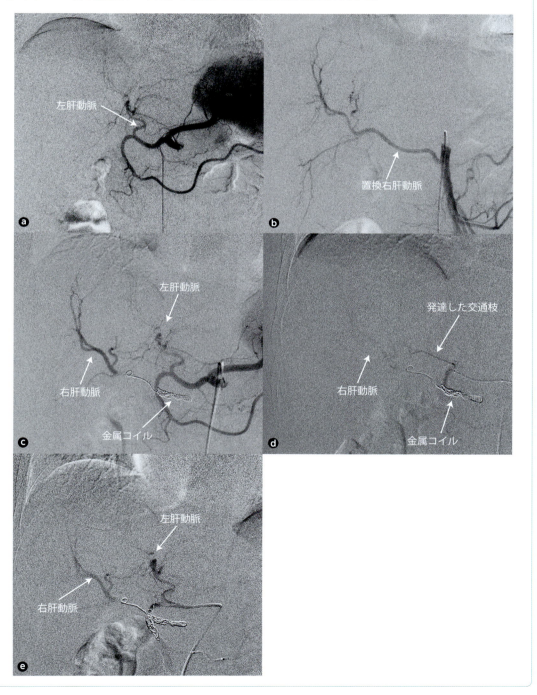

3 バルーン閉塞下動注化学療法

1 基本事項

- バルーン閉塞下動注化学療法（balloon occluded arterial infusion：BOAI）は，バルーンで血流を途絶させた状態で抗癌剤を動注する方法である．
- 単純動注による化学療法では，抗癌剤は血液によって希釈され，また腫瘍からすばやく流出してしまうのに対して，BOAIでは，高濃度の抗癌剤を腫瘍に停滞させうることから，いわゆる"腫瘍の抗癌剤漬け"をコンセプトとして考えられた方法論である（図1）．
- 手術施行困難な子宮悪性腫瘍，膀胱癌，前立腺癌，肝細胞癌の門脈浸潤例などに行われることが多い．

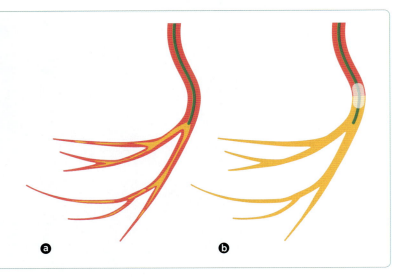

図1 単純動注とBOAI
ⓐ 単純動注を行えば，抗癌剤は希釈され，また腫瘍からすばやく流出する．
ⓑ バルーンで血流を途絶させた状態で抗癌剤を動注すれば，高濃度の抗癌剤を腫瘍に長時間留めることができる．

2 IVRの実際

2.1 適応

- 全身化学療法で奏功しない骨盤臓器の悪性腫瘍（子宮頸癌，子宮体癌，膀胱癌，前立腺癌）
- 肝細胞癌の門脈閉塞例　など

2.2 手技

2.2.1 骨盤臓器の悪性腫瘍（子宮頸癌，子宮体癌，膀胱癌，前立腺癌）に対するBOAI

- 両側の内腸骨動脈にバルーンカテーテルを以下の手順で挿入する．
  ①対側の大腿動脈から5Fシースを挿入する．

②シェファードフックタイプあるいは RC2 タイプのカテーテルを山越しに対側の総腸骨動脈へ挿入する．
③ガイドワイヤーを内腸骨動脈末梢まで挿入し，カテーテル交換法にて 5F バルーンカテーテルを挿入する．

- 片側のみバルーンで閉塞させると対側からの側副血行路からの流入が生じるので，両側を同時に行う必要がある．
- 両側のバルーンの位置はほぼ同じレベルとすることが血流の不均衡防止のために望ましい．
- 両側から行う場合でも上殿動脈などの血流による影響がありうることを念頭に置き，CTA などで薬剤の注入範囲について確認しておくことが望ましい．

2.2.2 肝細胞癌に対する BOAI

- 大腿動脈から 5F シースを挿入し，シェファードフックタイプを腹腔動脈へ掛け，ガイドワイヤーを肝動脈の末梢まで挿入しカテーテル交換法にて 5F バルーンカテーテルを挿入する方法と，最初から RH タイプのバルーンカテーテルを挿入する方法がある．
- 総肝動脈のバルーン閉塞では膵アーケードを介した胃十二指腸動脈からの求肝性血流が生じることが多い．
- 固有肝動脈でのバルーン閉塞では下横隔動脈や胆管周囲動脈，その他の周囲臓器動脈枝の側副路からの逆流が生じうる．
- したがってバルーン閉塞により生じる血流改変の状態を把握しておくことが重要であり，明らかな肝外枝の栄養動脈に対しては可能な限り Lip-TACE を施行してから BOAI を実施することが望ましい．

2.3 バルーン拡張時の注意点

- バルーンを拡張させる時に血流にのって末梢側へ移動しやすい．その時にカテーテル先端が分枝血管に入ったり，分岐部の血管壁に当たって内膜損傷を起こしうる（図2）．
  ▸ 注入開始前や途中に，適宜造影剤のテスト注入を行って，カテーテル先端に問題が生じていないか確認することが望ましい．

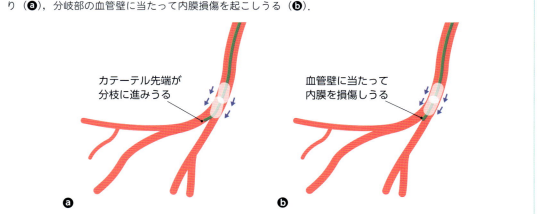

図2　バルーンカテーテル先端の移動
バルーンを拡張させる時に血流にのって末梢側へ移動しやすい．その時にカテーテル先端が分枝血管に入ったり（ⓐ），分岐部の血管壁に当たって内膜損傷を起こしうる（ⓑ）．

4 動注化学療法

- バルーンを拡張させると，現実には多くの場合，その末梢枝の血流の完全停滞は得られず，また様々な血流改変が生じている（図3）．
  - したがって，バルーンを拡張した状態の腫瘍への薬剤流入の状態をCTAなどで確認したうえで施行する必要がある．
  - 高圧で薬剤を注入すればこれらの問題点はほぼ解決でき，高濃度の薬剤を腫瘍に注入することができる．
  - しかし緩徐に注入する場合には，末梢枝からの逆流を生じ，腫瘍内への抗癌剤の流入が皆無となる可能性もある．
- 拡張させたバルーンの前後は血流が停滞することが多く，血栓形成の可能性を考慮する必要もある．

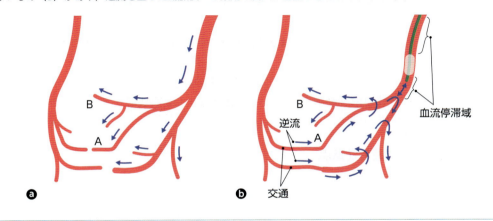

図3 血流改変
バルーン拡張前にはすべての細動脈は順行性であるが（ⓐ），バルーンを拡張させると，しばしば末梢側の血流は停滞せずに，血流の向きに変化を生じる（ⓑ）．末梢枝などで他の動脈からの交通枝が生じるもの（A）と生じないもの（B）があり，逆流を生じた動脈枝への薬剤の流入は皆無となることがある（A）．

膵・脾のIVR

1 膵病変の出血に対する塞栓術

1 基本事項

1.1 血管解剖：責任血管

- 膵頭部の出血にはGDA（胃十二指腸動脈），PSPDA（後上膵十二指腸動脈），ASPDA（後下膵十二指腸動脈），IPDA（下膵十二指腸動脈）が関与しうる．
- 背膵動脈とPSPDA，ASPDAをつなぐ吻合枝が関与していることもある．
- 体尾部の出血には脾動脈，背膵動脈，横行膵動脈などが関与しうる．
    - 背膵動脈の分岐部は下図のように腹腔動脈であることが多い（図1）．しかし破格が多く脾動脈，総肝動脈，上腸間膜動脈，置換右肝動脈から分岐するものもある．

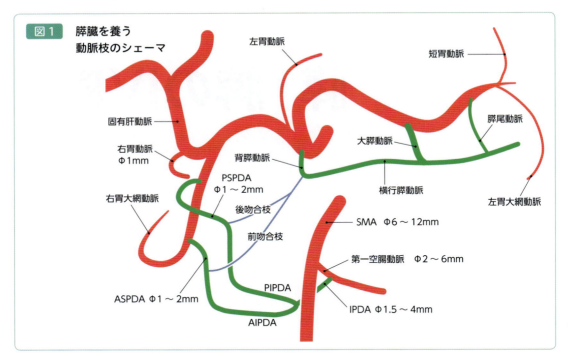

図1　膵臓を養う動脈枝のシェーマ

2 IVRの実際

2.1 適応

- 急性・慢性膵炎に伴う仮性動脈瘤，膵腫瘍，特発性膵内出血，膵動静脈奇形などに対して選択的動脈塞栓術が行われる．

1 膵病変の出血に対する塞栓術

- 急性・慢性膵炎に伴う仮性動脈瘤は，膵液瘻や仮性嚢胞の広がりによって，結腸や骨盤領域の動脈にまでも発生しうる．

2.2 手技

2.2.1 膵頭部の出血

- 膵頭部を養う動脈枝は吻合を形成しているため，出血点にまできっちりとマイクロカテーテルを進めて金属コイルで塞栓する．
- 出血点にカテーテルが届かない場合には，腹腔動脈経由と上腸間膜動脈経由にて出血部の両側をそれぞれ isolation で止血する．
  ▸ 近年は，出血点にカテーテルが届かない場合，片側より出血点に NBCA-リピオドール混合液を注入し止血した報告が増えている．
  ▸ NBCA-リピオドール混合液による膵動脈枝の塞栓では限局性の膵炎を起こす可能性が高いということを念頭に置く．
- 膵頭部の特発性膵内出血例を図 2 に示す．
  ▸ 造影 CT 動脈優位相で膵頭部に複数の仮性動脈瘤が認められ，塞栓目的で血管造影が行われた．
  ▸ 本例では塞栓術後に限局性の膵炎が見られた．

図 2 膵頭部の特発性膵内出血例

ⓐ 造影 CT 動脈優位相・膵頭部に複数の仮性動脈瘤が認められる（矢印）．
ⓑ 上腸間膜造影．IPDA は第一空腸枝から分岐する．IPDA から分岐する AIPDA（前下膵十二指腸動脈），PIPDA（後下膵十二指腸動脈）それぞれに仮性動脈瘤が見られる（矢印）．
ⓒ 腹腔動脈造影．ASPDA の末梢にも仮性動脈瘤が認められる（矢印）．
ⓓ それぞれの仮性動脈瘤を NBCA-リピオドール混合液（矢印）にて塞栓．塞栓後の腹腔動脈造影で，動脈枝と仮性動脈瘤に一致してリピオドールが認められ，仮性動脈瘤は認められなくなっている．

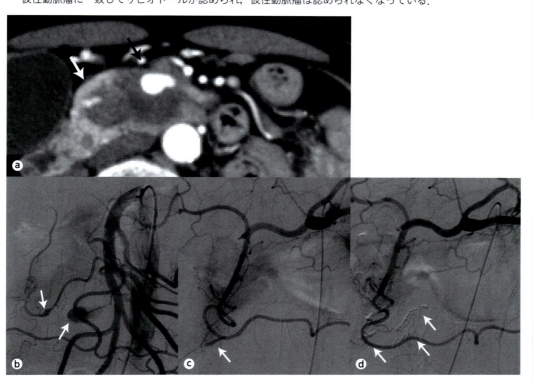

2.2.2 膵体尾部の出血（hemosuccus pancreaticus）

- 急性・慢性膵炎による仮性動脈瘤形成による出血が多い．
- 脾動脈の瘤化が多いが，背膵動脈や横行膵動脈からの出血も見られる．
- 脾動脈の仮性動脈瘤は，その周囲の動脈の壁が長区域に脆弱となっていることが多いため，瘤周囲の不整な動脈全体を金属コイルで isolation し塞栓する．
- ただし脾動脈が攣縮し狭小化が高度でマイクロカテーテルが遠位側へ挿入できない場合は，NBCA-リピオドール混合液を注入し止血することもある（図3）．
- 注意点
  - 出血性ショックにより攣縮している動脈に NBCA-リピオドール混合液で塞栓した場合には，ショック離脱に伴う動脈径の回復に伴い動脈が再開通し，再出血する可能性があり，塞栓後も血管造影室でしばらく経過観察するなどの配慮が必要である．

図3　脾動脈の仮性動脈例

脾動脈の仮性動脈瘤は，その周囲の炎症が及ぶ動脈まで長区域に金属コイルで isolation し塞栓する（ⓐ）．しかし脾動脈が攣縮し，マイクロカテーテルが遠位側へ挿入できない場合は，NBCA-リピオドール混合液を注入し止血することがある（ⓑ）．

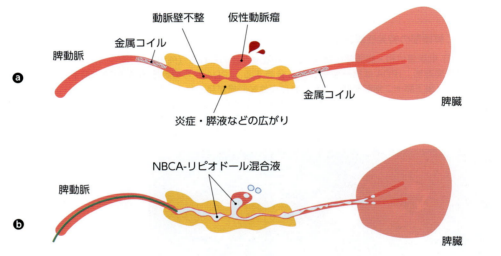

2 脾動脈領域の塞栓術

1 適応

- 脾損傷や真性動脈瘤，仮性動脈瘤に塞栓術が行われる．
- 真性動脈瘤に対する塞栓術の適応には形態的適応と背景的適応が挙げられる（表1）．

表1 適応

形態的適応	①形態的には増大傾向が見られるもの
	②壁の石灰化が乏しいもの
	③径20mmを超えるもの，など
背景的適応	①手術前の症例
	②妊娠予定の症例
	③スポーツ選手，など

2 手技

2.1 脾損傷

- CT during arteriography（CTAo）にて，造影剤の血管外漏出と損傷動脈を同定する．
- マイクロカテーテルを損傷動脈に選択的に挿入し塞栓を施行する．
- 塞栓物質は金属コイルやNBCA-リピオドール混合液が用いられることが多い．
  ▸ 以前はゼラチンスポンジ細片が用いられることが多かったが，損傷した動脈枝が比較的中枢寄りの太い動脈である場合や凝固障害を有する症例では，止血率が低く，かつ再出血率も高くなり用いられなくなりつつある．
  ▸ 一方NBCA-リピオドール混合液は，手技に要する時間が金属コイルと比較して短く，高度凝固障害例でも止血率が高く，再出血率も低いことが報告されており，近年，実質臓器損傷に多用されるようになっている．

2.2 脾動脈瘤

- 金属コイルによる充填（packing）が基本で，isolation を加えることが多い（図1）．

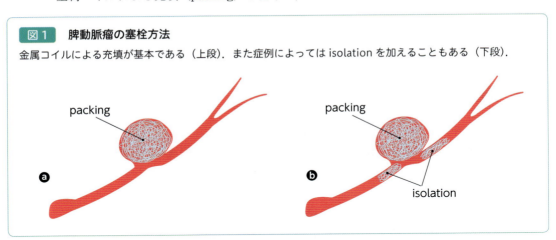

図1 脾動脈瘤の塞栓方法
金属コイルによる充填が基本である（上段）．また症例によっては isolation を加えることもある（下段）．

- 瘤内に時に微細な動脈枝が存在し，isolation のみではそれらが発達し再灌流したという報告がある（図2）．

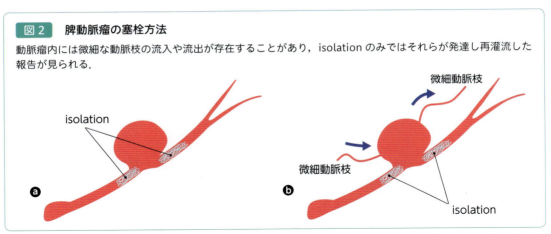

図2 脾動脈瘤の塞栓方法
動脈瘤内には微細な動脈枝の流入や流出が存在することがあり，isolation のみではそれらが発達し再灌流した報告が見られる．

- 脾動脈瘤が破裂し出血性ショックに陥っている症例では，NBCA-リピオドール混合液の併用あるいは単独使用が有用である場合がある．
- その場合，NBCA-リピオドール混合液の脾動脈末梢枝への流出によって脾梗塞を起こす可能性が高くなるため，可能であれば流出動脈を金属コイルで塞栓する．またマイクロバルーンカテーテルで血流閉塞下に NLE（NBCA-リピオドール-エタノール混合液）を注入して塞栓する方法もある（図3）．

2 脾動脈領域の塞栓術

図3 脾動脈瘤の塞栓方法

脾動脈瘤が破裂し出血性ショックに陥っている場合には，金属コイルによる充填では時間がかかるため，NBCA-リピオドール混合液による充填が有用である場合がある．その場合，NBCAの流出によって脾梗塞を起こす可能性が高くなるため，できるだけ流出動脈を金属コイルで塞栓しておく．またマイクロバルーンカテーテルで血流閉塞下にNLEを注入して塞栓する方法もある．

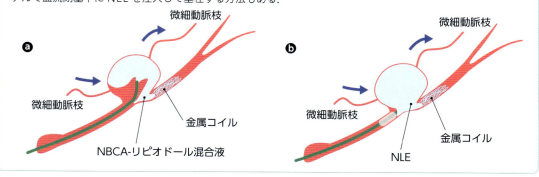

- また脾動脈にNBCA-リピオドール混合液を注入すれば，微細な膵枝へ流入し，膵壊死や膵炎を発症する可能性があることを念頭に置き，NBCA-リピオドール混合液を圧入しないように注意する．
- 脾門部の脾動脈瘤では，タコ足状に複数の流出動脈が見られることがある．
- タコ足状の脾門部脾動脈瘤も金属コイルによる充填が基本であるが，破裂例など緊急性を要する場合，流入動脈をバルーンカテーテルで閉塞下に瘤内にNBCA-リピオドール混合液を注入し動脈瘤を充填する方法は有用である（図4，5）．
- その場合，NBCA-リピオドール混合液の流出によって脾梗塞を起こす可能性が高くなるため，できるだけ流出動脈を金属コイルで塞栓しておく．
- またこの場合，塞栓物質としてNLEを用いると，NBCA-リピオドール混合液がバルーンカテーテルに接着する危険が極めて低くなり安全であると考えられる．

図4 タコ足状の脾門部脾動脈瘤

タコ足状の脾門部脾動脈瘤は複数の流出動脈が見られることが多い．金属コイルによる充填が基本であるが，流出動脈をできる限り金属コイルで塞栓後，流入動脈をバルーンカテーテルで閉塞下にNBCA-リピオドール混合液を充填し塞栓しうる．この場合，塞栓物質としてNLEを用いると，NBCA-リピオドール混合液がバルーンカテーテルに接着しにくく安全である．

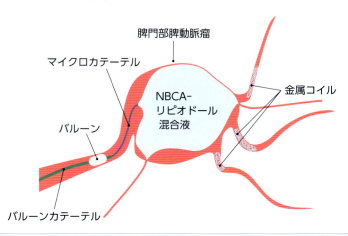

5 膵・脾のIVR

図5 タコ足状の脾門部脾動脈瘤の破裂症例

ⓐ 腹腔動脈造影．脾門部に巨大な動脈瘤が認められる（矢印）．
ⓑ 腹腔動脈造影下CTによる3D像．脾門部に巨大な動脈瘤が認められ（矢印），3本の細い動脈枝が瘤内からタコ足状に流出している（矢頭）．瘤内から出る1本の枝のみ金属コイルで塞栓され，緊急性から，親動脈のバルーンカテーテル閉塞下に瘤内にマイクロカテーテルを挿入して，NBCA-リピオドール混合液（NBCA：リピオドール＝1：1）で塞栓された．また瘤の近位部は金属コイルで塞栓された．
ⓒ 塞栓直後の腹腔動脈造影：脾動脈の完全途絶（矢印）と脾動脈瘤の消失，脾実質の造影欠損が見られる．

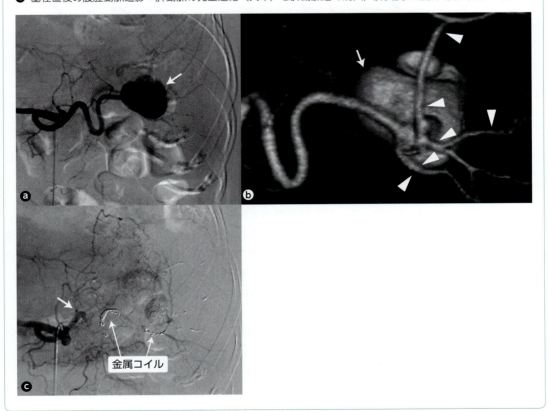

3 部分的脾動脈塞栓術

1 適応

- 脾腫を伴う門脈圧亢進症による血小板減少症，食道胃静脈瘤などに対して行われる．
- 特に脾静脈閉塞を伴う病態には有効と考えられる．

2 術前画像診断

- 術前の造影CTあるいはCTAoで，脾臓の梗塞させる割合を算出し，そのために塞栓する領域と動脈枝を決定する．
- 梗塞の比率は脾実質の80％程度を計画する．
- 巨大脾腫の症例は数回に分けて塞栓術を計画する．
- 脾上部の梗塞は横隔膜脚から後縦隔や胸膜に炎症が波及し，左側の胸水貯留や胸膜炎をきたすことがあるため，脾上部の梗塞はできるだけ避けるように計画する．
- すなわち脾臓中下部を栄養する動脈枝を同定し，ナビゲーション画像を作成する．
- また脾門部レベルから胃や膵への動脈枝が分岐していることがあり，その有無について検索し，認められれば，注意動脈枝として識別しておく．

3 手技

[手順]
1. 親カテーテルをバルーンカテーテルとし，マイクロカテーテルを目的の動脈枝に選択的に挿入する．
2. 塞栓前に，バルーン閉塞下に1％リドカイン液を1分間で緩徐に注入する．これにより術中，術後の疼痛を軽減することができる．
3. 1％リドカイン液注入後に塞栓を開始する．

4 塞栓物質（図1）

- 1〜3mm角のゼラチンスポンジ細片が用いられることが多い．
- しかしゼラチンスポンジ細片の流出による胃や膵の虚血の報告が散見される．
- また脾動脈は末梢での交通が少ないことから，各分枝の中枢寄りの金属コイルによる塞栓が行われることが増えている．
- しかし胃や膵の動脈枝からの側副血管によって予測通りに梗塞が得られないことがある．
- またマイクロカテーテルを塞栓動脈に挿入し親バルーン閉塞下にリドカイン液注入後にNBCA-リピオドール混合液を注入することでも予定領域の塞栓を行うことができる．あるいはNLE（NBCA-リピオドール-エタノール混合液）を用いればマイクロバルーンカテーテルを使用して各動脈枝の塞栓を行うことができ，胃や膵の動脈枝への流出，あるいは側副路からの流入を防止できる可能性がある．

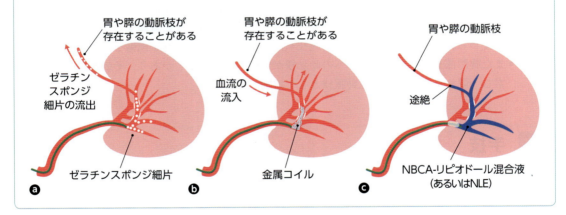

図1　塞栓物質と塞栓部位
1〜3mm角のゼラチンスポンジ細片が用いられることが多い（上段）が，脾動脈は末梢での交通が少ないことから，各分枝の中枢寄りの金属コイルによる塞栓が行われることが増えている（中段）．しかしそれぞれ，胃や膵の動脈枝への流出や動脈枝からの流入が問題となりうる．マイクロカテーテルやマイクロバルーンカテーテルを塞栓動脈に挿入し，血流コントロール下にNBCA-リピオドール混合液やNLEで各動脈枝を塞栓すれば，それらを防止できる可能性がある．

5 有害事象

- 塞栓後の最も重篤な有害事象として，脾膿瘍とそれに伴うDIC，敗血症，敗血症性ショック，多臓器不全が挙げられる．
- その予防のためには術当日の朝から抗生剤を投与し，術後数日間は継続することが望ましい．
- また血液検査にて感染兆候が完全に消失するまで抗生剤の投与継続を検討し，厳重な経過観察を行う．

腎臓・副腎のIVR 6

6　腎臓・副腎のIVR

1　腎損傷に対する塞栓術

1　適応

- 腎臓は後腹膜に位置し筋膜に覆われているため，被膜下血腫，腎実質内血腫，軽症の実質損傷では経過観察により止血されることもある．
- しかし実質損傷で血尿が止まらない場合や後腹膜に沿って血腫が広がる場合には早急に塞栓術を行う必要がある．
- また腎門部における損傷で，腎静脈損傷や尿管損傷を有する場合には開腹手術にするのか腎機能廃絶を目的とした塞栓を行うのか考慮する必要がある．

2　術前画像診断

- 造影CTやCTAoにより出血部位を同定し，損傷動脈枝の同定を行う．
- 塞栓域は腎梗塞となる可能性が高く，可能な限り選択的な塞栓となるように心掛ける．
- 腎動脈の分岐には破格が多く，腎動脈の本数，分岐位置，分岐角度などを術前に把握する．

3　塞栓物質

- 腎実質損傷に対する塞栓術には，ゼラチンスポンジ細片，金属コイル，NBCA-リピオドール混合液が用いられることが多い．
- ゼラチンスポンジ細片は使用しやすく，手技の所要時間も短く，用いられることが多い．しかし損傷が大きかったり，中枢側の太い動脈の断裂がある場合，あるいは凝固障害を有する場合には，止血率が低く，かつ再出血率も高くなる．
- 損傷が大きかったり，中枢側の太い動脈の断裂がある場合，あるいは凝固障害を有する場合には，金属コイルによる確実な塞栓が望ましい．ただし金属コイルは近位塞栓になると他の動脈枝との末梢での交通により血流が残存し止血できないことがあるので注意する（図1）．
- ショック状態で止血を急ぐ場合や多数の損傷動脈が認められる場合にはNBCA-リピオドール混合液による塞栓が有効である（図2）．
- 腎動脈本幹の損傷の場合，腎動脈への複数本のベアステントを重ね合わせた留置やステントグラフトの留置が必要となる．金属コイルによる塞栓術が行われる場合もあるが，腎梗塞はほぼ必発であり，腎機能温存を断念する必要がある（図3）．
- 動脈損傷に対して現在本邦で使用可能なステントグラフトとして，ゴア バイアバーン ステントグラフト®がある．血管径4〜12mmの動脈に使用可能である．
- 腎動脈の完全断裂の場合は腎機能温存を断念せざるをえないことが多く，金属コイルによ

る塞栓術や大動脈ステントグラフト内挿が必要となる場合が多い（図4）．
- 腎動脈本幹の損傷が見られる場合には腎静脈損傷や尿管損傷の有無についての精査を要することはいうまでもない．

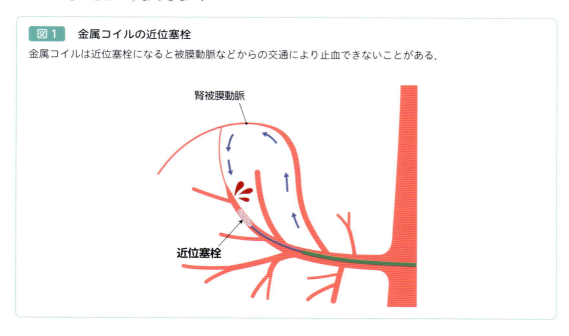

図1　金属コイルの近位塞栓
金属コイルは近位塞栓になると被膜動脈などからの交通により止血できないことがある．

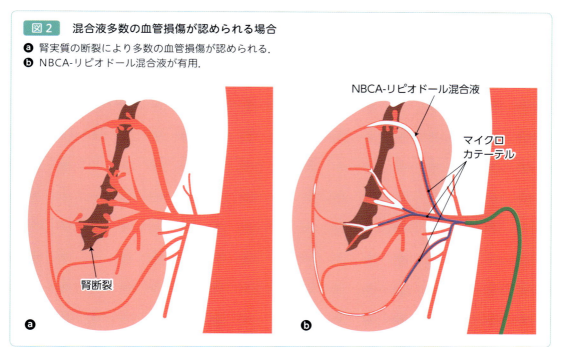

図2　混合液多数の血管損傷が認められる場合
ⓐ 腎実質の断裂により多数の血管損傷が認められる．
ⓑ NBCA-リピオドール混合液が有用．

6　腎臓・副腎のIVR

> **図3**　腎動脈本幹の損傷の場合
> 金属コイルによる塞栓術では腎梗塞が必発であり，ステントグラフトの留置や複数本のベアステント留置によるカバーが必要となる．

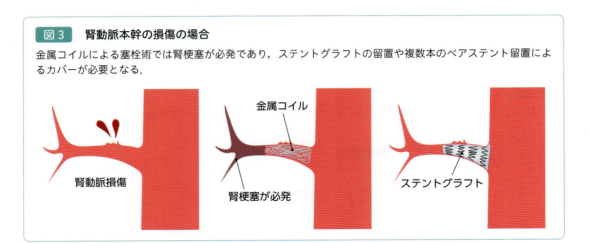

> **図4**　腎動脈本幹の断裂の場合
> 金属コイルによる塞栓術や大動脈ステントグラフト内挿が必要となることが多い．

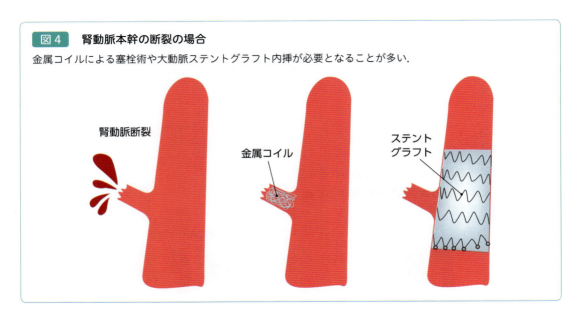

2 腎動脈瘤に対する塞栓術

1 適応

- 塞栓術の適応となる腎動脈瘤は，①形態的に増大傾向が見られるもの，②壁の石灰化が乏しいもの，③2cm以上のものが挙げられ，臨床的には①破裂により血尿の持続や血腫の増大が続くもの，②未破裂であっても手術前や妊娠予定の症例などが挙げられる．

2 術前画像診断

- 術前には造影CTやCTAoにより動脈瘤のサイズと形態，流入動脈，流出動脈の本数やサイズ，位置関係を把握しておく．

3 手技

- 塞栓の方法は金属コイルによる充填が基本であり，親動脈の温存を心掛ける．しかし頸の広い瘤や紡錘状の瘤，タコ足状に瘤内から複数の流出動脈が見られる瘤などの場合は親動脈を温存できないことがあり，部分的腎梗塞をきたす可能性が高い（図1）．

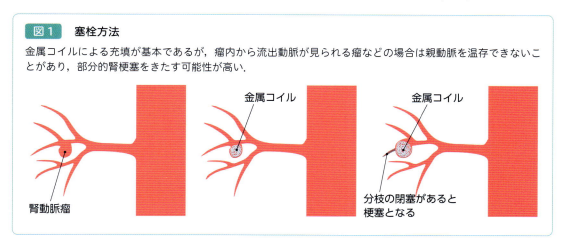

図1 塞栓方法
金属コイルによる充填が基本であるが，瘤内から流出動脈が見られる瘤などの場合は親動脈を温存できないことがあり，部分的腎梗塞をきたす可能性が高い．

- 腎動脈本幹の瘤の場合も，塞栓の方法は金属コイルによる充填が基本である．頸の広い瘤や紡錘状の瘤などの場合はステントグラフトによる塞栓を考慮する（図2）．

| 図2 | 腎動脈本幹の瘤の場合

塞栓の方法は金属コイルによる充填が基本である．頸の広い瘤や紡錘状の瘤などの場合はステントグラフトによる塞栓を考慮する．

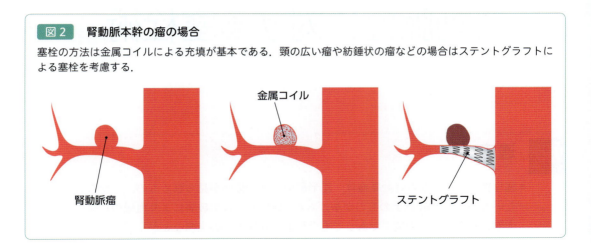

3 腎癌に対する塞栓術

1 基本事項（図1）

- 腎癌に対する術前腎動脈塞栓術の目的は，術中の出血量を軽減することである．そのためには腎癌のみならず腎実質全体の動脈血流を途絶させる必要がある．
- したがって腎梗塞は避けられず，塞栓術中，塞栓術後に高度の疼痛を認めることがあるため，塞栓前の前投薬としてソセゴン®，アタラックスP®の筋肉注射やボルタレンサポ®を施行しておくことが望ましい．
- 塞栓術前の造影CTや塞栓術中のCTAoで腎動脈の本数の確認とその他の側副動脈（腰動脈など）を同定する．
- 腎動脈からは，腎実質への腎動脈枝以外に，下横隔動脈，下副腎動脈，尿管動脈，腎被膜動脈の分岐があり，塞栓物質の流入に注意を要する．特にエタノールを用いる場合には，それらの分枝が分岐する遠位にてバルーン閉塞する．
- またバルーン閉塞した際に，腎周囲の動脈枝から腎動脈への交通によって，腎動脈血流が完全に静止せず，分枝によっては逆流を生じ，エタノールが全腎実質に分布しないことがあるので注意を要する．

図1 腎細胞癌の術前処置としての動脈塞栓術

腫瘍動脈のみならず腎動脈全体に対してエタノールによる塞栓術を行う．腎動脈をバルーン閉塞した際に，腎周囲の動脈枝から腎動脈への交通が生じることがあり，腎動脈血流が完全に静止せず，分枝に逆流を生じることがある．

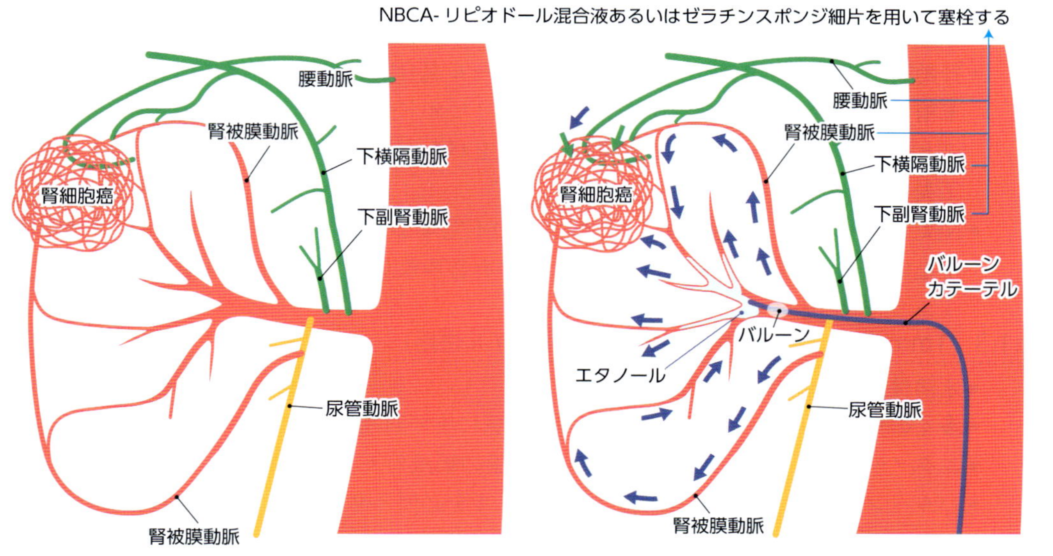

2 IVRの実際

2.1 塞栓物質

2.1.1 エタノール（エタノール - リピオドール混和液）

- エタノールは細動脈，毛細血管にまで達し，血管障害をもたらすため，NBCA-リピオドール混合液や1mm角ゼラチンスポンジ細片による塞栓と比べて，術中出血量の軽減効果は高い．
- 液体であるため，血管壁の障害には一定濃度，一定時間の停滞を要し，バルーンカテーテルなどによる血流停滞下に注入する必要がある．
- レントゲン透視下では見えないため，リピオドールを混和しエマルジョン化して用いることが望ましい．水溶性造影剤を用いると希釈により組織障害性が低下する．
- 細径動脈に注入する場合にはマイクロバルーンカテーテルを使用するか，リピオドールを多めに混和し停滞しやすくして注入する．
- 腰動脈や下横隔動脈などの側副血管の塞栓には禁忌であり，NBCA-リピオドール混合液や1mm角ゼラチンスポンジ細片を用いる．

2.1.2 NBCA-リピオドール混合液

- NBCAはレントゲン透視下では見えないため，リピオドールを混和して用いる．
- 液体であるが血液と混ざると急速に重合し個体になり血管壁にも固着するため，本手技においてはバルーンカテーテルによる血流コントロールを必要とせず，細径動脈や側副血管の塞栓に使用しやすい．
- NBCA-リピオドール混合液は20％以下の低濃度で注入した場合100μm以下の細動脈にまで到達しうる．
- エタノールと比較して術中出血量の軽減効果は低い．
- マイクロカテーテル内腔に付着することがあり，その場合には複数本のマイクロカテーテルを使用することになる．
- 腎動脈が複数ある場合は，NBCA-リピオドール混合液を注入した直後に，他の動脈枝との末梢での交通を介した逆流が生じ，NBCA-リピオドール混合液が近位側へ逆戻りしてくることがある．その場合，他の動脈枝の血流をバルーンカテーテルなどで低下させるなどの工夫を要する．
- NBCA-リピオドール混合液による腎実質の不完全な残存，腎動脈の狭小化は，腎摘出術が中止になった場合に塞栓後の高血圧などの有害事象が発生する危険性がある．

2.1.3 1mm角ゼラチンスポンジ細片（金属コイル併用）

- 水溶性造影剤とともに注入する．
- 多くの細片は200～3,000μm程度の細動脈にまで到達しうる．
- エタノールやNBCAと比較して術中出血量の軽減効果は低い．
- バルーンカテーテルによる血流コントロールを必要とせず，使用は比較的容易であり多用されている．
- 腎動脈が複数ある場合は，NBCA-リピオドール混合液と同様に，ゼラチンスポンジ細片を注入した直後に，ゼラチンスポンジが近位側へ逆戻りしてくることがある．

- ゼラチンスポンジによる塞栓後に腎動脈の本幹を金属コイルで塞栓することにより二次血栓化を促しゼラチンスポンジの再分布（末梢への移動）を阻止し，血流の再開通や後発性の逆流を防止する．

2.2 手技

2.2.1 エタノール-リピオドール混和液による腎動脈塞栓術（図2）

[手順]

1. バルーンカテーテルを腎動脈に挿入する．下横隔動脈，下副腎動脈，尿管動脈，腎被膜動脈の分岐がある場合はそれらの分岐部より遠位側にまでバルーンを進める．
2. バルーン閉塞下にまず1%リドカイン液を5～10mL数分間停滞させる．
3. 引き続きエタノール-リピオドール混和液を注入する．
   - エタノールは最大10mLまでとするのが安全である．
4. 注入5～10分後にゆっくりバルーンを解除しリピオドールの移動がないことを確認する．
5. 血管造影を施行し完全な塞栓を確認する．
6. もし一部の枝の開通が見られれば同様の手技を繰り返し行う．
   - 腰動脈や下横隔動脈などの腎外側副動脈の関与が認められる場合には，上述の腎動脈のエタノール塞栓を行う前に，腎外側副動脈をNBCA-リピオドール混合液かゼラチンスポンジ細片により塞栓しておく（図1，103頁）．側副動脈を先に塞栓することは，腎動脈末梢へのエタノールの広がりをよくすることに寄与する．

図2 エタノール-リピオドール混和液による腎動脈塞栓術症例

ⓐ 塞栓前の左腎動脈造影．左腎全体を占拠する巨大な腫瘍濃染（矢印）が認められる．
ⓑ 塞栓後の左腎動脈造影．左腎動脈は途絶し（矢印），腫瘍濃染は認められない．

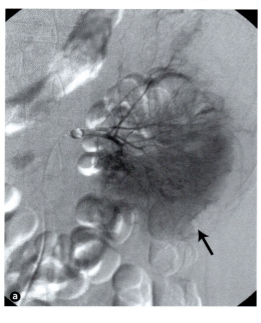
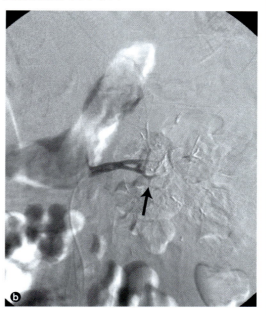

2.2.2　NBCA-リピオドール混合液による腎動脈塞栓術

[手順]
1. 腎動脈と塞栓する腎外側副動脈にそれぞれマイクロカテーテルを挿入し，NBCA-リピオドール混合液を注入し塞栓する．
2. 血管造影を施行し完全な塞栓を確認する．

2.2.3　1mm角ゼラチンスポンジ細片＋マイクロコイルによる腎動脈塞栓術

[手順]
1. 腎動脈と塞栓する側副血にそれぞれマイクロカテーテルを挿入し，1mm角ゼラチンスポンジ細片を注入し塞栓する．ゼラチンスポンジ細片は粒子の再分布による塞栓動脈枝の再開通をきたしやすいため，緩徐にじっくり塞栓し，腎動脈本幹に金属コイルによる塞栓を追加する．
2. 血管造影を施行し完全な塞栓を確認する．

4 腎血管筋脂肪腫に対する塞栓術

1 基本事項

1.1 病態

- 腎血管筋脂肪腫は血管成分，平滑筋成分，脂肪成分を有する組織学的には良性の腫瘍であるが，血管成分は微小動脈瘤を形成する．
- しばしば腎外へ突出して発育し，時に出血や破裂をきたし後腹膜出血をきたす．
- 出血の危険因子としては，①腫瘍径 4cm 以上，②微小動脈瘤径 5mm 以上などと報告されている．
- 出血の危険性が高いと考えられれば，予防的に塞栓術が施行される．

1.2 治療の概要

- 外科的部分切除術，動脈塞栓術，ラジオ波熱凝固療法などの報告がある．
- 近年は動脈塞栓術が選択されることが多い．
- 塞栓術は腎摘出を前提としたものではないため，できる限り選択的な動脈塞栓を行い，腎機能温存に配慮する．

2 IVR の実際

2.1 塞栓物質

- エタノール（可視性を出すためにリピオドールを混和），ゼラチンスポンジ細片，マイクロスフェアなどが使用される．
- エタノールによる選択的塞栓が最も確実と思われる．

2.2 手技（図1）

[手順]
1. 術前に造影 CT あるいは CT during aortography（CTAo）で腫瘍の栄養動脈枝を同定する．
2. 5F バルーンカテーテルあるいはマイクロバルーンカテーテルを腎動脈に挿入し，腎動脈造影を行う．
3. カテーテルを栄養動脈に選択的に挿入する．
4. エタノールとリピオドールを 2：1 で混和し，エタノール-リピオドール混和液を作成する．
5. バルーン閉塞下に 1% リドカイン液 5mL ほどを数分間停滞させる．

❻ X線透視下にエタノール-リピオドール混和液を動注する.
❼ 血管筋脂肪腫の腫瘍濃染に一致してリピオドールの集積が見られる.
❽ 塞栓後の腎動脈造影にて腫瘍濃染の消失を確認する.
❾ 術直後の単純CTで血管筋脂肪腫のリピオドールの集積を確認する.
❿ 3か月後に腫瘍の縮小を確認する.

- エタノール-リピオドール混和液は，バルーン閉塞による血流遮断を行わなくても少量で良好な塞栓が得られることが多い．そのため，通常のマイクロカテーテルによる選択的な塞栓が行われることも多い．

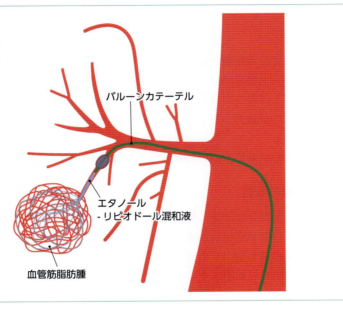

図1 腎血管筋脂肪腫の塞栓
摘出術を前提としたものでなく，腎機能温存を考慮する．そのためできる限り選択的な動脈塞栓術を行う．

3　有害事象

- 塞栓術直後から約1日間，右腰背部に軽度の圧痛がみられる.
- また数日間の発熱が認められる.

4　症例（図2）

- 右腎の下極寄りに43mmの血管筋脂肪腫が認められ，出血予防のため塞栓術を行うことになった.
- 右腎動脈造影では右腎下極に腫瘍濃染が見られた.
- マイクロカテーテルを責任動脈枝に選択的に挿入し，1%リドカイン液5mLほどを1分間で注入した.
- エタノール-リピオドール混和液（リピオドールを50%混和）により塞栓術を施行.
- 塞栓直後の腎動脈造影で血管筋脂肪腫に一致しリピオドールの集積が見られ，腫瘍濃染が消失した.
- 塞栓直後の単純CTでは血管筋脂肪腫と周囲の腎実質にリピオドールの集積が見られた.

図2 症例

ⓐⓑ 造影CT. 右腎の下極寄りに43mmの血管筋脂肪腫が認められる（矢印）.
ⓒⓓ 右腎動脈造影. 右腎下極に腫瘍濃染が見られる（矢印）.
ⓔⓕ エタノール-リピオドール混和液による塞栓直後の右腎動脈造影. 血管筋脂肪腫に一致しリピオドールの集積が見られ, 腫瘍濃染が消失している（矢印）.
ⓖⓗ 塞栓直後の単純CT. 血管筋脂肪腫と周囲の腎実質にリピオドールの集積が見られる（矢印）.

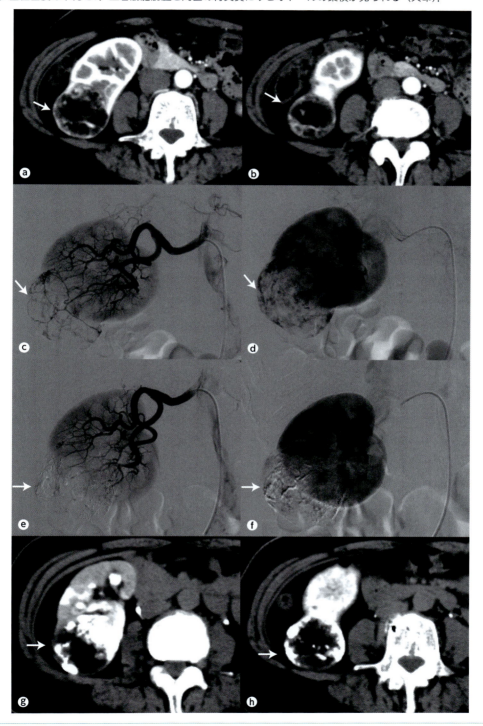

5 Polycystic kidney に対する腎機能廃絶術

1 基本事項

- 腎機能廃絶術は，広範な腎外傷や polycystic kidney に行われる．
- Polycystic kidney では，通常，すでに腎透析が施行されており，巨大化した囊胞腎の縮小を目的として，両腎に施行される．
- Polycystic kidney では，腎は巨大化しているのにもかかわらず，腎実質は菲薄化しているため腎動脈は狭小化している．

2 IVR の実際

2.1 塞栓物質

- 腎機能廃絶術の塞栓物質はエタノールが第一選択と考えられる．
  - エタノールは動脈塞栓レベルが細動脈から毛細血管にまで至り，組織障害性も有するからである．
- しかし polycystic kidney の腎動脈は細く，バルーンカテーテルを挿入できないことも多く，塞栓物質としてゼラチンスポンジ細片，NBCA-リピオドール混合液，マイクロコイルが用いられることも多い．
  - それらは動脈をそれぞれのレベルで塞栓するだけであり，完全な機能廃絶が得られない場合が多い．
- エタノール-リピオドール混和液を用いればバルーンカテーテルを用いなくても塞栓が可能であることが多い．
  - エタノールによる動脈障害効果にリピオドールによる血流停滞効果が加味されるためと考えられる．
  - また近年，マイクロバルーンカテーテルが普及しており，エタノール-リピオドール混和液による塞栓術に有用と思われる．

2.2 手技（図1）

[手順]
1. 造影 CT や CT during aortography（CTAo）で腎動脈の本数や径，分岐の位置，分岐角度を把握しておく．
2. 3F シェファードフック型カテーテルを腎動脈に挿入する．
3. マイクロカテーテルを腎動脈に進める．
4. 1%リドカイン 5mL を緩徐に動注する．
5. エタノール 5mL とリピオドール 3～5mL を混和しエマルジョン化し，エタノール-リ

5 Polycystic kidney に対する腎機能廃絶術

ピオドール混和液を作成する.
  ▶ リピオドールの流れを見ることによってエタノールの分布や血流の停滞状態の参考にできる.
❻ 腎動脈の各枝にマイクロカテーテルを挿入し, 均等に注入し塞栓していく.
❼ 塞栓後に大動脈造影を行い, 塞栓の状態を評価する. また CT でリピオドールの集積を評価する.

図1 塞栓の手順

ⓐ 塞栓前の腹部大動脈造影で両側の狭小化した腎動脈が認められる (矢印).
ⓑ エタノール-リピオドール混和液による塞栓術後の腹部大動脈造影では両側の腎動脈の途絶が見られる (矢印).
ⓒ CT では両腎実質にリピオドールの集積が認められる (矢印).

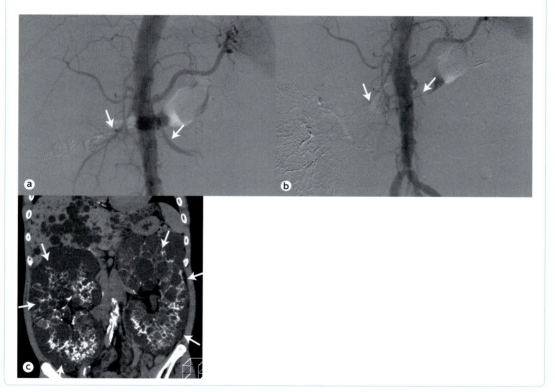

6　腎臓・副腎のIVR

6　副腎腫瘍に対する塞栓術

1　基本事項

1.1　血管解剖：副腎動脈

- 副腎動脈は上・中・下副腎動脈の3本が存在することが多く，また分岐位置には破格が多い．
- そのため，まずはじめに CT during aortography（CTAo）で，副腎動脈の本数と分岐位置，分岐角度の把握を行い，腫瘍の栄養動脈の同定を行う（表1，図1）．

表1　副腎動脈の頻度の高い分岐

①下横隔動脈より分岐する上副腎動脈
②大動脈より分岐する中副腎動脈
③腎動脈より分岐する下副腎動脈
副腎動脈は上・中・下副腎動脈が存在することが多く，また破格が多い．

図1　副腎動脈の分岐

副腎動脈は上・中・下副腎動脈の3本が存在することが多い．上副腎動脈は下横隔動脈より，中副腎動脈は大動脈より，下副腎動脈は腎動脈より分岐することが多い．

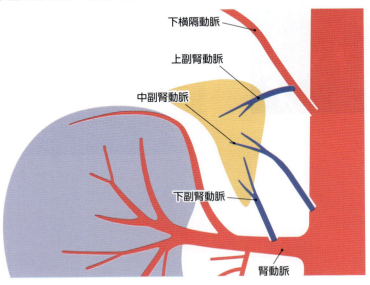

2 IVRの実際

2.1 適応
- 原発性アルドステロン症，クッシング症候群などの腺腫，褐色細胞腫，骨髄脂肪腫，副腎癌，転移性副腎腫瘍などが塞栓術の適応となる．

2.2 塞栓物質
- 腺腫の機能廃絶を目的とする場合や乏血性腫瘍にはエタノール-リピオドール混和液（リピオドールを30％混和）を用いる．
  - しかしその場合は，疼痛が見られるため，塞栓前に1％リドカイン注を5mLほど30秒ほどで注入してから行う．
- 褐色細胞腫や肝細胞癌の転移などの多血性腫瘍では，リピオドール動注後にゼラチンスポンジ細片で塞栓するLip-TACEが選択されることが多い．
  - いずれの塞栓物質を用いても，ホルモン産生性腫瘍・正常副腎組織の刺激・壊死によるカテコラミン・コルチゾールの過剰分泌・放出が起こりうるので注意する．

3 症例

3.1 肝細胞癌の左副腎転移（図2）
- 肝内の原発巣は局所制御が良好であるため，左副腎転移巣に対してもLip-TACEを行うことになった．
- まずCTAoにより，左副腎動脈を描出すると，下横隔動脈より分岐する上副腎動脈，大動脈より単独分岐する中・下副腎動脈の3本が認められた．

図2 肝細胞癌の副腎転移症例
ⓐ CTAoにより，左副腎動脈は下横隔動脈より分岐する上副腎動脈，大動脈より分岐する中・下副腎動脈の3本が描出されている（矢印）．副腎には巨大な多血性腫瘍が見られる（矢頭）．
ⓑ 下横隔動脈より分岐する上副腎動脈（矢印）の選択的動脈造影で，腫瘍濃染が認められる（矢頭）．
ⓒ Lip-TACE後の単純CTで，腫瘤内の大部分にリピオドールの貯留が認められる（矢頭）．

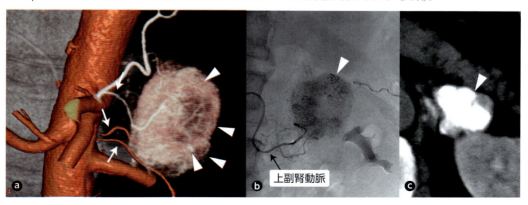

- それぞれの副腎動脈にマイクロカテーテルを選択的に挿入し，Lip-TACE を施行した．
- Lip-TACE 後の単純 CT で，腫瘍内の大部分にリピオドールの貯留が認められ，その後腫瘍に著明な縮小が認められた．

骨盤・大動脈・四肢・頭頸部のIVR

7

1 産科出血に対する動脈塞栓術

1 適応

- 弛緩出血，産道裂傷，癒着胎盤，遺残胎盤，子宮外妊娠，子宮破裂，頸管裂傷，膣壁裂傷などが動脈塞栓術の適応となる．
- 大量の産科出血は羊水塞栓によるフィブリノゲンの枯渇により凝固障害からDICに移行することが多く，死亡率は高い．このため，迅速な止血術が必要である．
- 動脈塞栓術は低侵襲的で成功率の高い治療法である．塞栓術後の妊孕性についてはcontroversialである．

2 塞栓物質

- ゼラチンスポンジ細片，NBCA-リピオドール混合液，金属コイルが用いられる．
- 凝固障害のない症例ではゼラチンスポンジ細片（セレスキュー®）が使用されることが多い（表1）．
- 凝固障害のある症例ではゼラチンスポンジ細片を用いた動脈塞栓術後の再出血率は金属コイルやNBCA-リピオドール混合液を用いた場合と比べて高い．
- ゼラチンスポンジ細片は周囲や内部に血栓が付着して閉塞機転が生じるが，凝固障害があり血栓形成しない場合では塞栓能力は乏しいと考えるべきである．
- 産科出血に対するNBCA-リピオドール混合液を用いた動脈塞栓術は金属コイルと比べて，塞栓に要する時間が短いため，救命のために緊急性が高い場合にはNBCA-リピオドール混合液の使用が増加している．
- NBCA-リピオドール混合液による塞栓は動物実験で子宮壁に障害を引き起こすとの報告があり，妊孕性についてはゼラチンスポンジ細片の方が好ましいかもしれないがevidenceはない．

表1 凝固障害の判断基準

凝固障害あり	①血小板5万以下 ② INR（international normalized ratio）1.5以上 ①②のいずれかが見られる場合に凝固障害ありと判断
凝固障害なし	以上の基準を2つとも満たさない場合を凝固障害なしと判断

> **MEMO** NBCA-リピオドール混合液を用いた子宮動脈塞栓術の安全性について
>
> - NBCA-リピオドール混合液（NBCA：リピオドール＝1：10）を用いた子宮動脈塞栓術後に出産したという臨床報告がある．
> - 一方で，正常ブタの子宮動脈の塞栓の実験による次の報告もある．
>   - 子宮動脈を1mm角ゼラチンスポンジ細片で完全塞栓した場合，ゼラチンスポンジは300〜500μm径の動脈を中心に存在し，一部100μm径の細動脈にも散見されたが子宮に梗塞は見られなかった．
>   - NBCA-リピオドール混合液で塞栓したものは，濃いNBCA（NBCA：リピオドール＝1：1）では比較的中枢側の動脈（500μm径）の塞栓となり，梗塞が見られず，薄いNBCA（NBCA：リピオドール＝1：7）では細動脈（100μm）から毛細血管レベル付近（20μm）にまで達し，塞栓域に一致して高度の梗塞が認められた．

3 手技

[手順]

① 左右腎動脈分岐直上での大動脈造影を行い，産科出血が卵巣動脈に起因するのか，子宮動脈あるいは膣動脈に起因するのかを見極める．
- IVR-CTを有する我々の施設ではCT during aortography（CTAo）を行う．

② 各責任動脈にマイクロカテーテルを選択的に挿入し，造影剤の血管外漏出を確認後塞栓する．
- ゼラチンスポンジ細片（セレスキュー®）を用いる場合には，メスとハサミで2〜3mmの細片を作成して用いる．
- NBCA-リピオドール混合液を用いる場合は，カテーテル先端と出血部の位置関係と血流を考慮して，NBCAとリピオドールの混合比率を定める．通常は近位塞栓を避けるためにNBCA：リピオドール＝1：4〜7程度で混和する．

4 合併症

- 子宮動脈塞栓術の合併症の頻度は6〜7％と比較的少ない．
- 子宮壊死，子宮内癒着，骨盤内感染，無月経，希発月経，膀胱壊死，殿筋壊死，殿筋跛行などの合併症の報告がある．
- 子宮動脈塞栓術後に妊娠，出産したという報告もある．
- 一方，22％（15／68例）で無月経あるいは希発月経が見られ，その半数以上（8／15例）で子宮内癒着が認められたという報告もある．

5 症例（図1）

- 20歳台の女性．診断は膣壁裂傷である．
- 分娩が進行しないため，他院で分娩時に吸引と腹部を手で押すクリステレル圧出法が行われた．分娩後に血圧の低下と頻脈が見られ，当院へ救急搬送された．
- 緊急塞栓術を行うことになり，64列IVR-CTを用いたCTAoで右膣動脈からの造影剤の血管外漏出が確認された．拡張した右子宮動脈と卵巣動脈が末梢部で吻合していた．
- 右膣動脈を0.5mLのNBCA-リピオドール混合液（NBCA：リピオドール=1：5）を用いて選択的に塞栓した．
- 術後の右内腸骨動脈造影で右膣動脈は完全な閉塞が認められた．
- しかし右子宮動脈と卵巣動脈から別の新たな造影剤の血管外漏出が認められた．
- これらの動脈には再開通が期待できるゼラチンスポンジ細片を用いて塞栓した．
- 術後9日目のCTで，血腫は著明に縮小し，血腫近くにリピオドールの貯留が認められた．術後経過は良好で，患者は14日目に退院した．

図1 膣壁裂傷の例
ⓐ 単純CTで膣の右側に大きな血腫（矢印）が見られ，膣内に圧迫止血用のガーゼ（矢頭）が認められる．直腸は血腫により左に変位している．
ⓑ 造影CTの動脈相で血腫内に造影剤の血管外漏出像（extravasation）（矢印）が認められる．
ⓒ 造影CTの平衡相でextravasationは周囲に拡がっている（矢印）．
ⓓ CTAo（左前斜位40°）で右膣動脈（赤色）からの著明なextravasation（矢印）や拡張した右子宮動脈（水色）と右卵巣動脈（緑色）の吻合が認められる．

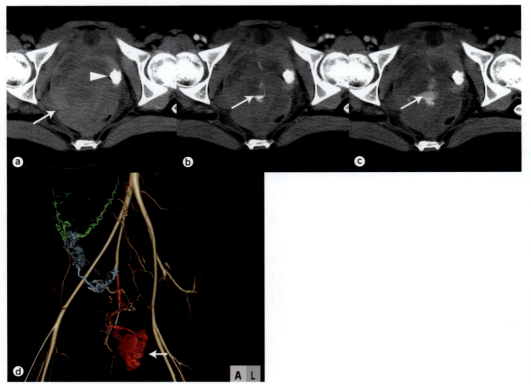

図1 腟壁裂傷の例（つづき）

- ⓔ 骨盤動脈造影で右腟動脈からわずかな extravasation（矢印）が認められる．
- ⓕ 右内陰部動脈造影で右腟動脈から明らかな extravasation（矢印）が認められる．
- ⓖ 右腟動脈は選択的に 0.5mL の NBCA-リピオドール混合液（NBCA：リピオドール＝1：5）で塞栓された．
- ⓗ 塞栓術後の右内腸骨動脈造影で右腟動脈は完全に閉塞し，extravasation は消失した．しかし，右子宮動脈と右卵巣動脈から別の extravasation（矢印）が認められた．妊孕性を温存するために，右子宮動脈と右卵巣動脈は再開通が期待できるゼラチンスポンジ細片で塞栓された．
- ⓘ 術後 9 日目の単純 CT で血腫は著明に縮小し（矢印），血腫の近くにリピオドールが認められる．

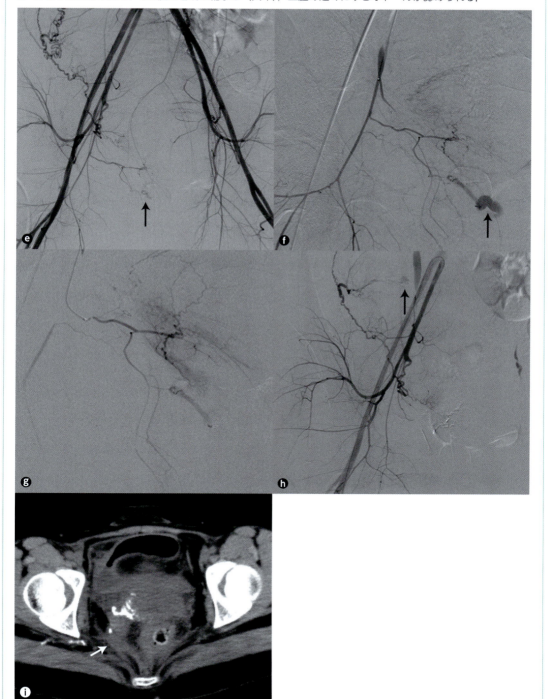

2 子宮筋腫に対する子宮動脈塞栓術

1 基本事項

1.1 適応

- 巨大な多血性の子宮筋腫で，それに伴う難治性の症状を有し，外科的手術を希望しないか困難とされる症例が適応となる．
- 妊孕性に対する影響ついては不明であり，今後，妊娠を希望する症例は適応とならない．

1.2 血管解剖：女性骨盤動脈

- 子宮動脈の分岐形態には破格が多いため，術前の造影CTかCT during aortography（CTAo）で，子宮動脈の起始部と走行を描出し，膣枝などの他臓器への動脈枝の分岐を確認しておく（図1）．
- また卵巣動脈（大動脈より分岐）や子宮円索動脈（下腹壁動脈と吻合）の関与の有無も評価する．
- 時に粗大な動脈—静脈短絡を有していることがあり，静脈の早期還流の有無も見るようにする．

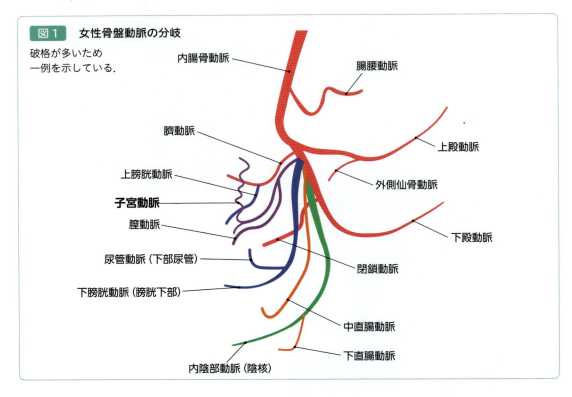

図1 女性骨盤動脈の分岐
破格が多いため一例を示している．

2 IVR の実際

2.1 手技（図2）

[手順]

❶ まず3Fシースを挿入し，腎動脈分岐レベルの大動脈からCTAoを撮影し，栄養動脈の評価を行う．

❷ 次いでシェファードフック型あるいはRC2型カテーテルをシース挿入側の内腸骨動脈あるいは対側の総腸骨動脈に位置させ，マイクロカテーテルを塞栓する動脈（多くは子宮動脈の上行枝）へ選択的に挿入する．

❸ 塞栓物質としては，本邦ではゼラチンスポンジ細片（1mm角）やマイクロスフェア（エンボスフィア® 500〜700μm，700〜900μm）が用いられる．

- 微小な粒子で塞栓すると広範な子宮壊死を起こすことが知られている．

❹ 筋腫内へ流入する動脈枝にできる限り選択的にマイクロカテーテルを先進させ塞栓する．

❺ 要すれば卵巣動脈や子宮円索動脈に対しても同様に塞栓を行う．

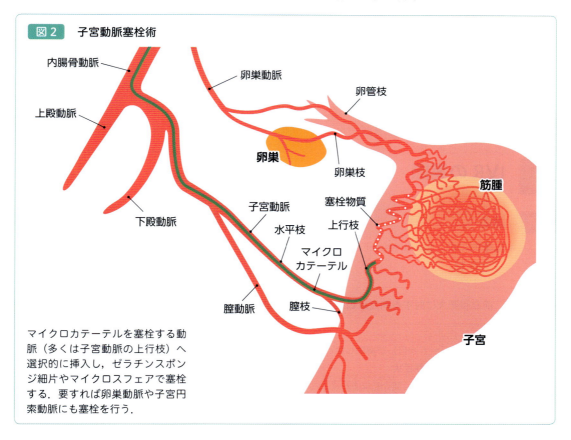

図2 子宮動脈塞栓術

マイクロカテーテルを塞栓する動脈（多くは子宮動脈の上行枝）へ選択的に挿入し，ゼラチンスポンジ細片やマイクロスフェアで塞栓する．要すれば卵巣動脈や子宮円索動脈にも塞栓を行う．

2.2 疼痛管理

- 術中から比較的強い下腹部痛が出現するため，硬膜外麻酔が行われることが多い．
- 親カテーテルにバルーンカテーテルを用いて，バルーン閉塞下に1％リドカイン液を注入することでも痛みを緩和できる．

3 前立腺肥大に対する動脈塞栓術

1 基本事項

- 良性前立腺肥大は造影CTで比較的多血性を呈する過形成である．
- そのことを利用し，前立腺動脈を選択的に塞栓することにより前立腺の過形成組織に障害を与え縮小させる療法が前立腺動脈塞栓術である．
- 2008年以降，Pisco JやCarnevale FCによるまとまった報告が増え，本邦でも臨床報告が散見されるようになっている．
- 従来から，内腸骨動脈の塞栓術は，骨盤外傷の止血時にゼラチンスポンジ細片によりなされており，明らかな臓器虚血をきたす頻度は低いと報告されてきた．
- しかし近年，選択的に動脈塞栓術が施行されるようになり，各臓器の壊死の報告が増えている．
- 本法においても，前立腺組織の粗大な壊死や下膀胱動脈の塞栓による膀胱壊死，尿管狭窄などの有害事象の報告が認められる．
- したがって本法は治療効果と同時にそれぞれの有害事象を念頭に置いて塞栓に臨む必要がある．

2 IVRの実際

2.1 適応

- 臨床的には，tansurethral resection of the prostat（TUR-P）の適応となる症例が適応になる（表1）．

表1 前立腺肥大に対する前立腺動脈塞栓術の適応
・50歳以上
・内科的治療（30日〜6か月）が奏功しない症例
・中等度〜高度の下部尿路症状
・前立腺容積：中等度以上（30mL以上）

2.2 塞栓物質

- 我々は1mm大のゼラチンスポンジ細片を用い，良好な治療効果を得ている．
- Pisco Jらは150〜300μm，Carnevale FCらは100〜300μm単独あるいは100〜300μmと300〜500μmのマイクロスフェアを順次用いて塞栓している．

3 前立腺肥大に対する動脈塞栓術

2.3 手技

[手順]

❶ 3F シースを挿入する．
- 抗血小板薬内服中で TUR-P が適応外とされる症例でも，3F システムであれば安全に行える．

❷ 腎動脈分岐レベルの大動脈から CT during pelvic arteriography を行う．
- 前立腺動脈分岐は破格が多いため，CT during pelvic arteriography により肥大した前立腺内へ分布する拡張した前立腺動脈を描出する（図1）．

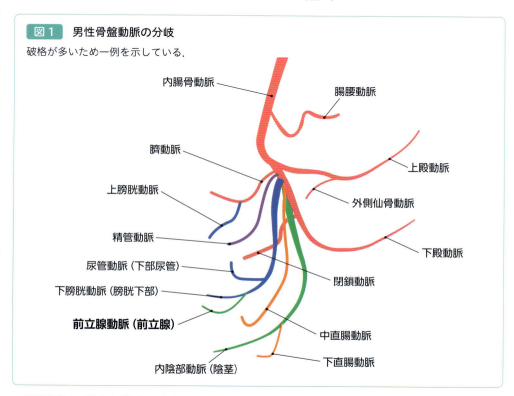

図1 男性骨盤動脈の分岐
破格が多いため一例を示している．

- 尿道周囲の肥大組織内へ主として流入する動脈枝を特定（左右いずれの前立腺動脈が関与しているのか，あるいは両側であるのかを同定）し，その前立腺動脈の分岐部の特定，膀胱や尿管への動脈枝の有無の評価を行う．

> **MEMO** CT during pelvic arteriography（図2❷）
>
> - 尿道バルーンカテーテル留置しておき，尿道の走行位置を特定しやすくする．
> - 腎動脈分岐レベルの腹部大動脈にカテーテル先端を位置させ，骨盤動脈造影下 CT を撮像し，単純 CT により骨成分などを差し引くことによって，骨盤内の動脈のみを描出する．
> - 骨盤内動脈の 3D 画像から，前立腺内部の脈管や前立腺動脈だけをいったん切り離し，条件を変えて個別に作成し，その後，骨盤内動脈に再度貼り付けてナビゲーション画像を作成する．
> - その後，半透明化した骨画像も再度貼り付けることによって動脈枝と骨の位置関係を示せる画像となる．

7 骨盤・大動脈・四肢・頭頸部のIVR

❸ 次いでシェファードフック型あるいはRC2型カテーテルをシース挿入側の内腸骨動脈あるいは対側の総腸骨動脈に位置させ，マイクロカテーテルを塞栓する前立腺動脈へ選択的に挿入する．

❹ マイクロカテーテルを尿道周囲の肥大組織内へ流入する動脈枝にできる限り選択的に先進させて塞栓する．

2.4 両側塞栓 vs 片側塞栓

- Pisco Jは，両側の前立腺動脈の塞栓を基本としている．両側塞栓時の臨床症状の改善率が76％であったのに対し，片側塞栓では53％であったためである．
- 我々はCT during pelvic arteriographyを参考に導尿カテーテル周囲組織へ分布する片側を塞栓するようにしている（図2）．分布が左右同等であれば両側の前立腺動脈を塞栓する必要がある．

図2 CT during pelvic arteriography を用いた塞栓

ⓐ CT during pelvic arteriography．尿道は左側寄りを走行し，同部は左前立腺動脈より栄養されていることが分かる（矢印）．
ⓑ 左内腸骨動脈造影で，CT during pelvic arteriographyで見られる動脈枝が同定できる（矢印）．
ⓒ 同動脈枝を選択的に1mmゼラチンスポンジ細片で塞栓した（矢印）．

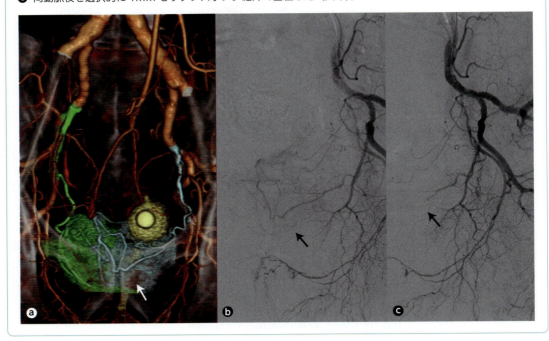

3 治療効果

- 治療効果の評価に用いられる検査
    - 残尿測定（正常 0.5 mL 以下）
    - 前立腺特異抗原（PSA）（基準値 4.0 ng／mL 以下）
    - US：前立腺推定容積（〜 20 mL；軽症，〜 50 mL；中等症，50 mL 以上；重症）
    - QOL スコア（表 2）
    - 国際前立腺症状スコア：IPSS（表 3）
    - 過活動膀胱症状質問表（表 4）
- それぞれについて，泌尿器科医と連携し治療前，治療 1 か月後，その後 3 か月毎に行い経過を追う．

表 2　QOL スコア

現在の尿の状態がこのまま変わらずに続くとしたら，どう思いますか？

大変満足	0 点
満足	1 点
ほぼ満足	2 点
なんともいえない	3 点
やや不満	4 点
不満	5 点
大変不満	6 点

評価：軽症（0 〜 1 点），中等症（2 〜 4 点），重症（5 〜 6 点）に区分

表 3　国際前立腺症状スコア（IPSS：International Prostate Symptom Score）

	まったくなし	5回に1回の割合未満	2回に1回の割合未満	2回に1回の割合	2回に1回の割合以上	ほとんど常に
1. 最近 1 ヶ月間，排尿後に尿がまだ残っている感じがありましたか．	0	1	2	3	4	5
2. 最近 1 ヶ月間，排尿後 2 時間以内にもう 1 度いかねばならないことがありましたか．	0	1	2	3	4	5
3. 最近 1 ヶ月間，排尿途中に尿が途切れることがありましたか．	0	1	2	3	4	5
4. 最近 1 ヶ月間，排尿を我慢するのがつらいことがありましたか．	0	1	2	3	4	5
5. 最近 1 ヶ月間，尿の勢いが弱いことがありましたか．	0	1	2	3	4	5
6. 最近 1 ヶ月間，排尿開始時にいきむ必要がありましたか．	0	1	2	3	4	5
7. 最近 1 ヶ月間，床に就いてから朝起きるまでに普通何回排尿に起きましたか．	0 回　0	1 回　1	2 回　2	3 回　3	4 回　4	5 回　5

軽症（0 〜 7 点），中等症（8 〜 19 点），重症（20 〜 35 点）

表4　過活動膀胱症状質問表（overactive bladder syndrome score：OABSS）

質問3「尿意切迫感」の点数が2点以上で，なおかつ全体の合計点が3点以上であれば，過活動膀胱と診断されます．

質問	症状	頻度	点数
1	朝起きた時から寝る時までに，何回くらい尿をしましたか	7回以下	0
		8〜14回	1
		15回以上	2
2	夜寝てから朝起きるまでに，何回くらい尿をするために起きましたか	0回	0
		1回	1
		2回	2
		3回以上	3
3	急に尿がしたくなり，我慢が難しいことがありましたか	無し	0
		週に1回より少ない	1
		週に1回以上	2
		1日に1回くらい	3
		1日2〜4回	4
		1日5回以上	5
4	急に尿がしたくなり，我慢できずに尿を漏らすことがありましたか．	無し	0
		週に1回より少ない	1
		週に1回以上	2
		1日1回くらい	3
		1日2〜4回	4
		1日5回以上	5
		合計点数	点

4　有害事象

- 手技的成功率97％，症状改善約90％と報告されている．
- 有害事象としては，一過性血尿（10％），軽症尿路感染症（19％），一過性尿閉（2％），穿刺部血腫（7％）が報告されている．重篤なものとしてはまれながらも膀胱部分梗塞や尿管狭窄が報告されている．
- 参考までにTUR-Pの有害事象として疼痛，出血，炎症，逆行性射精，尿道狭窄（10％）などが報告されている．

4 多血性悪性腫瘍の骨盤転移巣に対する塞栓術

1 基本事項

- 多血性悪性腫瘍の骨転移に対して，疼痛コントロールや抗腫瘍効果目的で，しばしば塞栓術が行われる．

2 IVRの実際

2.1 塞栓物質

- ゼラチンスポンジ細片やマイクロスフェアが用いられるが，肝細胞癌の骨転移巣においては，原発巣と同様にリピオドール動注後にゼラチンスポンジ細片で塞栓するLip-TACEが施行されることが多い．

2.2 手技

[手順]
1. 3Fシステムを用いる．
2. 栄養動脈の把握のために，まずCT during pelvic arteriographyを行う．
3. 各栄養動脈に選択的にマイクロカテーテルを挿入し塞栓を施行する．

3 症例（図1）

- 肝細胞癌の腸骨転移，放射線治療後再発症例．
- 疼痛が出現してきたため，除痛と抗腫瘍効果目的で塞栓術を行うことになった．
- CT during pelvic arteriographyで右腸骨に溶骨性変化と骨破壊を伴う軟部腫瘍が認められる．
- 栄養動脈のナビゲーション画像を作成し，第四腰動脈，最下腰動脈，腸骨回旋動脈，外側大腿回旋動脈が栄養動脈であることが判明し，それぞれの動脈枝に対してLip-TACEが行われた．

7 骨盤・大動脈・四肢・頭頸部のIVR

> **図1** 肝細胞癌の腸骨転移，放射線治療後再発例
>
> ⓐ CT during pelvic arteriography にて，右腸骨に骨破壊を伴う多血性の骨転移巣が認められる．
> ⓑ CT during pelvic arteriography を基に作成したナビゲーション画像では第四腰動脈（黄）や最下腰動脈（黄），腸骨回旋動脈（赤），外側大腿回旋動脈（緑）が関与していることがわかる．
> ⓒ 右総腸骨動脈造影では栄養動脈は同定しがたいが，ナビゲーション画像を参考にすれば腸骨回旋動脈，外側大腿回旋動脈の分岐状態も明瞭である（矢印）．

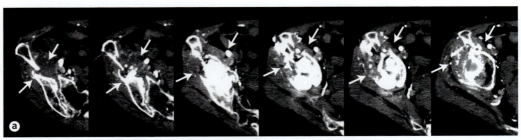
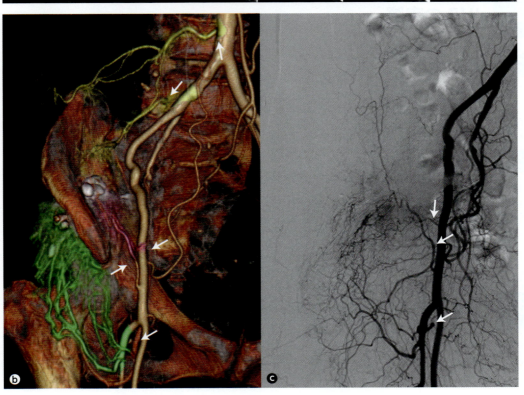

5 骨盤外傷性出血に対する塞栓術

1 基本事項

1.1 血管解剖：骨盤動脈

- 骨盤骨折に伴い，隣接し走行する動脈枝の損傷が起こる．
- 骨盤外傷性出血の治療法として動脈塞栓術が第一選択とされる．
- 骨盤動脈の分岐には破格が多いため，責任動脈の同定には，CT during pelvic arteriography による確認が不可欠である（図1）．

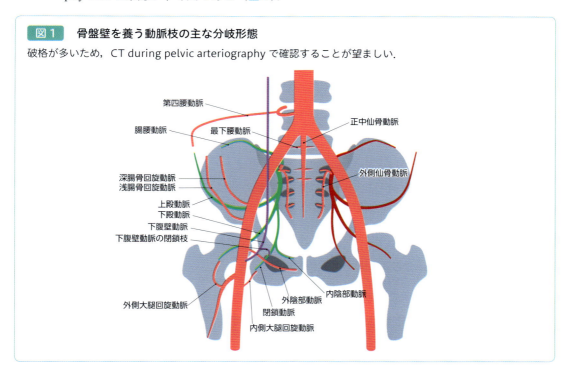

図1　骨盤壁を養う動脈枝の主な分岐形態
破格が多いため，CT during pelvic arteriography で確認することが望ましい．

2 IVR の実際

- 使用する塞栓物質に適合する径のカテーテルを用いる．

2.1 塞栓物質

- 骨盤外傷による出血に対する内腸骨動脈領域の塞栓においては，ゼラチンスポンジ細片，マイクロスフェア，金属コイル，NBCA-リピオドール混合液いずれの塞栓物質を用いても，重篤な合併症をきたす頻度は少ないとされる．

- したがって，損傷した動脈のレベルと状況に応じて，それぞれの塞栓物質の特性を生かして使い分けをすればよい．
  - たとえばマイクロカテーテルが到達しえない末梢の動脈枝に造影剤の血管外漏出像が見られた場合は1mm角ゼラチンスポンジ細片やマイクロスフェアが用いられることが多い．
  - 到達しうる近位の動脈枝に血管外漏出像が見られた場合には金属コイルが用いられる．
  - 末梢の動脈枝に血管外漏出像が見られた場合でも高度の凝固障害がある症例ではNBCA-リピオドール混合液が選択される．
  - また近位の動脈枝に血管外漏出像が見られた場合でも出血性ショックで緊急を要する場合には金属コイルと併用してNBCA-リピオドール混合液が用いられることもある．
- いずれの塞栓物質を選択する際も，外腸骨動脈や大腿動脈との粗大な吻合の有無を確認してから行う必要がある．
- また，親動脈の血流を温存する必要がある場合には，ステントグラフト（ゴア バイアバーン ステントグラフト®）の使用が考慮される．

2.2 注意点

- 広範囲に塞栓を行うと殿筋の虚血や壊死をきたしてしまう可能性が高くなり注意を要する．
- 膀胱や子宮，前立腺，尿管などの各動脈枝の超選択的な高度の塞栓を行った場合には，それぞれ梗塞壊死の報告があることを念頭に置く必要がある．

3 症例（図2）

- 恥骨骨折により巨大な血腫形成が認められ，動脈塞栓術を依頼された．骨盤動脈造影で造影剤の血管外漏出像が見られた．内陰部動脈の分枝より著明な血管外漏出が確認され，NBCA-リピオドール混合液で塞栓された．

図2 恥骨骨折症例
ⓐ 骨盤動脈造影．造影剤の血管外漏出像が見られる（矢印）．
ⓑ 内陰部動脈の選択的造影で分枝より著明な血管外漏出が確認される（矢印）．
ⓒ NBCA-リピオドール混合液で塞栓後の骨盤動脈造影．造影剤の血管外漏出は認められなくなった（矢印）．

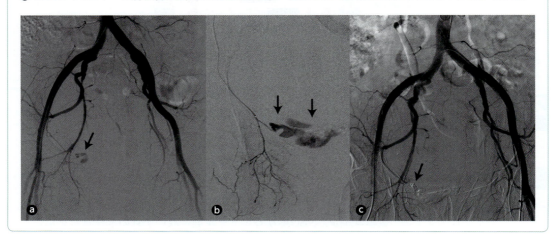

6 大動脈・腸骨動脈に対するIVR

1 基本事項

1.1 出血の原因

- 胸腹部大動脈瘤破裂・腸骨動脈瘤破裂，大動脈解離，外傷性大動脈損傷，食道癌大動脈浸潤，大動脈消化管瘻，腸骨動脈尿管瘻などがある．

2 IVRの実際

2.1 適応

- 大血管からの出血で，高齢者，vital signの不安定な緊急症例，開胸手術が困難なhigh risk症例，心肺機能低下症例，低ADL症例では**ステントグラフト内挿術**が選択される．
  - ▶緊急性であるため血管内治療（ステントグラフト内挿術・塞栓術）か手術かを即決することが要求される．
- ステントグラフト内挿術選択の必要条件
  ①ステントグラフトが挿入できるアクセスルートがあること．
  ②Landing zoneが確保できること．
  ③感染性動脈瘤ではないこと．
    ・感染瘤の場合には術後グラフト感染が必発する．
    ・ただし，感染瘤のrupture症例や大動脈消化管瘻では，一期的にEVARを行い，vital signが落ち着いた時点で，open surgeryにconversionする方法もある（bridge therapy）．
- 分枝血管近位側からの出血で，末梢の虚血・壊死の心配がなければ**塞栓術**が選択される．

2.2 手技

- 全身麻酔下もしくは硬膜外麻酔下で鼠径部を切開し，大腿動脈からステントグラフトを大動脈内に挿入する．ステントグラフトで出血部を覆うことにより，止血を行う．
- 腹部大動脈瘤の場合は，EVAR後 Type IIエンドリークによる破裂部からの再出血の可能性がある．
  - ▶そのため，瘤内にあらかじめカテーテルを挿入しておき，EVAR後にNBCA-リピオドール混合液やNLE（NBCA-リピオドール-エタノール混合液）などで予防的塞栓術を行う．
- 使用するデバイスは出血部位等により異なり，TAGやbifurcated device, aortic cuff, legなどを血管径，治療部長，治療部位に適したデバイスを選択する．

- 腸骨動脈（4〜12mm 径）の損傷に対しては，ゴア バイアバーン ステントグラフト®が使用可能である．

3 症例

- 胸部大動脈損傷症例（図1）：大動脈造影で，大動脈弓の遠位側に仮性動脈瘤が認められた．ステントグラフトを内挿し，留置後の造影で，仮性動脈瘤の消失が確認できる．

図1 胸部大動脈損傷症例
ⓐ 大動脈造影．大動脈弓の遠位側に仮性動脈瘤が認められる（矢印）．
ⓑ ステントグラフト内挿後の造影．仮性動脈瘤は描出されていない．

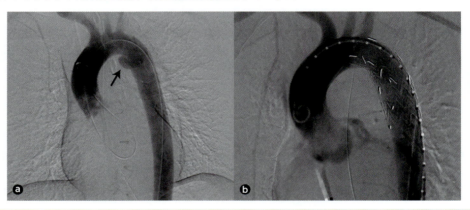

- 総腸骨動脈—尿管瘻症例（図2）：右総腸骨動脈造影で，右尿管への造影剤の漏出が認められた．右総腸骨動脈にステントグラフトが留置された．留置後の造影で，瘻孔の消失が確認できた．

図2 総腸骨動脈—尿管瘻症例
ⓐ 右総腸骨動脈造影．右尿管への造影剤の漏出が認められる（矢印）．
ⓑ 右総腸骨動脈へステントグラフト留置後の造影．瘻孔の消失が確認できる．

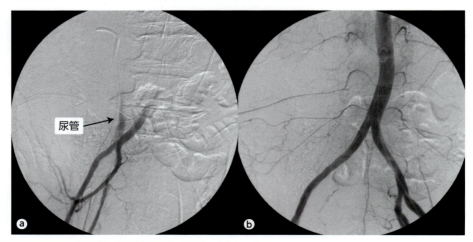

7 大動脈損傷，主幹動脈損傷の塞栓（NBCA-リピオドール混合液による一次止血）

1 基本事項

- 外傷性大動脈損傷，腹腔動脈結紮部などからの術後出血，腸骨動脈や鎖骨下動脈などの主幹動脈の損傷に対するIVRはステントグラフト内挿入術が第一選択である．
- 出血性ショック状態にある場合は，ショックから離脱する目的で，いったん，経カテーテル的にNBCA-リピオドール混合液を出血部に注入し一次止血することがある．

2 IVRの実際

2.1 適応

- ステントグラフト内挿術のため準備に時間を要する場合
- 腹腔動脈や上腸間膜動脈，腎動脈の起始部付近での大動脈損傷で，それらの動脈を温存してステントグラフトを留置するのが手技的に困難である場合
- たとえ留置できたとしても，ステントグラフトと血管壁との間に隙間が残存し，すぐには止血できないと考えられる場合

2.2 手技（大動脈損傷に対する塞栓）

[手順]
1. 大動脈造影あるいはCT during aortography（CTAo）を行い，損傷部を明らかにする．
2. 損傷部へミカエルソン型あるいはシェファードフック型カテーテルを挿入する．
3. さらに血管外漏出部にマイクロカテーテルを10mmほど先進させ，少量のリピオドール原液をテスト注入する．
4. 血管外へのリピオドールの漏出が確認されれば，NBCA-リピオドール混合液（NBCA：リピオドール＝1：1）を注入する．

3 症例

3.1 進行膵癌に対する腹腔動脈合併切除後の結紮部出血例（図1）

- 腹腔動脈合併，膵体尾部切除術2日後にドレナージチューブから多量の出血が見られ，ショック状態でステントグラフト内挿術依頼となる．大動脈造影で腹腔動脈結紮部から腹側に向かう著明な血管外漏出像が認められた．
- ステントグラフト内挿術までの準備時間に，NBCA-リピオドール混合液による塞栓を施行することとした．ミカエルソン型カテーテルを損傷部に掛け，マイクロカテーテルを10mmほど先進させてNBCA-リピオドール混合液（NBCA：リピオドール＝1：1）を1mL注入した．塞栓後の大動脈造影で血管外漏出は消失していた．この後，ステントグラフトを留置した．

図1　進行膵癌に対する腹腔動脈合併切除後の結紮部出血例
ⓐ 大動脈造影．腹腔動脈結紮部から腹側に向かう著明な血管外漏出像（矢印）が認められる．
ⓑ NBCA-リピオドール混合液（NBCA：リピオドール＝1：1）による塞栓を施行後の大動脈造影．血管外漏出像は消失している．この後，ステントグラフト内挿術が施行された．

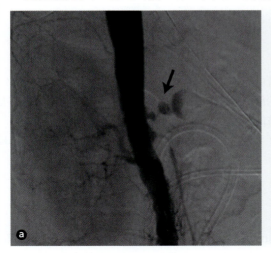
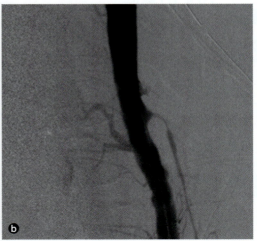

3.2 外傷による大動脈損傷例（図2）

- 外傷によるショック状態で搬送された．造影CTで巨大な後腹膜血腫と著明な血管外漏出像が見られ，塞栓術が依頼された．大動脈造影にて右第三腰動脈起始部付近から右背側に向かう著明な血管外漏出像が認められ，NBCA-リピオドール混合液（NBCA：リピオドール＝1：1）による塞栓により，血管外漏出は消失した．ステントグラフト内挿は行わず，再出血なく経過している．

7 大動脈損傷，主幹動脈損傷の塞栓（NBCA-リピオドール混合液による一次止血）

> **図2** 外傷による大動脈損傷例
> ⓐ 大動脈造影．右第三腰動脈起始部付近から右背側に向かう著明な血管外漏出像（矢印）が認められる．
> ⓑ ミカエルソン型カテーテルを損傷部に掛け，マイクロカテーテルを5mmほど先進させ，NBCA-リピオドール混合液（NBCA：リピオドール＝1：1）を注入し塞栓した（矢印）．
> ⓒ 塞栓術後の大動脈造影．血管外漏出は消失した．

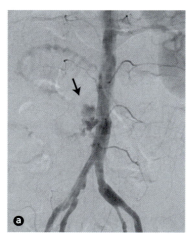 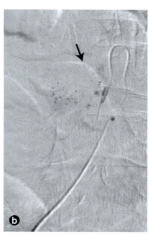 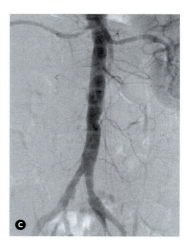

8 大腿動脈仮性動脈瘤

1 基本事項

1.1 原因
- 血管造影，冠動脈造影，percutaneous coronary intervention（PCI）によることが多い．
- 診断アンギオ後では 0.2〜1％，PCI 後では 2.0〜7.7％に発症するとされ，挿入するシースの太さや抗凝固療法の併用が関与している．

1.2 治療の概要
- 大腿動脈仮性動脈瘤の低侵襲治療には以下のものがある．

1.2.1 用手的圧迫法
- エコープローブを用いて瘤の流入部（neck）を用手的あるいは圧迫帯を用いて数時間から 6 時間程度圧迫し，瘤内を血栓化する（図 1）．
- 手技的に安易であり第一選択とされる．

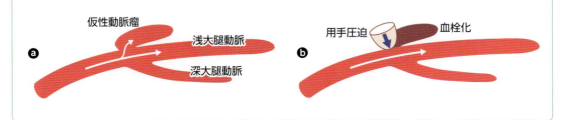

図 1　用手的圧迫法
エコープローブを用いて瘤の neck を用手的に圧迫し，その後圧迫帯で数時間から 6 時間程度圧迫を継続し，瘤内を血栓化する．

1.2.2 エコーガイド下トロンビン注入法あるいは NBCA-リピオドール混合液注入法
- エコープローブを用いて瘤の流入部（neck）を用手的に圧迫し血流遮断下にトロンビンあるいは NBCA-リピオドール混合液を注入に塞栓する．

1.2.3 バルーン閉塞下経皮的 NBCA 注入法
- 比較的 wide neck な仮性動脈瘤に対しては，neck 部を経動脈的にバルーンカテーテルで閉塞させ，経皮的に NBCA-リピオドール混合液を注入する（図 2）．
- 同部へのステントグラフト留置は，股関節の屈曲部であることから，破損する危険性が高く推奨されない．

> **図2** バルーン閉塞下経皮的 NBCA 注入法
> 比較的 wide neck な仮性動脈瘤に対しては，neck 部をバルーンカテーテルで閉塞させた状態で，経皮的に NBCA-リピオドール混合液を注入して塞栓する．

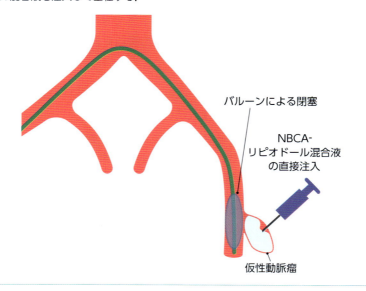

2 IVR の実際

2.1 バルーン閉塞下経皮的 NBCA 注入法の手技

[手順]

① 術前に患側大腿動脈の血管径を測定する．
② 4F シースと血管径に適した径のバルーンカテーテルを準備する．8mm 径までは，4F システムで可能である．
③ 対側大腿動脈よりバルーンカテーテル挿入し，大動脈分岐部を越えて患側大腿動脈にバルーンカテーテルを挿入する．
④ 超音波ガイド下で 18G 留置針を用いて仮性動脈瘤を穿刺する．
⑤ 留置針より水溶性造影剤で仮性動脈瘤の造影を施行し容積を確認する．NBCA-リピオドール混合液の注入量の目安とする．
⑥ NBCA とリピオドールを 1：1～3 の割合で混和した NBCA-リピオドール混合液を準備する．
⑦ 仮性動脈瘤のネック部でバルーン拡張を行い，瘤内の血流を遮断する．
⑧ NBCA-リピオドール混合液が下肢血管に流れないようにバルーンにてプロテクトを行い，X 線透視下で仮性動脈瘤内に注入する．
⑨ 注入後，30 秒程度バルーン拡張したままにする．リピオドールが移動しないことを確認しながらバルーン拡張を解除する．
⑩ 血管造影，超音波にて瘤内の血流の消失を確認する．
⑪ 3 日後，CT，超音波にて再度経過観察を行う．

2.2 バルーン閉塞下経皮的 NBCA 注入法の利点

- バルーンカテーテルによる血流遮断は，用手的圧迫と比較し確実であり，NBCA-リピオドール混合液が動脈内へ流出する危険性が低い．
- wide neck の仮性動脈瘤の血流を遮断することもできる．
- NBCA-リピオドール混合液はトロンビンと比較して X 線透視下で視認性に優れていて安全に注入できる．
- 短時間での確実な血栓化が期待できる．

2.3 バルーン閉塞下経皮的 NBCA 注入法の問題点

- 対側大腿動脈を穿刺し，4F シースを挿入する必要性があり，血管の蛇行の程度によっては，バルーンカテーテルを患側大腿動脈まで挿入困難なことがありうる．
- 総大腿動脈の径の大きい症例に対しては，8mm 以上のバルーンカテーテルが必要になり，5F や 6F のシースが必要になる．
- NBCA-リピオドール混合液を注入しすぎるとバルーンカテーテルと接着する可能性があり，バルーンカテーテルと接着していないことを X 線透視下に確認しながら注入する必要がある．

3 症例

3.1 肝細胞癌に対する経カテーテル的肝動脈化学塞栓術後の右大腿動脈仮性動脈瘤（図 3）

- 造影 CT にて右浅大腿動脈に径 30mm 大の仮性動脈瘤が認められた．
- 左側の大腿動脈からバルーンカテーテルを挿入し，右浅大腿動脈の仮性動脈瘤部にバルーンを位置させた．
- 超音波ガイド下で，仮性動脈瘤を 18G 留置針で穿刺し，バルーンを拡張させて超音波で血流停止を確認した後，X 線透視下に NBCA-リピオドール混合液 1.5mL を注入した．
- NBCA-リピオドール混合液注入後の動脈造影で，仮性動脈瘤への造影剤の流入は見られなくなった．

3.2 PCI 後の左大腿動脈仮性動脈瘤（図 4）

- 造影 CT にて左総大腿動脈に径 20mm 大の仮性動脈瘤が認められた．
- 右の大腿動脈からバルーンカテーテルを挿入し，左総大腿動脈の仮性動脈瘤にバルーンを位置させ，拡張し，瘤内の血流を遮断して，X 線透視下に NBCA-リピオドール混合液を 1.2mL 注入した．
- 注入後の動脈造影で，仮性動脈瘤への造影剤の流入の消失が確認された．

8 大腿動脈仮性動脈瘤

> **図3** 肝細胞癌に対する経カテーテル的肝動脈化学塞栓術後の右大腿動脈仮性動脈瘤
> ⓐ 右大腿動脈造影．浅大腿動脈の内側に仮性動脈瘤が認められる（矢印）．
> ⓑ 左大腿動脈から挿入されたバルーンカテーテルを拡張させた状態で，NBCA-リピオドール混合液1.5mLを注入（矢印）．
> ⓒ NBCA-リピオドール混合液注入後の右大腿動脈造影．仮性動脈瘤は描出されなくなった．
> ⓓ NBCA-リピオドール混合液注入前の仮性動脈瘤の超音波ドプラ像．瘤内に血流が認められる（矢印）．
> ⓔ NBCA-リピオドール混合液注入後の仮性動脈瘤の超音波ドプラ像．瘤内の血流は描出されなくなった．

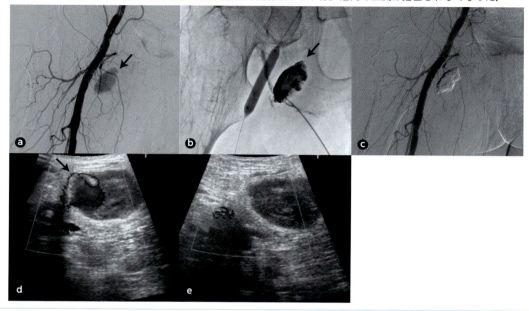

> **図4** PCI後の左大腿動脈仮性動脈瘤
> ⓐ 左大腿動脈造影．総大腿動脈の外側に仮性動脈瘤が見られる（矢印）．
> ⓑ バルーンを拡張させた状態でNBCA-リピオドール混合液1.2mL注入（矢印）．
> ⓒ 注入後の左大腿動脈造影．仮性動脈瘤内への血流は消失している．
> ⓓ NBCA-リピオドール混合液注入前の仮性動脈瘤の超音波ドプラ像．瘤内に血流が認められる（矢印）．
> ⓔ NBCA-リピオドール混合液注入後の仮性動脈瘤の超音波ドプラ像．瘤内の血流は描出されなくなった．

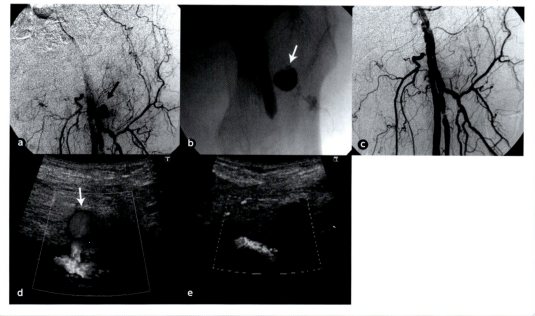

9 骨腫瘍摘出術，脊椎全摘術の術中出血軽減のための術前塞栓術／多血性骨腫瘍に対する塞栓術

1 基本事項

- 骨腫瘍摘出術前の腫瘍栄養動脈の塞栓術は，術中の出血量を軽減するための有効な方法とされている．
- 同様に，脊椎全摘術前の節動脈塞栓術も，術中出血の軽減に有用であると報告されている．

2 IVRの実際

2.1 適応

- 術中の出血量の低減を目的とした多血性骨腫瘍の術前塞栓．
- 骨巨細胞腫などに対する腫瘍縮小を目的とした塞栓．

2.2 手技

- 塞栓術は，手術の当日から数日前に行う．

2.2.1 骨腫瘍摘出術の術前塞栓術

[手順]
1. まず，CT during aortography（CTAo）を行い腫瘍栄養動脈を同定する．
2. マイクロカテーテルを各腫瘍栄養動脈枝に挿入する．
3. 粒子状の塞栓物質（1mm角ゼラチンスポンジ細片や500μmほどのマイクロスフェア）により塞栓する．
4. 内腸骨動脈領域の腫瘍では外腸骨動脈との交通が生じていることもあり，腫瘍栄養動脈と正常動脈枝との交通に注意し，正常臓器や下肢への塞栓物質の流出を避ける．

2.2.2 脊椎全摘術の術前塞栓術

[手順]
1. CTAoを行い，腫瘍が存在する椎体を養う節動脈の分岐を同定すると同時に，Adamkiewicz arteryの起始部を特定する．
2. 金属コイルと粒子（1mm角ゼラチンスポンジ細片や500μmほどのマイクロスフェア）を用いて節動脈近位から分岐する椎体枝の血流を減少させることを目的として塞栓する（図1）．
3. 節動脈には上下左右，それぞれに交通が存在することから，1つの椎体の脊椎全摘術施

9 骨腫瘍摘出術，脊椎全摘術の術中出血軽減のための術前塞栓術／多血性骨腫瘍に対する塞栓術

行例において，摘出する椎体の上下の隣接する椎体の左右両側の節動脈，計6本の塞栓を行うことを基本とする（図2）.

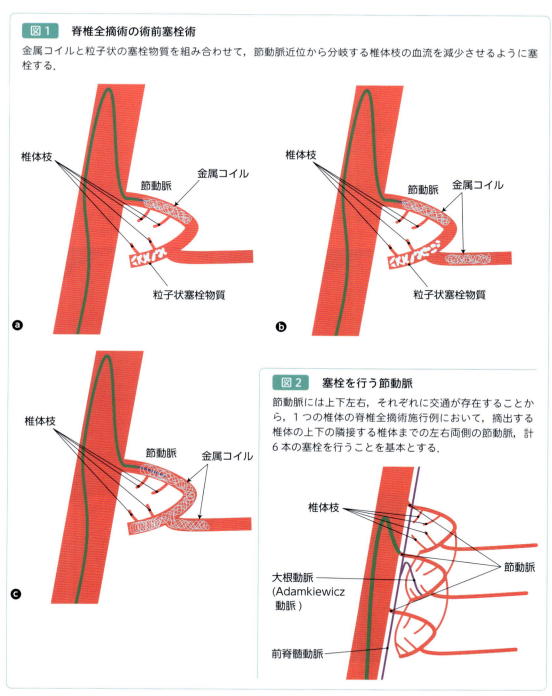

図1　脊椎全摘術の術前塞栓術
金属コイルと粒子状の塞栓物質を組み合わせて，節動脈近位から分岐する椎体枝の血流を減少させるように塞栓する.

図2　塞栓を行う節動脈
節動脈には上下左右，それぞれに交通が存在することから，1つの椎体の脊椎全摘術施行例において，摘出する椎体の上下の隣接する椎体までの左右両側の節動脈，計6本の塞栓を行うことを基本とする.

❹ また，Adamkiewicz artery が描出された節動脈は塞栓すべきでなく，その情報を手術施行医に必ず報告する.

7 骨盤・大動脈・四肢・頭頸部のIVR

3 症例（図3）

- 仙骨巨大巨細胞腫
- 腫瘍の増大が認められ，縮小を目的として塞栓術が依頼された．
- 骨盤動脈造影では両側内腸骨動脈と正中仙骨動脈を栄養動脈とする骨盤に広く進展する著明な腫瘍濃染が認められた．
- それぞれに対して，1mm角ゼラチンスポンジ細片にて塞栓を行った．3か月後，6か月後のCTで腫瘍の縮小が確認された．

図3 仙骨巨大巨細胞腫

ⓐⓑ 骨盤動脈造影では両側内腸骨動脈（矢頭）と正中仙骨動脈（白矢頭）を栄養動脈とする骨盤に広く進展する腫瘍濃染（矢印）が認められた．
ⓒⓓⓔ 両側内腸骨動脈と正中仙骨動脈それぞれに対して，1mm角ゼラチンスポンジ細片にて塞栓を行い，動脈枝の途絶（矢印）と腫瘍濃染の消失が確認された．3か月後，6か月後のCTで腫瘍の縮小が確認された．

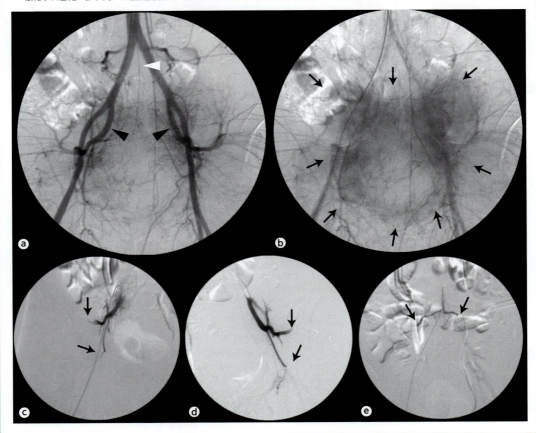

10 運動器などの痛みや炎症性疾患に対するIVR

1 基本事項

1.1 治療の概要

- 近年，運動器の慢性疼痛に対するIVRとして，奥野ら[1,2]はイミペネム・シラスタチン粒子を用いた経動脈的微細血管塞栓療法（transcatheter arterial micro-embolization：TAME）を考案し，その有効性の高さから注目されている．
- また，慢性関節リウマチなどの慢性炎症性疾患や化膿性関節炎の局所制御不良部位に対する選択的な経カテーテル的薬剤動注療法（ステロイドや抗生物質）の報告が以前より散見される．
- 本項では，TAMEの今後の広がりを見据えて，主要な関節の動脈分岐について記載しておく．また奥野らのTAMEの手技について，文献を参考に簡単にまとめ，記載する．

1.2 血管解剖：関節周囲の動脈

- 各関節の周囲の動脈の分岐を図1〜5にまとめた．

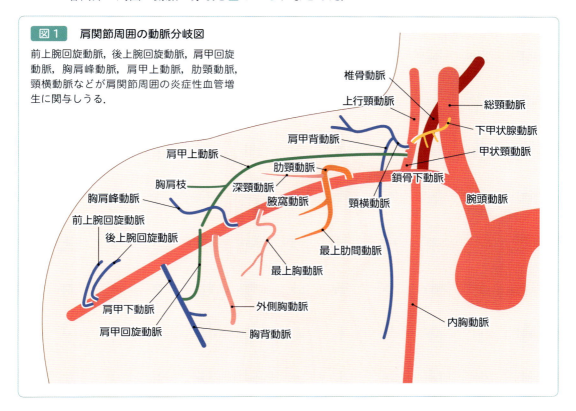

図1 肩関節周囲の動脈分岐図
前上腕回旋動脈，後上腕回旋動脈，肩甲回旋動脈，胸肩峰動脈，肩甲上動脈，肋頸動脈，頸横動脈などが肩関節周囲の炎症性血管増生に関与しうる．

図2　肘関節周囲の動脈分岐図

橈側反回動脈，尺側反回動脈，橈側側副動脈，反回骨間動脈，尺側側副動脈などが肘関節の炎症性血管増生に関与しうる．

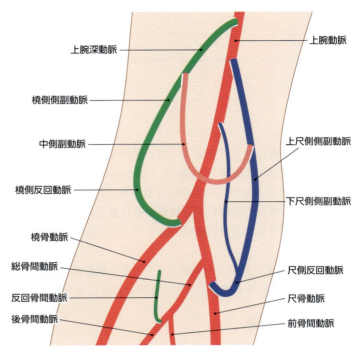

図3　手関節周囲の動脈分岐図

手の動脈枝の塞栓は手指の壊死の危険性があるため，より選択的で慎重な塞栓が要求される．

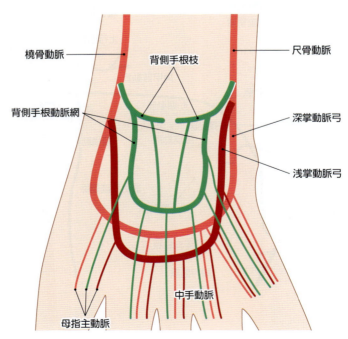

10 運動器などの痛みや炎症性疾患に対するIVR

図4 膝関節周囲の動脈分岐図

内外上下の膝動脈，腓腹動脈，前後の脛骨反回動脈が膝関節部の炎症性血管増生に関与しうる．

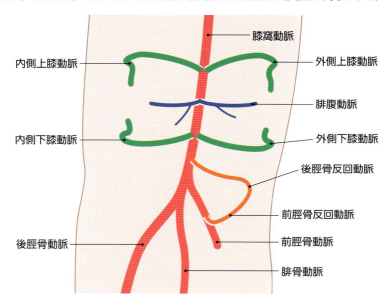

図5 足関節周囲の動脈分岐図

足の動脈枝の塞栓は足趾の壊死の危険性があるため，より選択的で慎重な塞栓が要求される．

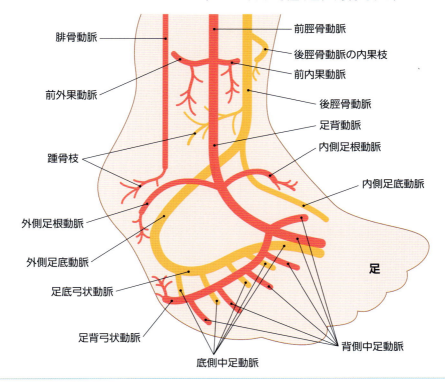

2 TAME の実際

- 従来の治療では，下記 2.1 にあげる疾患では，疼痛のコントロールが不良で慢性疼痛を有することが少なくない．
- これらの疾患において，疼痛部に一致する微細な炎症性血管増生が認められる場合，それらを微粒子で選択的に一過性に塞栓すれば，多くの症例で塞栓後数か月までに疼痛の有効な軽減が得られるというのが TAME である．

2.1 主な対象疾患

- 肩関節周囲炎，肩インピンジメント症候群，腱板断裂に伴う慢性疼痛
- テニス肘，野球肘
- ジャンパー膝（膝蓋腱炎）
- 足底腱膜炎，アキレス腱炎
- 変形性関節症，慢性関節リウマチ

2.2 手技

- 微細な炎症性血管は直径約 50 μm ほどと考えられている．
- 細径のマイクロカテーテルを選択的に責任血管と思われる動脈枝に挿入する．
- 選択的血管撮影で炎症性血管増生像を確認したうえで，それぞれの責任血管を微粒子によって選択的に塞栓する．

2.3 塞栓物質

- イミペネム・シラスタチン 0.5g を水溶性造影剤 10mL と混和し，懸濁液を作成する．
- 懸濁液中に，イミペネム・シラスタチンは 70μm 以下の微粒子として存在し，12 時間ほどで溶解する．
- 懸濁液を逆流しないように 0.2mL ずつ，生理食塩水で後押ししながら塞栓していく．
- 異常増生血管の血流低下が認められれば塞栓を終了し，動脈造影で異常増生血管の消失を確認する．
- イミペネム・シラスタチンは塞栓後 10 分ほど経過すれば末梢側へ進み，異常増生血管の再開通が起りうるため，10 分後に動脈造影にて塞栓状態を確認し，再開通が見られれば，塞栓を追加する．それを繰り返し，異常増生血管が消失すれば終了とする．
- もし，イミペネム・シラスタチン微粒子で，異常増生血管が消失しなければ，微小なマイクロスフェアによる塞栓を考慮する．その場合も異常増生血管のみの消失を目指して慎重に少量ずつ塞栓する．

【参考文献】

1) Okuno Y, et al. Transcatheter arterial embolization using imipenem／cilastatin sodium for tendinopathy and enthesopathy refractory to non-surgical management. J Vasc Interv Radiol 2013; 24: 787-792.
2) Okuno Y, et al. Short-term results of transcatheter arterial embolization for abnormal neovessels in patients with adhesive capsulitis: a pilot study. J Shoulder Elbow Surg 2014; 23: e199-206.

11 頭頸部のIVR

1 基本事項

- 頭頸部の腫瘍性病変や血管奇形，難治性鼻出血に対して，腫瘍や血管奇形の縮小，止血を目的として動脈塞栓術が選択されることが多くなっている．
- 悪性腫瘍に対しては超選択的な動注化学療法も行われる．
- 本項では外頸動脈の血管解剖とIVR施行時の注意点について概説する．

1.1 血管解剖：頭頸部（図1）

- 外頸動脈は総頸動脈から分岐する．
- 外頸動脈の分枝は近位から順に，前面からは上甲状腺動脈（甲状腺上部，下咽頭，喉頭に分布），舌動脈（舌，口腔底，舌下腺，中咽頭，下咽頭），顔面動脈（下顎，口蓋，上下口唇，頬粘膜，鼻），後面からは上行咽頭動脈（上咽頭，口蓋，鼓室，硬膜），後頭動脈（胸鎖乳突筋など，後頭蓋窩の硬膜），後耳介動脈（外耳，耳介，耳下腺，顎二腹筋，胸鎖乳突筋）などが分岐する．
- その後，耳下腺内で顎動脈と浅側頭動脈（頭皮，外耳）とに分岐する．
- 顎動脈からの分枝は主に顔面（上顎，口蓋，口腔粘膜，翼突筋，側頭筋，咬筋，頬部，眼窩，鼻，下眼瞼，涙腺，外側咽頭陥凹，耳管，鼓室など）に分布し，また硬膜へも分布する．

1.2 破格・吻合枝

- 外頸動脈の破格は比較的少ないが，分岐のレベルには個体差がある．
- 標準では第四頸椎レベルで総頸動脈から分岐するが，第一頸椎〜第三胸椎レベルまでの破格があるとされている．
- また，外頸動脈系の各枝には内頸動脈系や椎骨脳底動脈系との吻合が見られることがあり注意を要する．
- その1つは外頸動脈近位部と椎骨動脈を結ぶ吻合であり，胎生期に存在する吻合血管の残存によるとされている．
  - 多くの場合，吻合部の近位側の椎骨動脈に無あるいは低形成が見られる．
  - その他にも外頸動脈系の各枝と椎骨動脈との吻合はまれでない．
- また，顎動脈をはじめとする外頸動脈系から眼動脈を介した内頸動脈への吻合はまれでなく，動脈塞栓や動注化学療法の際には注意を要する．
- 上咽頭に分布する上行咽頭動脈も内頸動脈や椎骨動脈との吻合が多い動脈であり，選択的な動脈塞栓や動注化学療法は慎重になるべきである．
  - したがって，より安全に動脈塞栓や動注化学療法を行うために，CT during arteriography（CTAo）により破格や吻合の存在を確認することが望ましい（図2, 3）．
  - また塞栓物質は大きめのサイズを用い，また塞栓物質や抗癌剤の注入は圧入を避けるべきである．

7 骨盤・大動脈・四肢・頭頸部のIVR

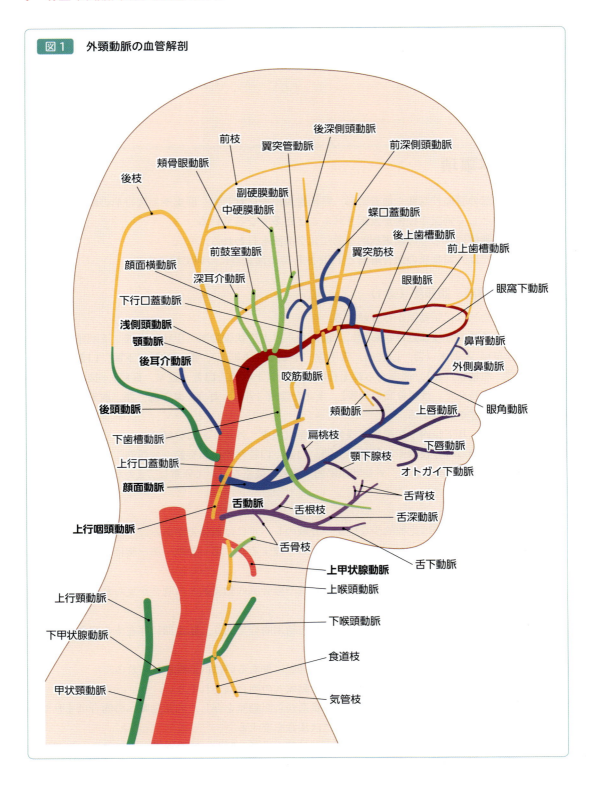

図1 外頸動脈の血管解剖

11 頭頸部のIVR

| 図2 | 下咽頭癌症例

動注時のCTAo．両側の上甲状腺動脈から分岐する上喉頭動脈（矢印，黄・紫）と右側の甲状頸動脈の分枝である下喉頭動脈（矢頭，緑）が主要栄養動脈と考えられる．

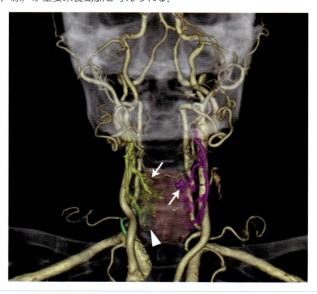

| 図3 | フォン レックリングハウゼン病

右側頭部の神経線維腫の術前塞栓術時のCTAo．浅側頭動脈，後頭動脈，中硬膜動脈が主たる栄養動脈となっていると考えられる（矢印）．

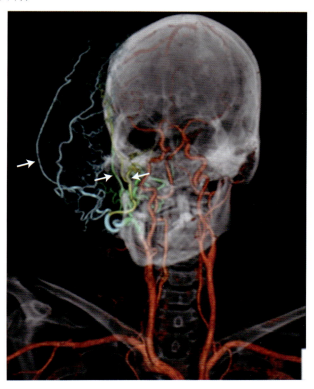

血管奇形のIVR 8

分類
- 血管奇形は近年 ISSVA (the International Society for the Study of Vascular Anomalies) 分類に従って診断が行われる．
- ISSVA 分類では，動静脈奇形，静脈奇形，毛細血管奇形，リンパ管奇形とそれらの混合型に分類される．

8 血管奇形のIVR

1 動静脈奇形

1 基本事項

1.1 病態と症状

- 動静脈奇形とは動脈が毛細血管を経由せずに，異常拡張した血管腔である nidus を経由し，静脈へ短絡する構造異常を示す病態である．
- 臨床症状としては拡張した血管腔そのものによる既存組織の腫脹，短絡による静脈圧上昇による既存組織の腫脹，血管腔からの出血，虚血性変化（潰瘍，壊死），変形，機能障害，疼痛，中心静脈圧の上昇による心不全症状などが挙げられる．

1.2 治療の概要

- 動静脈奇形の治療の標的は"nidus"であり，それを硬化，閉塞，あるいは摘出することによって，破壊，消失させることである．
- 動静脈奇形に対する治療法として，IVR治療（硬化療法，塞栓術），外科的切除術，放射線治療などがある．
- 外科的結紮術の報告もあるが，nidus の摘出なくして有効な治療とはなりえない．

2 IVRの実際

- IVR治療は大きく分けて，①硬化療法と②塞栓術が挙げられる．
- それぞれ，アプローチと物質の違いに過ぎない．
- 要は，いかに"nidus"へアプローチして"nidus"を破壊するかということであり，"nidus破壊術"とまとめることができる．
- 流入動脈が明らかに1本である場合に限っては，その流入動脈を塞栓するだけで nidus と流出静脈の内圧が低下し，著明な縮小あるいは消失が期待できる．

2.1 動静脈奇形の発生臓器と治療選択

- 動静脈奇形の治療は発生臓器によっても方法論が異なる．

2.1.1 四肢や手指，足趾の動静脈奇形

- nidus 内へのエタノールあるいは NBCA-リピオドール混合液の直接注入が，動脈の障害を避けやすく比較的安全であり，選択されるべきである．
- その理由として，以下が挙げられる．
  ①マンシェットや用手的な圧迫により血流コントロールが可能であることが多いこと
  ②NBCA-リピオドール混合液による流入動脈からの塞栓術は，虚血により指を壊死する

可能性が高いこと
- 塞栓物質注入中の流入動脈側への逆流は正常動脈枝の塞栓による組織壊死をきたしうるため避けなければならない．

2.1.2 肝，膵などの内臓や胸腹壁の動静脈奇形
- 血流の完全途絶が難しいことや組織障害が危惧されることからエタノールは使用しにくい．
- したがってNBCA-リピオドール混合液やNBCA-リピオドール-エタノール混合液（NLE）による塞栓が選択される．

2.1.3 塞栓による臓器の梗塞が許容される場合（巨大な腎動静脈奇形など）
- 完全な塞栓性からバルーンカテーテルによる血流遮断下のエタノール注入が選択されうる．

2.1.4 肺動静脈奇形
- 中途半端な塞栓状態や塞栓物質の逸脱による奇異塞栓の危険性があるため金属コイルを用いてnidusの直前の流入動脈すべてを確実に塞栓することが一般的である．
- nidus内に既存の血栓がなければnidus内から流入動脈にまたいでダンベル型のフレームを作成し内部を充填することでコイルの流出側への逸脱を防ぐ方法がある．
- また近年はAVP（Amplatzar vascular plug）が使用できるようになり，今後改良が重ねられるとともに用いられる頻度が高くなる可能性がある．

2.2 術前画像診断
- 治療に先だっての画像検査が重要である．
- すなわち，動脈造影下CTでのナビゲーションイメージ作成によって，流入動脈の本数と瘤化の有無，流入動脈からの正常動脈枝の分枝の有無，nidusの個数，サイズ，nidus間の交通，流出動脈の本数を把握する．
- ナビゲーション画像に沿って選択的血管造影を行って，上述の流入動脈，nidus，流出静脈の状況を詳細に描出し血行動態を確認する．
  - 可能であればnidus内の超選択的造影，あるいはnidusの直接穿刺による造影剤の試験注入を行って，血流速度や逆流の危険性の把握を行う．
  - またnidus血流を完全静止させうる方法を検討する．

2.3 硬化療法
- 硬化療法とは，血流静止下で，nidus内にエタノールを注入し硬化する方法である．
  - エタノールに可視性のリピオドールを約30％混和すると，oil in waterのemulsionとなり，治療時の動静脈奇形の血流停滞の参考になる．
- nidusへのアプローチには以下の3つがある．動静脈奇形の位置と形状から，どのアプローチが適切かを考える．
  ①直接穿刺
  ②経動脈的
  ③経静脈的
- nidusの血流静止には以下の方法がある．
  ①用手圧迫
  ②駆血帯，ターニケット，マンシェットなどを用いる外的圧迫法

③流入動脈か流出静脈，あるいはその両方をバルーンカテーテルで閉塞する経カテーテル法
- 動静脈奇形の位置と形状，動態によって，適した血流静止法を選択する．
- たとえば，流入動脈が多数でも四肢や指の動静脈奇形には外的圧迫法で血流静止が可能である．
- 体幹深部では流入動脈か流出静脈，あるいは両方をバルーンカテーテルで閉塞させる必要があることが多い．

- nidus内の血流を静止させた状態で，エタノール-リピオドール混和液を血流停滞したnidusにのみ注入し，5分間ほど停留させる．
  - それによりnidus内壁を障害し，内腔を閉塞させる．
  - 可能であれば，治療後のnidusを数時間圧迫し虚脱させておくとnidusの閉塞率が高まる．
- 注入するエタノール量は，リピオドールのテスト注入によるnidus内の充満状況を見て検討をつける．
  - たとえば，指の動静脈奇形であれば，0.05〜0.1mL程度とごく微量であることが多い．
  - エタノール注入中に流入動脈へのリピオドールの逆流が見られればnidus内の充満がなくても，正常臓器の虚血を回避するために注入を終了せざるをえない．
  - 流入動脈に多量のエタノールが逆流してしまった場合には，ただちに血流を再開しエタノールを洗い流す．
  - エタノールの使用量が多くなると急性アルコール中毒や肺高血圧，循環動態不全などをきたすことがあり1回の治療におけるエタノールの使用量は0.1〜0.2mL／kg以下とするのが安全と思われる．
- nidus内の血流をまったく静止させることができない場合（たとえば流入動脈・流出静脈が多数で用手圧迫も困難の場合）には，液体であるエタノールは無効となる．
- しかし部分的にでもnidus血流の停滞が可能であれば，停滞した部位から順次エタノールを注入し，nidus容積を徐々に縮小させていくことを考える．
- 流入動脈や流出静脈は基本的には閉塞させないことが，有害事象を防止する意味で重要である．
- また，nidus内へのアプローチが困難で，流入動脈から薬剤を塞栓せざるをえない場合にも，液体で組織障害性の強いエタノールは使用できない．
- nidusの血流静止が不可能な場合や，流入動脈から薬剤を流し込む必要がある場合は，NBCA-リピオドール混合液やNLEをnidus内に充満させることを考える（塞栓術）．
- その場合（塞栓術）は流入動脈をバルーンカテーテルを用いてできるだけ血流を低下させ，NBCA-リピオドール混合液やNLEがnidus内腔全体を占拠するように注入する．
  - NLEはバルーンやカテーテルに接着しにくいことからより安全に緩徐に注入でき，nidus内腔全体に充満させやすい．
- 治療効果や組織障害などの有害事象は数日後に明瞭化することもあり，治療効果や有害事象の判定と追加治療は1週間から数か月毎に行っていく姿勢も重要である．
- 近年，エタノールやNBCA以外にもオルダミンやポリドカスクレロールを用いた硬化療法の報告も見られる．それぞれの薬剤の特性と問題点を熟知して用いることが重要である．

2.3.1 手技

- 手指の動静脈奇形に対する直接穿刺エタノール注入を例に解説する．

[手順]

❶ 治療に先立って，まず指の付け根に指神経ブロック（26G 針，1％キシロカイン®注）を十分行う．
❷ 次いで術前に得られた画像と拍動を参考に nidus を 24G 血管留置針で穿刺する．
❸ 血液の逆流が確認できれば外套針を少し先進させ自然抜去しないように保持する．
❹ 少量の造影剤で造影を行い，**nidus** と **流出静脈** が描出されることを確認する．
❺ もし少しの圧入で**流入動脈**への逆流がある場合は，エタノールの逆流を考慮して穿刺位置を変更するか，描出された動脈を圧迫し血流遮断を行い再度造影し，nidus と流出静脈のみの描出となることを確認する．
❻ 次に流入動脈と流出静脈を圧迫し，nidus の血流を完全に静止させて造影を行い，造影剤が nidus 内に停滞することを確認する．
❼ そこまで確認されてようやくエタノールを注入するのであるが，エタノールにはリピオドールを約30％ほど混和しておくと停滞や逆流の目安となり安全性が高まる．
  ▸ 指の動静脈奇形であれば，エタノール使用量は **0.05 〜 0.1mL 程度とごく微量**であることが多い．
  ▸ 1回の治療におけるエタノールの使用量は 0.1 〜 0.2mL／kg 以下が安全と思われる．
❽ 血流遮断時間は 5 〜 10 分程度とし，可能であれば，数時間，nidus のみの圧迫を継続する．
❾ 圧迫を解除すると nidus の拍動の消失あるいは減少が確認される．
❿ nidus が残存する場合は，日を改めて同様の手技を繰り返し，徐々に nidus の減少，縮小を得ていく．
⓫ 治療効果や組織障害などの有害事象の判定と追加治療は 1 か月以内は慎重に行い，追加治療は 1 か月以上間隔をあけて行う姿勢が重要である．

2.3.2 硬化療法による有害事象と防止策

- 指先の動静脈奇形の硬化療法による有害事象で最も重大なものは，指先の壊死である．
- nidus を穿刺しエタノールを注入したにもかかわらず，エタノールを流入動脈側へ逆流させてしまうことによる（図1 ❺）．
- 末梢動脈への逆流を避けるために，流入動脈が分岐する付近やその末梢寄りを圧迫しエタノールの末梢動脈への逆流を防止することが重要である（図2，3）．
- 万が一エタノールが末梢動脈へ流れた場合には，直ちに動脈血流を再開し，細動脈，毛細血管内のエタノールを洗い流す．
- 次に重要な有害事象としては，静脈の硬化や血栓化による浮腫や潰瘍の出現である．したがって，流出静脈もできる限り温存することを心掛ける（図1 ❻）．

8 血管奇形のIVR

> **図1** 硬化療法による主な有害事象
> ⓐ 硬化療法の基本はnidusのみの硬化である．流入動脈と流出静脈を圧迫して（○部分）nidusの血流を完全に静止させた状態でエタノールを注入する．
> ⓑ エタノールを流入動脈側へ逆流させてしまうと指先の梗塞壊死を生じうる．
> ⓒ 静脈の硬化や血栓化による閉塞を生じてしまうとうっ血による浮腫や潰瘍が生じてしまう．

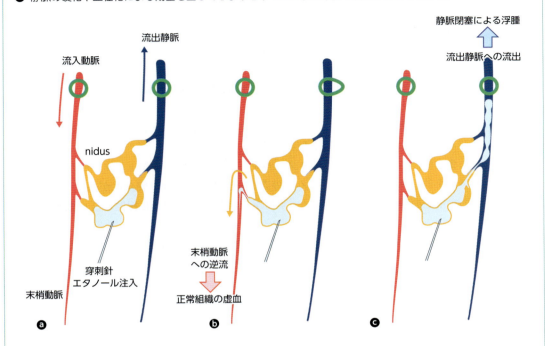

> **図2** エタノールの末梢動脈への逆流防止
> 流入動脈と流出静脈を圧迫して（○），nidusの血流を完全に静止させた状態でエタノールを注入するが，さらに末梢動脈への逆流を避けるために，流入動脈が分岐する付近やその末梢寄り（矢印）を圧迫しエタノールの末梢動脈への逆流を防止することが重要である．

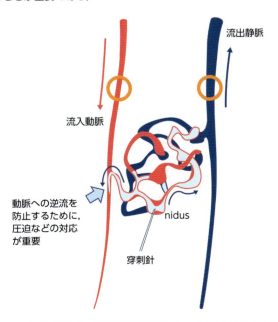

図3　エタノールの末梢動脈への逆流防止

末梢動脈へのエタノールの逆流を避けるために，流入動脈と流出静脈の近位（赤矢印）の圧迫のみならず，流入動脈の末梢寄り（黄矢印）を圧迫しエタノールの逆流を防止する．

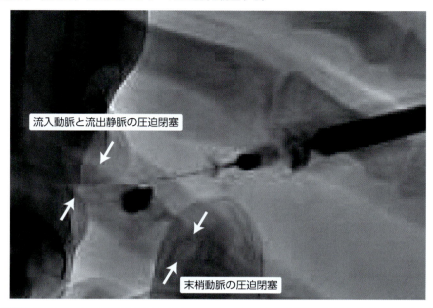

2.3.3　症例：手指動静脈奇形症例

- 以前に他院の外科にて異常血管の結紮術が施行された既往を有する．
- 左小指末節部に拍動性拡張血管が見られ，皮膚の色素沈着や爪の形成障害が認められた（図4 ⓐ）．
- 経静脈性造影CT（MIP）では，左小指末節部に著明な異常血管の増生と早期還流が認められた（図4 ⓑ）．
- 動脈造影検査では，左小指末節部に著明な異常血管の増生と早期還流が認められ（図5 ⓐ），選択的造影では流入動脈と nidus，流出静脈として把握できる（図5 ⓑ）．
- 動脈は細く蛇行しており nidus 内へのマイクロカテーテルの挿入は不可能であり，指先の壊死を考慮すると経動脈的な治療は不可能と判断した．
- nidus を24G血管留置針で穿刺し造影し，順行性に nidus と流出静脈のみが描出されることを確認（図6 ⓐ）．
- 次いで，指の付け根の圧迫により流入動脈と流出静脈の血流を遮断して造影し，指先の動脈への逆流がないことを確認．
- 1mLのシリンジでごく少量（0.05mL）のエタノール-リピオドール混和液（エタノール：リピオドール＝7：3）を緩徐に注入し，5分間血流遮断を維持した（図6 ⓑ）．
- その後，翌朝まで nidus 部を綿球とテープで圧迫固定した．
- 硬化法の1か月後には左小指末節部の色素沈着や拍動性拡張血管は消失し（図7 ⓐ），経静脈性造影CT（MIP）で動静脈奇形の消失が確認できた（図7 ⓑ）．

8 血管奇形のIVR

図4 治療前の肉眼所見と経静脈性造影CT
ⓐ 左小指末節部に皮膚の色素沈着や爪の形成障害が認められる．同部には拍動性拡張血管（矢印）が触知された．
ⓑ 経静脈性造影CT（MIP）では，左小指末節部に著明な異常血管の増生（矢印）と早期還流が認められる．

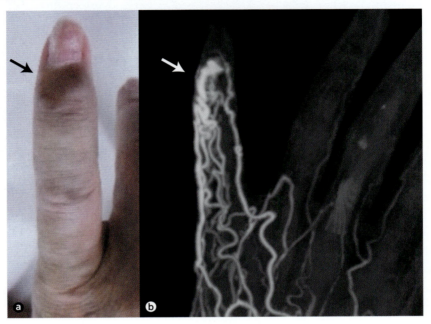

図5 治療前の動脈造影検査画像
ⓐ 動脈造影検査では，左小指末節部に著明な異常血管の増生（矢印）と早期還流が認められる．
ⓑ 選択的動脈造影では流入動脈（青矢印）とnidus（矢頭），流出静脈（黄矢印）として把握できる．しかし，動脈からのnidus内へのマイクロカテーテルの挿入は不可能であり，指先の壊死を考慮すると経動脈的な治療は不可能と判断すべきである．

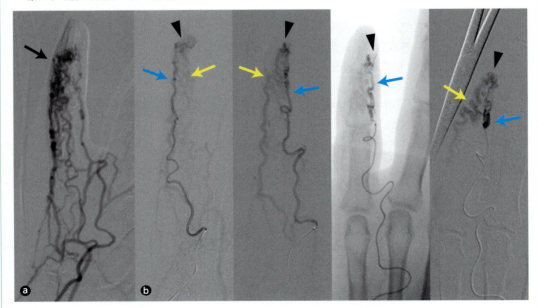

1 動静脈奇形

図6 処置中の造影画像

ⓐ nidusを24G血管留置針で穿刺し造影．順行性にnidus（矢頭）と流出静脈（黄矢印）のみが描出されている．
ⓑ 指の付け根の圧迫により流入動脈と流出静脈の血流を遮断して（矢印），1mLのシリンジで微量（0.05mL）のエタノール-リピオドール混和液（エタノール：リピオドール＝7：3）を緩徐に注入．

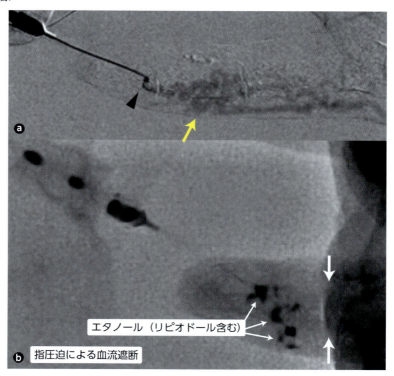

図7 治療後の経静脈性造影CTと肉眼所見

ⓐ 硬化療法の1か月後の経静脈性造影CT（MIP）．動静脈奇形の消失が確認できる（矢印）．
ⓑ 左小指末節部の色素沈着や拍動性拡張血管も消失した（矢印）．

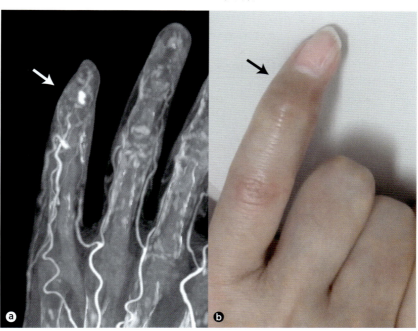

159

2.4 経動脈的塞栓術

- 経動脈的に治療を行う場合も，マイクロカテーテルをnidus内にまで挿入し，nidus内の血流を停滞させて，**エタノール**（エタノールの組織障害性を保ちつつ可視化を得るためリピオドールを30%程混和）を注入しnidusを硬化することを第一目標とする．
- この場合の注意点は前述の硬化療法に準ずるが，血流を停滞させる方法として，親カテーテルにバルーンカテーテルを用いたり，マイクロバルーンカテーテルを用いる方法がある．
- もしnidus内へのマイクロカテーテルの挿入が不可能なら，できるだけ近傍にまで先進させ，可能であれば血流を適切な状態にコントロールし塞栓する．
  - その場合は正常の組織を養う動脈枝に塞栓剤が流入する可能性が高く，エタノール注入は危険であり原則禁忌である．
  - 代用として**NBCA-リピオドール混合液**が用いられることが多い．
  - NBCA-リピオドール混合液を使用するにしても虚血障害の危険性はある．
- したがって，エタノールを用いる時と同様に動脈側への塞栓剤の逆流を避けるために，正常動脈の末梢側を何らかの方法で一時的に途絶させる工夫も必要である（図8）．
- NBCA-リピオドール混合液による塞栓の注意点として以下のものが挙げられる（図8）．
  ① NBCA-リピオドール混合液はnidus全体に充満せずに一部のnidusが残存する可能性がある．
  ② 流出静脈へNBCA-リピオドール混合液が多量に流出すると静脈閉塞や肺塞栓を起こしうる．
  ③ 多数の流入動脈が存在する場合，NBCA-リピオドール混合液を注入している流入動脈以外の血流により，注入直後にNBCA-リピオドール混合液が注入側へ逆流し，意図しない動脈枝を塞栓しうる．

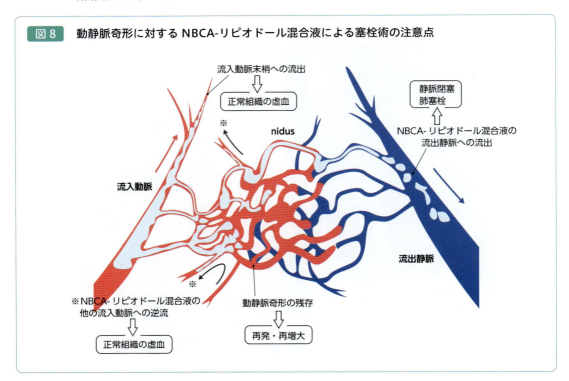

図8　動静脈奇形に対するNBCA-リピオドール混合液による塞栓術の注意点

- バルーンカテーテル使用時の注意点として，バルーンで血流を遮断した時点で他の流入動脈の血流が優位となり，nidus 内の血行動態が変化し，意図しない塞栓になる可能性がある．
    ▶ したがって，血流遮断後に造影テストを行ってから塞栓するようにする．

2.4.1 マイクロバルーンカテーテル使用の有用性（図 9）

- 近年，マイクロバルーンカテーテルを流入動脈の nidus 近くにまで挿入し，バルーン閉塞下にエタノール - リピオドール混和液や NLE を nidus 内に充満させる報告が見られる．
- バルーン閉塞下であるため逆流する危険がなく，逆流による正常動脈枝の塞栓を防止できる．
- ただし流入動脈が複数ある場合は，他の流入動脈から逆流する可能性はあり注意を要する．
- また NLE は NBCA-リピオドール混合液と異なりバルーンカテーテルに接着しにくく時間をかけて注入できるため，nidus 全体に充満しやすい．

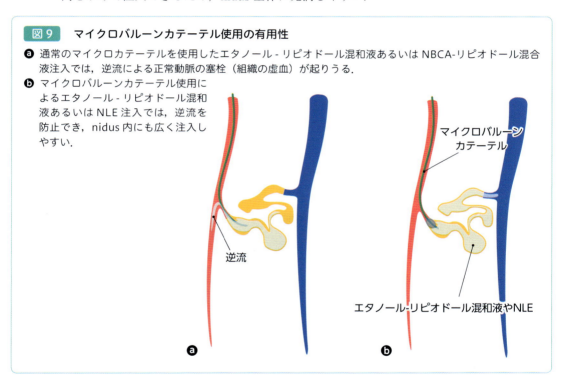

図 9　マイクロバルーンカテーテル使用の有用性
ⓐ 通常のマイクロカテーテルを使用したエタノール - リピオドール混和液あるいは NBCA-リピオドール混合液注入では，逆流による正常動脈の塞栓（組織の虚血）が起りうる．
ⓑ マイクロバルーンカテーテル使用によるエタノール - リピオドール混和液あるいは NLE 注入では，逆流を防止でき，nidus 内にも広く注入しやすい．

2.4.2 経動脈的塞栓術の留意点

- nidus 全体に障害を与えることが最良の治療法であり，流入動脈や流出静脈はできるだけ温存するように心掛ける．
- 有害事象の多くは流入動脈からの塞栓による正常組織の虚血壊死と，流出静脈への逸脱による肺塞栓や静脈閉塞である．

2.4.3 治療効果の長期経過

- nidus が完全に消失していない場合には再増大あるいは近傍から新たな動静脈奇形が発生する可能性が高い．
- したがって，残存が確認されれば，経過観察か追加治療を考える．

8 血管奇形のIVR

2.4.4 症例：腹壁動静脈奇形症例

- 10年ほど前の外傷により生じた傷に一致して，隆起と発赤，拍動性血管触知が出現し，徐々に増大し，最近では，潰瘍形成による痛みや出血も見られるようになったため受診した．
- 肉眼像では腹壁のやや右寄りに広範囲の隆起性拍動性の紅斑が認められ，中央部には出血を伴う潰瘍形成が見られた（図10 ⓐ）．
- カラードプラUS検査にて著明な拍動性の異常血管増生が認められ，血流のコントロールは難しいと判断し，NBCA-リピオドール混合液による塞栓術が計画された．
- 塞栓術前に施行したCT during Aortography（CTAo）では，右腹直筋内を主体に皮下脂肪織にも著明な拡張血管が認められた（図10 ⓑ）．VR像では流入動脈は左右内胸動脈，右下腹壁動脈，右肋間動脈であることが明らかとなり，また著明なnidusの増生が認められた（図11）．
- それぞれの流入動脈に選択的にマイクロカテーテルを挿入し造影し，動静脈奇形の描出を確認した（図12）．
- 確認後，それぞれNBCA-リピオドール混合液（NBCA：リピオドール＝1：4～7）を注入し塞栓した．
- 注入後のCTではそれぞれの流入動脈やnidusに，リピオドールの貯留が認められた．しかし塞栓されていないnidusの残存も見られた（図13）．
- その後，半年～1年毎に追加の塞栓術を行った．

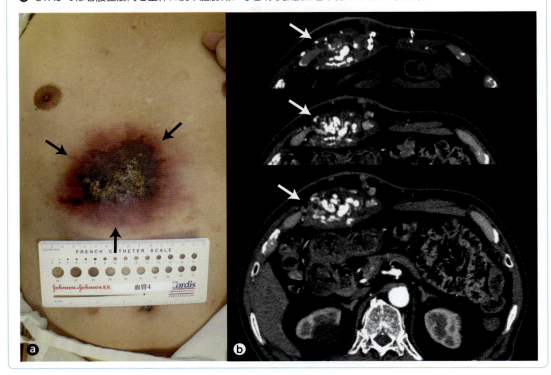

図10 治療前
ⓐ 肉眼像．腹壁のやや右寄りに広範囲の隆起性拍動性の紅斑が見られ，その中央部には出血を伴う潰瘍形成が見られる（矢印）．
ⓑ CTAoでは右腹直筋内を主体に皮下脂肪織にも著明な拡張血管が認められる（矢印）．

1 動静脈奇形

図11 CTAo（VR像）
流入動脈は左右内胸動脈（白矢印），右下腹壁動脈（黄矢印），右肋間動脈（矢頭）であることが明らかとなり，また著明な nidus の増生（青）が認められる．

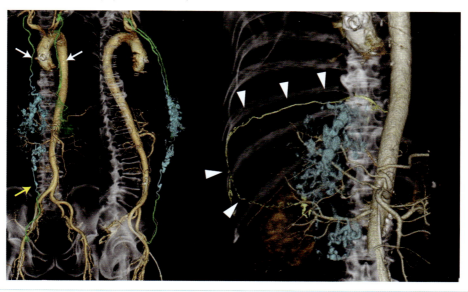

図12 マイクロカテーテルを挿入して造影
左右内胸動脈（ⓐⓑ白矢印），右下腹壁動脈（ⓒ黄矢印），右肋間動脈（ⓓ黒矢印）に選択的にマイクロカテーテルを挿入し造影し，動静脈奇形の描出を確認．

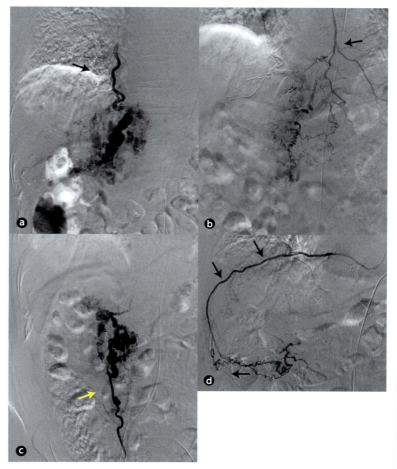

8 血管奇形のIVR

> **図 13** NBCA-リピオドール混合液を注入後の CT
> 左右内胸動脈（白矢印），右下腹壁動脈（黄矢印），右肋間動脈（矢頭）の流入動脈と nidus に一致して，NBCA-リピオドール混合液の貯留が認められる．しかし貯留していない nidus の残存も見られる．

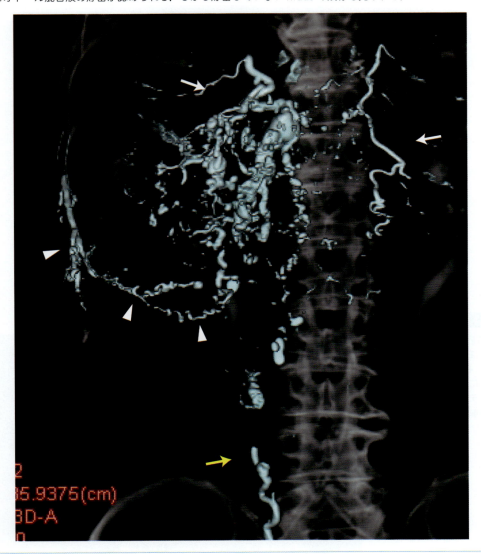

2.5 動静脈奇形と動脈瘤の併存

- 時に動静脈奇形の流入動脈に，nidus と区別しがたい動脈瘤の併存が認められる（図 14）．
- この場合，特に手指などにある場合，動脈瘤を nidus と誤診して，エタノールを注入してしまうと，指の末梢動脈へのエタノールの流入により指が壊死してしまう．
- 対策としては術前の精密な動静脈奇形の描出に尽きる（図 14）．
- 動静脈奇形と動脈瘤の併存が見られれば，まず動静脈奇形の治療を前述の通り行い，その後，末梢動脈の血流を温存して動脈瘤に対して金属コイルや NBCA-リピオドール混合液注入で充填術を施行する．

1 動静脈奇形

> **図14** 動静脈奇形と動脈瘤症例
>
> まず動静脈奇形の治療を前述の通り行い（緑），その後，動脈瘤に対して金属コイルやNBCA-リピオドール混合液注入で充填術を施行する．指先の動脈枝の温存のために，起始部を圧迫しブロックする．血流は他方の動脈枝からの側副血流に期待する．ⓐ動静脈奇形，ⓑ動静脈奇形＋動脈瘤．

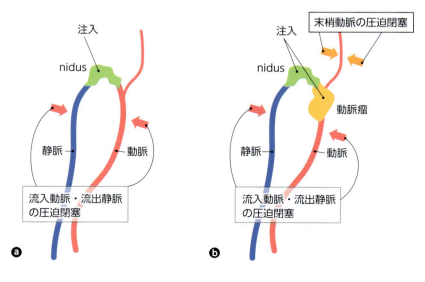

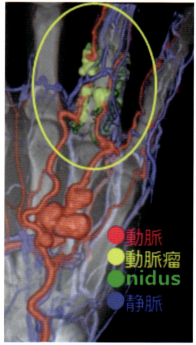

8　血管奇形のIVR

2.6　経静脈的アプローチによる治療（図15）

- 腹腔内発生の動静脈奇形はしばしば多数の流入動脈を有する．
- その反面，流出静脈が1～2本などと少ないことを経験する．
- そのような症例には経静脈的アプローチが有用である．
- バルーンカテーテル（マイクロバルーンカテーテルでも可）を流出静脈から逆行性にできる限りnidus近くにまで挿入し，造影剤の試験注入でnidusの血流停滞を確認する．
  - 交通する他の流出静脈があれば，金属コイルなどによって塞栓し，可能な限り流出静脈を1本にする．
- エタノール-リピオドール混和液やNLEをnidus内に充満させる．
  - この時過剰注入による流入動脈側の正常動脈枝への流出に注意する．
  - バルーン閉塞解除前にバルーン近傍にコイル塞栓を行うこともある．

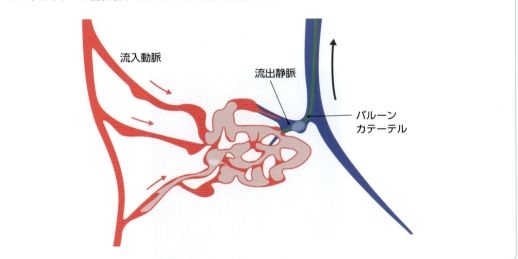

図15　経静脈的アプローチによる治療
バルーンカテーテルを流出静脈から逆行性にnidus近くにまで挿入し，nidusの血流停滞が確認できれば，エタノール-リピオドール混和液やNLEをnidus内に充満させる．

2 静脈奇形

1 基本事項

- 静脈奇形とは，海綿状や嚢状の異常な拡張血管が増生した病態であり，従来，皮下や筋肉内に見られる海綿状血管腫，筋肉内血管腫と呼ばれていたものが含まれる．

2 IVRの実際

2.1 静脈奇形の診断

- MRI（脂肪抑制T2強調像）で著明な高信号やflow voidを示し，CTでは内部に静脈石を認めることも多い．
- 造影検査では内腔に非常に緩徐な造影効果を示す．

2.2 手技

- 静脈奇形に対するIVR治療は経皮的直接穿刺による硬化療法である．
- いわゆる海綿状血管腫は，もともと内腔の血流が非常に緩徐であることから血流の遮断は要さず，エタノール-リピオドール混和液の注入のみで著効することが多い．
- 筋肉内血管腫の場合，大きな血管腔を有し，広範囲であったり，びまん性であることが多く，多量のエタノールを要することもある．
  - また深部の筋肉内血管腫では術後の圧迫が困難であることから，治療効果が不十分の場合も少なくない．
  - 経静脈的アプローチなども考慮し，根気よく治療を継続し少しずつ縮小させていく姿勢が必要である．

[手順]
1. 超音波ガイド下に静脈奇形内腔を穿刺する．
2. 水溶性造影剤を少量注入し血流が非常に緩徐であることを確認する．多くの場合，血流コントロールなく造影剤は内腔に留まる（図1 ⓐ）．
3. エタノール-リピオドール混和液を透視下に注入し，リピオドールが静脈奇形内腔に停滞することを確認する（図1 ⓑ）．
4. 穿刺針を抜去し，穿刺部の皮下に生食水あるいは1%リドカイン注を適量注入し，皮下に漏れ出したエタノールを洗い流しておく．

8 血管奇形のIVR

図1 静脈奇形に対するエタノール - リピオドール混和液注入
ⓐ 静脈奇形内腔を穿刺して水溶性造影剤を少量注入し貯留を確認する（矢印）．
ⓑ エタノール - リピオドール混和液を注入しリピオドールの貯留を確認する（矢印）．

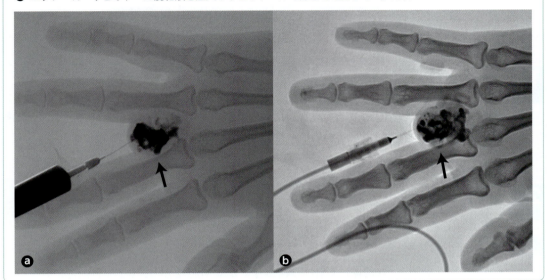

3 毛細血管奇形

1 基本事項

- 毛細血管奇形は正常組織内を網目状に微細な異常血管が増生した形態を示す．
- しばしば正常組織に腫脹や色調の変化を生じる．
- 異常血管は微細であるため，血管内腔を穿刺して硬化療法を行うことは困難である．

1.1 治療の概要

- 治療法として，外科的治療，レーザー治療，経動脈的塞栓療法，微量反復エタノール注入療法がある．
- 一般的には正常組織ごと切除する外科的治療（外科的切除・再建術）が選択される．
- 表在のものについてはレーザー治療も有用とされる．
- レーザー治療は厚味のあるものや腫瘤状のものには効果は期待できない．

2 IVRの実際

2.1 経動脈的塞栓療法

- **経動脈的塞栓療法**は，近年，細径のマイクロカテーテルの選択的挿入と微細な塞栓物質（マイクロスフェア）を使用することによる塞栓療法が有用であったとする報告が散見される．
- しかしその一方で，毛細血管奇形は血管が極めて微細であり，カテーテルおよび塞栓物質の選択的注入が困難なため正常臓器の虚血壊死を引き起こす危険性が高いと考えられている．
- 施行時には臓器虚血を念頭に入れ，超選択的に行う必要がある．
- また動静脈短絡が存在しないことを確認しておく．

2.2 微量反復エタノール注入療法

- 口唇や顔面など毛細血管奇形による局所の腫脹を軽減するためには，腫脹組織内への**微量反復エタノール注入療法**が有用である．
- 毛細血管奇形の異常血管の穿刺は不可能であるが，腫脹した組織を26G以下の細径針で穿刺しごく少量のエタノールを注入する．
- 作用機序は，①腫脹した組織自体を少しずつ凝固壊死させ，組織の縮小を図ること，②微細な異常血管へのエタノールの浸透により異常血管の硬化や破壊も期待しうること，が挙げられる（図1）．
- 本法は微量のエタノールによる硬化療法を1か月毎に繰り返し行うことにより，緩徐ではあるが，安全に縮小効果が得られる．

8 血管奇形のIVR

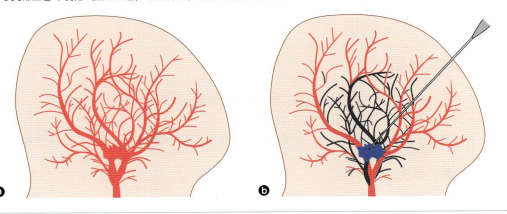

図1 毛細血管奇形に対する微量エタノール注入療法
ⓐ 異常な毛細血管の増生により組織に腫脹が見られる．
ⓑ 腫脹した組織内にエタノールを注入し，①組織自体の凝固壊死（青），②異常血管へのエタノールの浸透による異常血管の硬化（黒の血管）を期待し，組織の縮小を図る．

- 有害事象として潰瘍形成や神経障害が起こりうるため，危険性の低い部位に，ごく少量ずつ慎重に注入していくことが重要である．

3 症例

3.1 尾翼の毛細血管奇形症例

- 10年ほど前から右側の尾翼の腫脹と発赤が見られていたが，増大し鼻出血も見られるようになったため受診（図2 ⓐ）．
- MRI（脂肪抑制T2強調画像）で淡い高信号を呈し，またflow voidは認められず，血管腔が微細であることを示していた（図3 ⓐ）．
- そこで，腫脹した尾翼への**微量反復エタノール注入療法**を施行することとした．
- 25Gの皮内反応針を用いて，1回につき0.05mLほどのごく少量の注入を1か月毎に12回繰り返した．
- 1年後には，尾翼の縮小と鼻出血の消失が得られ，MRIでも腫脹の軽減と信号強度の低下が見られた（図2 ⓑ，図3 ⓑ）．

3 毛細血管奇形

図2　肉眼像
ⓐ 治療前．右側の尾翼の腫脹と発赤が見られる．
ⓑ 微量反復エタノール注入療法 12 回施行後．尾翼の縮小が認められる．

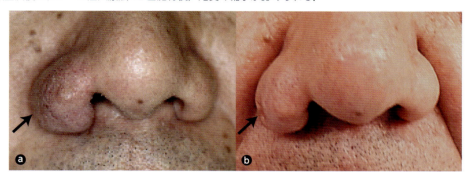

図3　MRI（脂肪抑制 T2 強調像）
ⓐ 治療前．右尾翼は腫脹し，淡い高信号を呈しており，異常血管腔が微細であることを示唆する．
ⓑ 微量反復エタノール注入療法後．尾翼の縮小と信号強度の低下が認められる．

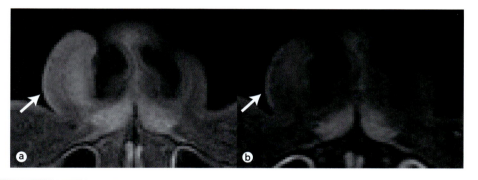

4 血管腫

1 乳児血管腫（infantile hemangioma）

- 乳児血管腫は幼少期に最も多い良性腫瘍で，多くのものは生後1か月以内に出現し，1年以内に急激に増大後，90％以上は5〜7歳までに完全に自然消退する．

1.1 治療

- 90％以上は自然消退するので経過観察のみで特に治療を必要としない．
- 大きな病変にはレーザー治療や切除が選択される場合もある．
- 最近では経口βブロッカー剤（プロプラノロール）の有効性が認められ，第一選択の治療薬となりつつある．

2 先天性血管腫（congenital hemangioma）

- まれなものに，出生時にすでに増殖した状態の血管腫があり先天性血管腫と呼ばれる．
- これは，生後1年以内に急速に自然消退するものと，身体の成長に比例して増大傾向となるものがある．
- 前者は rapidly involuting congenital hemangioma（RICH），後者は non-involuting congenital hemangioma（NICH）と呼ばれる．
- また，胎児期に超音波で血管腫が指摘され，出生時にはすでに消失している血管腫（rapidly involuting fetal hemangioma：RIFH）の報告もある．

2.1 治療

- RICH は急速に自然消退するため，経過観察のみとなる．
- NICH であっても基本的には増大は見られず，経過観察とされる．
- しかし大きな NICH では，機能的あるいは美容的な問題が生ずる症例において治療対象となることがある．
- 前述の経口βブロッカー剤（プロプラノロール）は無効とされ，レーザー治療，直接穿刺による硬化療法，外科的切除術がなされる．また単純圧迫により内腔に血栓化が生じ縮小する症例も見られる．

内臓動脈瘤のIVR

9

9 内臓動脈瘤のIVR

1 腹腔動脈瘤

1 基本事項

1.1 疾患概念
- 腹腔動脈に生じた動脈瘤で，腹部内臓動脈瘤に分類される．
- その頻度は脾動脈や肝動脈より低く，4％程度とされる．
- 多くは無症状で，腹部超音波検査や腹部CTなどで偶然に指摘され，CTA，MRAで診断される場合がほとんどである．
- 破裂の際の致死率は高く，破裂予防のための治療が必要である．
- 動脈瘤の成因は，他の内臓動脈瘤と同様に真性瘤では動脈硬化，解離などで，仮性瘤では外傷や感染，膵炎などの炎症，手術後や分節性動脈中膜融解（SAM）などが挙げられる．

1.2 治療の概要
- カテーテル治療が低侵襲性と合併症率の低さ，治療成功率の高さから治療の第一選択とされる．
- 外科手術はIVRで治療困難な症例に行われることが多い．
- IVRは真性動脈瘤と流入・流出血管が治療の対象となるが，仮性動脈瘤ではそれ以外に炎症で暴露されている血管も治療に含める必要がある．

2 IVRの実際

2.1 適応
- 無症候性真性動脈瘤に関しては一般的には2cm以上，あるいは増大傾向のあるもの，破裂例，有症状例である．
- 仮性動脈瘤は動脈瘤径や破裂の有無に関係なく，絶対的適応である．

2.2 手技
- コイル塞栓術が一般的である．
    - 腹腔動脈をバルーンカテーテルで血流遮断下に塞栓できるか検討する．
    - 対側大腿動脈よりもう1本カテーテルを挿入し，腹腔動脈バルーン閉塞下に，上腸間膜動脈からの造影を行うことで塞栓後の側副路の血流動態を予測することができる．
- 塞栓の方法として，動脈瘤の流入動脈と流出動脈を塞栓するisolationと動脈瘤の内腔を塞栓物質で充填するpackingを組み合わせたisolation+packingが基本である．
- 腹腔動脈は，血流が速いこと，また大動脈と近接していることから，腹腔動脈バルーン閉

塞下に flow control 下で塞栓を行う方法や，対側大腿動脈よりマイクロバルーンカテーテルを挿入し，瘤末梢でバルーンを拡張しアンカー代わりとし，コイルの逸脱を防止しながら塞栓を行う方法がある．
- 動脈瘤の性状（真性動脈瘤，仮性動脈瘤）と動脈瘤の形状（嚢状瘤，紡錘状瘤），塞栓後の末梢臓器への側副血行路の発達の有無などを術前に検討し，適切な塞栓方法を選択する．
- 仮性瘤の場合，瘤内塞栓は控え，isolation を原則とする．再発を防止するため，予測される脆弱な血管を含めての塞栓が必要である．

2.3 安全性

- 腹腔動脈の塞栓を行っても膵のアーケードや胃動脈などを介して肝臓や脾臓への血流が保たれるため，他の領域と比較し，比較的安全に施行できる．
- しかし，術後，側副路の発達が期待できない場合には注意が必要である（腹腔動脈をバルーンカテーテルで膨張遮断し，対側大腿動脈より上腸間膜動脈造影を行うことで側副路の発達を術前に予測しうる）．

3 治療効果

- 術後の晩期合併症として，coil compaction が挙げられる．これは塞栓に使用され一塊となったコイルが血圧によって圧迫され縮小していくことにより隙間が生じ，動脈瘤が拡張してくることをいう．
- 術後は定期的な経過観察が望ましく，治療後も US や MR などの画像検査で経過観察をする必要があり，再開通が生じた場合には，IVR 治療の追加が必要となる．

4 注意点

- コイル塞栓術では術中のコイルの migration に注意が必要である．
- バルーン膨張下で行った場合，バルーン収縮時のコイルの移動に注意を要する．
- 動脈瘤基部が広い場合では，動脈瘤基部をステントやカバードステントで固定したうえで，ステントセル内からあるいは血管壁との間から塞栓を行う方法がある．
- 大動脈にコイルが逸脱しないように，大動脈ステントグラフトと塞栓術の併用も考えられる．

5 今後の発展性

- バルーンカテーテルによる閉塞下に，NLE（NBCA-リピオドール-エタノール混合液）などでの塞栓術が可能になるかもしれない．

9 内臓動脈瘤のIVR

6 症例

図1 腹腔動脈瘤に対し packing で塞栓を行った例
ⓐ 治療前の腹腔動脈造影．前もって造影 CT で治療戦術をたてておく．脾動脈（矢印）．
ⓑ 腹腔動脈にバルーンカテーテルを用いて血流遮断下に脾動脈にコイル塞栓し瘤の packing を行った．その後の血管造影．

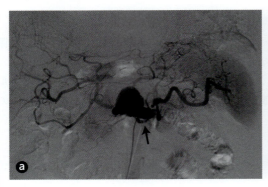
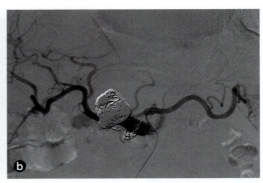

2 上腸間膜動脈瘤

1 基本事項

1.1 疾患概念

- 上腸間膜動脈（SMA）瘤はまれな疾患であり，内臓動脈瘤の約 5.5％を占める．
- 上腸間膜動脈瘤の成因は，真性瘤では先天性，動脈硬化性，解離性などで，仮性瘤では外傷や感染，膵炎などの炎症，手術後，分節性動脈中膜融解（segmental arterial mediolysis：SAM）などが挙げられる．
- 症状としては，真性瘤の場合，SMA 領域の血行不全に伴い腹部 angina 様を呈することがあるが，基本的には無症状のことが多く，検診などで見つかる場合が多い．

1.2 治療の概要

- 上腸間膜動脈瘤は，瘤の局在や大きさにより治療法が様々であり，カテーテルによる動脈瘤塞栓術，ステントグラフト留置術，外科治療などの報告が散見される．
- 上腸間膜動脈末梢の動脈瘤や分枝動脈瘤であれば，塞栓術（isolation+packing）を考慮する．仮性瘤の場合，瘤内塞栓は控え，isolation を原則とする．
- しかし，上腸間膜動脈起始部や本幹の動脈瘤であれば，塞栓術により，腸管虚血や壊死を惹起する可能性があるため，ステントグラフト留置術を考慮する．
- 外科手術は IVR で治療困難な症例に行われることが多く，瘤切除術が行われるがコイル塞栓＋Aorta-SMA バイパス術などの hybrid 治療もある．

2 IVR の実際

2.1 適応

- 真性動脈瘤の場合 2.0cm 以上．
- 仮性動脈瘤は動脈瘤径や破裂の有無に関係なく，絶対的適応である．

2.2 手技

- IVR としては，コイル塞栓術もしくはステントグラフト留置術がある．

2.2.1 SMA 分枝・末梢の真性動脈瘤

- コイル塞栓術を行う．
- 塞栓の方法は，動脈瘤の流入動脈と流出動脈を塞栓する isolation と動脈瘤の内腔を塞栓物質で充填する packing を組み合わせた isolation+packing が基本である．

- カテーテルをSMAに進めて，動脈瘤にマイクロカテーテルを挿入し，動脈瘤の遠位側・近位側および動脈瘤内をGDC（Target Therapeutics／Boston Scientific, Fremont, CA）やPresidio（Codman & Shurtleff, Raynham, MA, USA）などのdetachable coilにて塞栓術（isolation+packing）を施行する．
- 動脈瘤のサイズにより使用するコイル径は異なる．

2.2.2　仮性動脈瘤

- isolation + packingを行う．
- 真性動脈瘤とほぼ同様の手技で，動脈瘤遠位側にマイクロカテーテルを挿入し，血管破綻部（動脈瘤）をはさんだ遠位側から近位側にかけて，金属コイル（pushable fiber coil: トルネードコイル）やNBCA-リピオドール混合液にて塞栓術（isolation）を施行する．
- 塞栓を行う血管径のサイズにより使用するコイル径は異なる．

2.2.3　上腸間膜動脈起始部・本幹瘤

- ステントグラフト留置術もしくは，コイル塞栓＋Aorta-SMAバイパス術を選択する．
- ステントグラフト留置術では，アンプラッツガイドワイヤー（Cook Inc, Bloomington, IN）を使用し，10Fシースを挿入する．
- 現在SMA径に適したステントグラフトがないため，血管内治療として保険適応となっていないが，胆管用カバードステント（Fluency；Bard Peripheral Vascular, Tempe, AZ）を代替的に用いている．
- 分枝血管を閉塞させないように注意して，動脈瘤を十分にカバーする形で留置する．

2.3　安全性

- 上腸間膜動脈末梢の血流を確保する治療選択が大切である．
- したがって繰り返すが，上腸間膜動脈起始部ではステントグラフトの治療，末梢や分枝動脈瘤ではコイル塞栓が主体となる．
- 限局的なコイル塞栓術を行う場合，vasa rectaの血流をできるだけ温存するように塞栓術を行う．
- 外科医とのコミュニケーションが大切で，腸管壊死を引き起こす可能性がある場合には，事前にバイパス術の併用や腸切除の可能性を考慮してIVRに臨む．

3　治療効果

- 症例報告のみで，まとまった報告がなく，上腸間膜動脈瘤に対するIVRおよび外科的治療の成功率を含め，長期の治療成績の比較はできない．

4　弱点

- 動脈塞栓術では，動脈瘤からのcoil migrationや塞栓術による末梢血流不全による腸管虚血の可能性がある．
- ステントグラフト留置術では，エンドリーク，グラフト感染，グラフト閉塞などの可能性

がある．そのため，術後抗血小板剤の服用や定期的な経過観察が必要である．

5 今後の発展性

- ステントグラフトの長期開存率が不明のため，有用性は明らかにされていないが，近年，良好な長期経過の症例報告が増加している．
- 今後日本でも使用できるようになると思われる末梢血管用ステントグラフト（VIA-BAHN）に期待したい．

6 症例

図1 SMA分枝動脈瘤に対しpackingを行った例
ⓐ 塞栓前．あらかじめCTでも流入動脈の同定を行っておく．
ⓑ 塞栓後．流入動脈より金属コイルのpackingを行った．

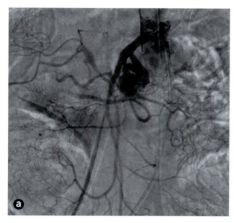
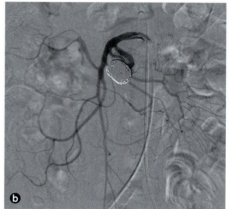

図2 SMA本幹仮性動脈瘤に対しステントグラフトを留置した例
ⓐ 術前のSMA造影．
ⓑ カバードステント留置後．

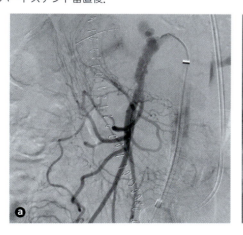
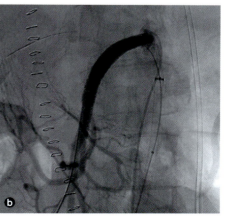

3 膵頭部周囲動脈瘤

1 基本事項

1.1 疾患概念

- 腹部内臓動脈瘤は全動脈瘤で占める割合が0.1〜0.2%とまれな病態であり，その中でも膵十二指腸動脈に発生するものは約2%とされている．
- ただ，膵十二指腸動脈の領域では，仮性動脈瘤が真性動脈瘤よりも多く，破裂の頻度は50〜90%と他部位の内臓動脈瘤よりも極めて高い．破裂例の致死率は50〜70%と報告されている．
- 仮性動脈瘤の原因は，膵炎，感染，手術後（膵頭部十二指腸切除後など），血管炎，外傷などがある．
- 一方，真性動脈瘤の成因は，腹腔動脈狭窄または閉塞により，SMAからの膵アーケードを介した肝動脈および脾動脈血流が増加することによって膵十二指腸動脈の拡張と血流増加が生じ，その結果，血管分岐部に圧がかかり，動脈瘤を生じるとする血行動態説が提唱されている．
- 正中弓状靱帯症候群による腹腔動脈狭窄を伴う膵十二指腸動脈瘤が代表例である．

1.2 治療の概要

- コイル塞栓術が第一選択の治療法である．バルーンカテーテルは血流コントロールの困難なことが多く，用いることは少ない．
- 膵アーケードの真性瘤の場合の塞栓方法
  ▸ 近位塞栓によりback doorが開くため，動脈瘤の流入動脈と流出動脈を塞栓するisolationと動脈瘤の内腔を塞栓物質で充填するpackingを組み合わせたisolation＋packingが基本である．
  ▸ 近位塞栓にならないように遠位塞栓も同時に行う．
  ▸ 腹腔動脈，上腸間膜動脈の両方からのアプローチが必要となる場合がある．
  ▸ 正面方向，斜位方向で動脈瘤と流入血管，流出血管の描出される最適の角度で塞栓術を行う．
- 膵頭十二指腸切除（pancreaticoduodenectomy: PD）術後や膵炎などにより生じた仮性動脈瘤の塞栓方法
  ▸ 瘤内塞栓は控え，血管破綻部位をはさんだ遠位側から近位側にかけての塞栓（isolation）が基本である．
  ▸ 仮性動脈瘤は血管造影上，動脈瘤のように見えるが，実際には血管壁に覆われているのではなく，破綻した血管からのextravasationを見ており，瘤内のpackingのみでは意味がなく，再出血をきたす．

2 IVRの実際

2.1 適応
- 真性動脈瘤の場合2.0 cm以上，増大傾向，破裂例，有症状例．
- 仮性動脈瘤は動脈瘤径や破裂の有無に関係なく，絶対的適応である．

2.2 手技

2.2.1 真性動脈瘤
- カテーテルをSMAもしくは胃十二指腸動脈（GDA）に進めて，動脈瘤部にマイクロカテーテルを挿入し，動脈瘤内および動脈瘤の遠位側・近位側血管をGDC（Target Therapeutics／Boston Scientific, Fremont, CA）やPresidio（Codman & Shurtleff, Raynham, MA, USA）などのdetachable coilにて塞栓術（packing）を施行する．
- 動脈瘤のサイズにより使用するコイル径は異なる．

2.2.2 仮性動脈瘤
- 真性動脈瘤と手技はほぼ同様で，動脈瘤遠位側にマイクロカテーテルを挿入し，血管破綻部（動脈瘤）をはさんだ遠位側から近位側にかけて，金属コイル（pushable fiber coil：トルネードコイル）やNBCA-リピオドール混合液にて塞栓術（isolation）を施行する．
- 塞栓を行う血管径のサイズにより使用するコイル径は異なる．

2.3 安全性
- 膵十二指腸動脈瘤破裂の死亡率が，外科治療例に対し，TAE例では極めて低い．
- 出血源不明のまま緊急開腹手術となった場合には，出血や血腫の中での出血点探索を余儀なくされるため，治療は困難が予想され，場合によっては，膵頭十二指腸切除などの侵襲性の高い大きな手術が行われる場合もある．
- このため，膵十二指腸動脈瘤の治療にはまず，低侵襲で安全性の高い血管内治療（動脈塞栓術）が選択されることが多い．

3 治療効果
- 内臓動脈瘤の血管内治療において，低頻度であるが動脈瘤への血流再開が生ずると報告されている．
- したがって，治療後もUSやMRなどの画像検査で経過観察をする必要があり，再開通が生じた場合には，IVR治療の追加が必要となる．

4 弱点
- isolation + packingが基本であるが，瘤遠位側へのカテーテル挿入が施行できず近位塞栓となってしまうと，膵アーケードによるback doorが開き，IPDAなどから瘤内に血流が

- 流れ込み，治療が困難になる場合がある．
- 動脈瘤が大きな場合は金属コイルの使用本数が多くなり，高額治療となる．
- 塞栓物質として，NBCA-リピオドール混合液やゼラチンスポンジ細片を使用した場合，合併症として，膵炎を起こす可能性がある．
- PD術後などでは仮性動脈瘤の塞栓術により，肝血流が低下し，肝梗塞・肝不全を惹起する可能性がある．そのため，塞栓前に必ず，門脈血流の状態や側副路の発達程度を把握しておく必要がある．

5 今後の発展性

- 未承認であるが，Onyxといった新しい塞栓物質の使用により，マイクロコイルの使用数の減少，治療法の選択の幅や治療適応の増加する可能性がある．

6 症例

図1 膵十二指腸動脈瘤（腹腔動脈起始部狭窄合併例）
ⓐ 塞栓前．SMA造影．
ⓑ 塞栓前．IPDA造影．
ⓒ GDAからの膵内枝に金属コイル塞栓後，IPDからNBCA-リピオドール混合液でisolation + packingを行った．金属コイル＋NBCA-リピオドール混合液塞栓後のSMA造影．

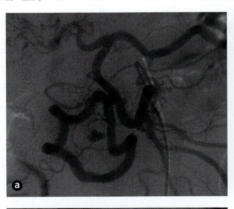
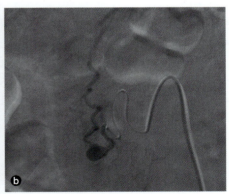
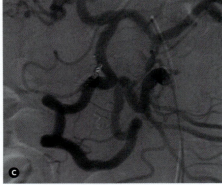

4 脾動脈瘤塞栓術

1 基本事項

1.1 疾患概念

- 本症の発生頻度は，剖検例の 0.01〜0.2%，全動脈瘤の 4〜5% とされており，腹腔内臓血管における動脈瘤としては最も多い．
- 男女比は 1：3 と女性に多く，平均年齢 48.8 歳で 30 歳台から 50 歳台にピークを示している．
- 発生原因として Stanley らは以下の 5 型に分類した．
  - Ⅰ型：動脈形成不全によるもの
  - Ⅱ型：脾腫を伴う門脈圧亢進症で，血流増加のために動脈瘤になるもの
  - Ⅲ型：限局性炎症で，膵炎，胃潰瘍穿孔，外傷による周囲炎などの結果，血管壁の弱化をきたし動脈瘤となるもの
  - Ⅳ型：経産婦の内分泌や血行動態の変化に起因するもの
  - Ⅴ型：高血圧，動脈硬化症に由来するもの
- 欧米では妊娠との関係が重視され，本邦では門脈圧亢進症に伴う症例が約半数を占めている．

1.2 治療の概要

- 予防的適応とする場合は IVR による塞栓術が第一選択である．
- 緊急破裂時に手術が適応となる．出血例でもまず IVR による塞栓術の試みられることが多くなっている．

2 IVR の実際

2.1 適応

- 仮性動脈瘤は絶対的適応．
- 真性動脈瘤は 2cm 以上で，有症状のもの，妊娠中あるいは妊娠可能な女性例も適応とされる．

2.2 治療戦略

- 真性動脈瘤では流入血管と流出血管での isolation と瘤内への packing がなされる．
- 仮性動脈瘤ではこれ以外に膵炎で障害を受けた血管も塞栓する必要がある．障害をうけた脾動脈の範囲の同定を推定する必要がある．結果として塞栓血管の範囲が長くなる傾向に

ある.

2.3 手技
- マイクロカテーテルを用いて遠位側，瘤内，近位側（isolation＋packing）を基本とする．
- 瘤の形状，部位に応じてカバードステント留置，瘤内packingのみ，isolationのみで終了する場合もある．
- バルーンカテーテルやガイディングカテーテルを脾動脈内へ進めてカテーテル操作の安定化を図ってマイクロカテーテルを挿入する．

2.4 使用するカテーテル
- 我々の施設ではバルーンカテーテル（5F）を使用することが多い．
- バルーンカテーテルを使うメリット
  - 脾動脈にバルーンカテーテルを膨張させることでcatheterizationの操作を安定化させることができる．
  - 脾動脈にバルーンカテーテルをいれて血流遮断下に対側からカテーテルを入れて腹腔動脈造影をすることで塞栓後の脾臓への血流分布を推測することができる．
- 使用するマイクロカテーテルはマイクロコイルの挿入できるものをあらかじめ確認して選択する．

2.5 安全性
- 脾臓は，脾動脈本幹，短胃動脈，胃大網動脈から栄養される．左胃や下横隔動脈からの吻合もみられる．脾動脈本幹を塞栓してもこれらの側副路によって，脾臓の血流は保たれることが多い．
- 塞栓時にはこれらの血管の分布を把握してどの程度脾梗塞が生じるかあらかじめ予測しておくことが大切である．
- 胃癌部分切除後の脾動脈瘤で左右胃動脈，胃大網動脈がなく，脾動脈塞栓すれば脾梗塞，残胃梗塞が危惧されたが脾動脈バルーン閉塞下に腹腔動脈を行ったところ下横隔動脈から食道枝を経て短胃動脈，脾動脈が描出され安全に塞栓しえた症例を経験したことがある．

3 治療効果
- 初期成功率85％，再開通率15％と報告されている．

4 合併症
- 膵臓は腹腔動脈だけでなく上腸間膜動脈からも栄養をうけるため脾動脈塞栓での膵梗塞の生じる頻度はまれである．
- しかし，1例で膵梗塞を経験した．術後，膵への血流分布をみたので原因は不明であった．その症例ではコイル塞栓途中から痛みを訴えており，膵炎の回復に3週を要した．
- まれであるが起こりうる合併症として術前に説明する必要がある．

5 弱点

- 多発動脈瘤，脾門部動脈瘤，脾動脈分枝瘤の症例では，isolation + packing ができない場合や，脾全体が梗塞になりうる可能性がある．
- 治療に伴う効果と合併症のリスクを考えて治療を行うかどうか，あるいは2期的に治療するか判断する．

6 症例

図1 脾動脈瘤
ⓐ 脾門部の真性動脈瘤．流入動脈，流出動脈を認める．
ⓑ 金属コイルを用いた isolation + packing 塞栓後．

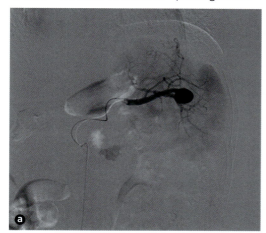
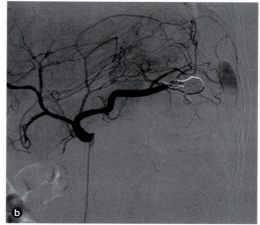

図2 仮性脾動脈瘤
ⓐ 膵炎後の仮性動脈瘤．
ⓑ NBCA-リピオドール混合液を用いた isolation + packing 塞栓後．

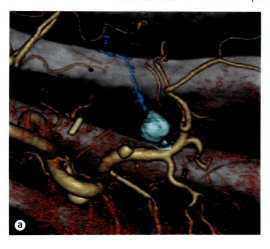
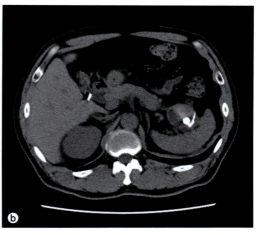

9章の参考文献

1 腹腔動脈瘤

1) Alfredo C. Cordova. Visceral artery aneurysms and pseudoaneurysms-Should they all be managed by endovascular techniques? Ann Vasc Dis 2013; 6: 687-693.
2) Tulsyan N, et al. The endovascular management of visceral artery aneurysms and pseudoaneurysms. J Vasc Surg 2007; 45: 276-283.
3) Al-Wahbi AM. Giant celiac artery aneurysm: Treatment by transcatheter coil embolization. Int J Surg Case Rep 2011; 2: 191-193.
4) Pasha SF, et al. Splanchnic artery aneurysms. Mayo Clin Proc 2007; 82: 472-479.
5) Rama Krishnan R, et al. CT imaging findings and endovascular management of isolated spontaneous dissecting aneurysm of celiac artery. Indian J Radiol Imaging 2013; 23: 234-237.
6) Dawson J, Fitridge R. Update on aneurysm disease: Current insights and controversies: Peripheral aneurysms: When to intervene - is rupture really a danger? Prog Cardiovasc Dis 2013; 56: 26-35.

2 上腸間膜動脈瘤

1) Lorelli DR, et al. Diagnosis and management of aneurysms involving the superior mesenteric artery and its branches-a report of four cases. Vasc Endovascular Surg 2003; 37: 59-66.
2) Blumenberg RM, et al. Abdonlinal apoplexy due to rupture of a superior mesenteric artery aneurysm. Arch Surg 1974; 108: 223-226.
3) Stone WM, et al. Superior mesenteric artery aneurysms: Is presence an indication for intervention? J Vasc Surg 2002; 36: 234-237.
4) Sachdev U, et al. Management of aneurysms involving branches of the celiac and superior mesenteric arteries: a comparison of surgical and endovascular therapy. J Vasc Surg 2006; 44: 718-724.
5) Ikoma A, et al. Inferior pancreaticoduodenal artery aneurysm treated with coil packing and stent placement. World J Radiol 2012; 28: 387-390.
6) Nakai M, et al. Endovascular stenting and stent-graft repair of a hemorrhagic superior mesenteric artery pseudoaneurysm and dissection associated with pancreaticoduodenectomy. J Vasc Interv Radiol 2012; 23: 1381-1384.

3 膵頭部周囲動脈瘤

1) Upchurch GR Jr, et al. Splanchnic arteryaneurysms. Vascular Surgery, 6th ed. Rutherford RB ed. Philadelphia, New York: WB Saunders, 2005:1565-1581.
2) Sutton D. Coeliac stenosis or occlusion with aneurysm of the collateral supply. Clin Radiol 1973; 24: 49-53.
3) Paterson GB, et al. Coil embolization of an inferior pancreaticoduodenal artery aneurysm associated with celiac artery occulusion. Cardiovasc Surg 2003; 11: 515-519.
4) Ikeda O, et al. Coil embolization of pancreaticoduodenal artery aneurysms associated with celiac artery stenosis: report of three cases. Cardiovasc Intervent Radiol 2007; 30: 504-507.
5) Ogino H, et al. Embolization in a patients with ruptured anterior inferior pancreaticoduodenal arterial aneurysm with median arcuate ligament. Cardiovasc Intervent Radiol 2002; 25: 318-319.
6) Kobayashi T, et al. Successful trascatheter arterial embolization of an inferior pancreaticoduodenal artery aneurysm associated with celiac axis stenosis. J Gastroenterol Hepatol 2004; 19: 599-601.
7) Ikoma A, et al. Inferior pancreaticoduodenal artery aneurysm treated with coil packing and stent placement. World J Radiol 2012; 28: 387-390.
8) Paty PSK, et al. Aneurysms of the pancreaticoduodenal artery. J Vasc Surg 1996; 23: 710-713.
9) 大石康, 他. 正中弓状靭帯圧迫症候群による背側膵動脈瘤の1例. 日本臨床外科学会雑誌 2008; 69: 2649-2655.
10) 山口方規, 他：正中弓状靭帯圧迫症候群に伴う膵十二指腸動脈瘤破裂の1例. 日本救急医学会会誌 2010; 21: 257-262.

4 脾動脈瘤塞栓術

1) Bradley EL, et al. The natural history of pancreatic pseudocysts :a unified concept of management. Am J Surg 1979; 137: 135-141.
2) De Perrot M, et al. Management of bleeding pseudoaneurysms in patients with pancreatitis. Br J Surgery 1999; 86: 29-32.
3) Boudghène F, et al. Arterial complications of pancreatitis: diagnostic and therapeutic aspects in 104 cases. J Vasc Interv Radiol 1993; 4: 551-558.
4) Stanley JC. Splenic artery aneurysm. Arch Surg 1970; 101: 689-697.

胸部腹部大動脈の IVR

10

1 EVAR

1 基本事項

- EVAR（endovascular abdominal aortic repair）とは，血管内から腹部大動脈瘤にステントグラフトを留置する治療法である．
- 腹部大動脈径は通常 25～30mm 大であるが，腹部大動脈瘤では 2 倍～数倍にも拡大する場合がある．治療せずに放置した場合，破裂し大出血を起こし致命的となる．破裂のリスクは動脈瘤のサイズと血圧の高さに伴って増大する．直径 50mm では 5%／年の頻度で破裂のリスクがあると報告されている．
- ステントグラフトとは外科手術に使用する人工血管と同様の被覆材料を金属ステント（筒状の金網）に縫い合わせて作成した特殊な人工血管のことである．局所麻酔および部分麻酔下（硬膜外麻酔）で，鼠径部を小さく切開し，大腿動脈からステントグラフトデバイスを大動脈内に挿入する．腹部大動脈瘤の内面をステントグラフトで覆うことにより，動脈瘤にかかる血圧が低下し，動脈瘤の拡大や破裂を防止することができる．
- 本邦では EVAR 施行の際の安全性と高い治療効果を目的として施設基準と実施医基準が設けられている．その結果，本邦では合併症が少なく良好な成績が得られており，この機構の存在意義は高い．

2 EVAR の実際

2.1 術前画像診断

- 腹部大動脈瘤を評価するために術前に造影 CT を行う．
- Multi-detector CT を用いて動脈相で 1mm 厚以下の thin slice CT で 2 相撮影を行う．
- 我々の施設では以下の条件で撮像している．
  - 64 列 CT を用いる
  - 造影剤総量 100mL
  - 注入速度 3mL／sec
  - detector collimation 0.625mm
  - rotation time 0.5sec
  - 再構成画像 1.25mm 厚，1.25mm 間隔
  - 横隔膜から骨盤下端までの撮影

2.1.1 計測部位

- 本治療では，患者毎にカスタマイズされたステントグラフトを作成するのではなく，患者の血管解剖に合うように，既存のデバイスを組み合わせて使用する．計測は適切なステン

1 EVAR

トグラフトの組み合わせを考えるための必須の作業であり，成功のカギを握る大切な作業である．

- 腎動脈下（中枢側）大動脈頸部内径・大動脈頸部長，大動脈部分岐部内径，左右総腸骨動脈内径・長，左右外腸骨動脈内径，低位腎動脈から腹部大動脈分岐部の距離，低位腎動脈から左右内腸骨動脈分岐部までの距離，腎動脈分岐上下および大動脈瘤の屈曲角度の計測を行う．

2.2 適応

2.2.1 ステントグラフトの適応（図 1）

- 径 4cm 以上，拡大歴が 5mm 以上／年．
- IFU（instruction for use）の解剖学的適応基準に合致するもの．
- IFU の適応基準：proximal neck 長≧15mm，suprarenal neck angulation≦45°，infrarenal neck angulation≦60°，proximal landing zone に粗大な血栓なし．
- 手術リスクのある方
- 高齢者（60 歳以上）

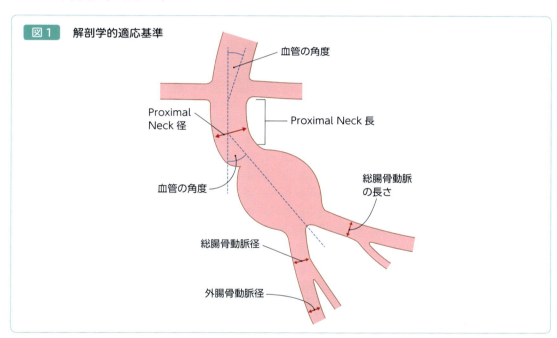

図 1　解剖学的適応基準

2.2.2 禁忌基準（手術に回すべき症例あるいは経過をみざるをえない症例）

- proximal neck 長＜10mm
- proximal neck 径＜10mm or ＞32mm
- suprarenal neck angulation が 75°を超えるもの
- infrarenal neck angulation が 90°を超えるもの
- 腸骨動脈などのアクセスルートに高度な石灰化をみるもの

2.3 ステントグラフト

- 使用が許可されているステントグラフトとそれらの特徴，使用例を述べる．
- ステントグラフトは測定結果の情報に基づき選択する．

2.3.1 Zenith（図 2）

- Stainless Steel 製のステントに Woven Polyester 製（Dacron）のグラフトを被覆．
- 固定 barb のついた top bare ステントがある．
- 利点として正確な留置，top ステントによる強い固定力などが挙げられる．
- 腎動脈部や上腸間膜動脈部の大動脈に血栓がある際には注意が必要である．
- Proximal neck（中枢側大動脈頸部）長は 15mm 以上必要で留置手技はやや煩雑である．

図2　Zenith Flex
60 歳台男性．Main body は腎動脈直下に正確に留置されている．

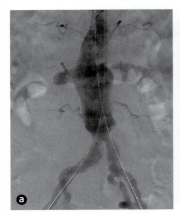
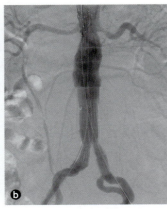
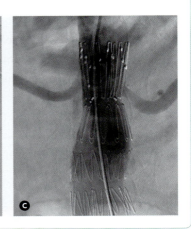

2.3.2 Excluder（図 3）

- Nitinol 製のステントに ePTFE（30μm 多孔質 PTFE）のグラフトを被覆．
- 留置方式はスリーブ開放形式で簡単である．
- しなやかで屈曲に追従しやすく，患者の血管解剖に合わせた留置ができる．
- Suprarenal ステントがないため腎動脈上の屈曲が強い症例でも使いやすい．

図3　Excluder
80 歳台女性．ステントグラフトは血管の屈曲に沿って留置されている．

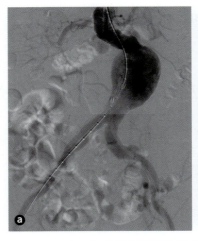
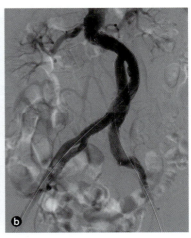

2.3.3 Power Link（図4）

- コバルトクロム合金製のステントにePTFEのグラフトを被覆．
- 唯一の内骨格タイプでかつユニボディスタイルのステントグラフトである．
- 接合部がないため，Type IIIエンドリークがない（図6参照）．
- 専用カテーテル1本で留置可能である．
- 固定barbがないが，大動脈分岐部に騎乗させて留置するため，留置後は安定性に優れる．内骨格タイプのステントグラフトであり，留置の際，ガイドワイヤーが内骨格のステント内にワイヤーが入っていないか確認が必要である．
- ユニボディスタイルのため，大動脈分岐部内径が13〜18mmの狭い症例にも留置可能である．

図4　Powerlink

80歳台男性．大動脈分岐部内径は13mmと細いが問題なく留置されている．本デバイスのよい適応と考えられる．

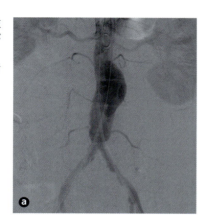
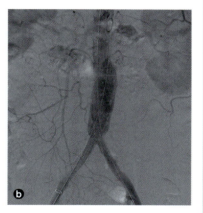

2.3.4 Endurant（図5）

- Nitinol製のステントにポリエステル製のグラフトを被覆．
- 固定barbのついたtop bareステントがある．

図5　Endurant

70歳台男性．Proximal neck長は14mmと比較的短いが，腎動脈直下に正確に留置され，Type Iエンドリークは認められない．

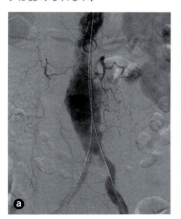
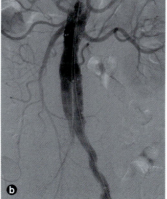
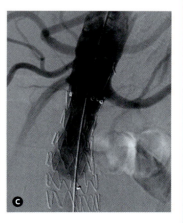

10 胸部腹部大動脈のIVR

- 適応 proximal neck 長は 10mm 以上であり，proximal neck の短い症例に対しても適応がある．構造，展開は Zenith と類似している．
- 他のデバイスでは proximal neck 長 15mm 以上必要だが endurant では 10mm 以上であり，適応範囲が広がった．
- 他のデバイスと比較して Type Ⅳ エンドリークの頻度が高い（図 6 参照）．

2.4 EVAR の注意点

2.4.1 EVAR 前に内腸骨動脈を閉塞する理由

- エンドリーク（図 6）防止のためである．
- 大きく 2 つの場合がある．
  - 総腸骨動脈が瘤化している場合
  - 総腸骨動脈が短い場合（15mm 以下）
- 外腸骨動脈に distal landing zone をとることが前提である．

図 6　エンドリーク

エンドリークとは，ステントグラフト留置後，何らかの原因でステントグラフト周囲の瘤内に血液が流入することをいう．次のタイプに分類される．
- Type Ⅰ：グラフトと血管壁の隙間から．
- Type Ⅱ：腰動脈，下腸間膜動脈などの分枝血管から．
- Type Ⅲ：グラフトの接合部から．
- Type Ⅳ：グラフトの生地から染み出るタイプ．
- Type Ⅴ：画像診断上，明らかなエンドリークは指摘できないが，徐々に拡大傾向をきたすもの．endotension とも呼ばれる．

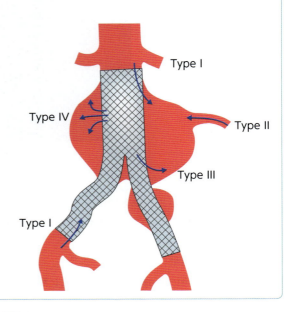

2.4.2 内腸骨動脈瘤の併存している場合の対応

- 瘤系が 3.0cm 以上の内腸骨動脈瘤は金属コイルなどで塞栓術を行う．

2.4.3 IFU と non-IFU の違いと効果の差

- IFU の適応基準に当てはまらないものを non-IFU という．
- 解剖学的基準は上述のとおりであるが，non-IFU の場合に技術的困難さを伴う．
- non-IFU 症例の方が治療時間が長く，透視時間も長い．
- そのため，estimated skin dose は non-IFU 症例の方が高くなる．
- また，non-IFU 症例では infrarenal neck angulation が大きく，エンドリークが出やすい傾向にある．

2.4.4　脚にガイドワイヤーをいれるのが困難な場合の手技

- ガイドワイヤーは通常，ラジフォーカスガイドワイヤー（Terumo）を用いて，ピッグテイル，マルチパーパス，シェファードフックなどのカテーテルを用いて，透視角度を変えながら，対側リム（ゲート）への挿入を試みる．
- これらの手技でも対側リムへガイドワイヤーを挿入できない場合には pull through 法を用いる．
- Pull through 法とは，上腕動脈からガイドワイヤーを挿入し，ステントグラフト内を通過させて瘤内にガイドワイヤーを進め，対側大腿動脈のシースから挿入したスネアワイヤーで，ガイドワイヤー把持し体外に出し，このガイドワイヤーの両端を引っ張り，その張力を利用してカテーテルもしくはグラフト脚を main body 内に進めることをいう（図7）．

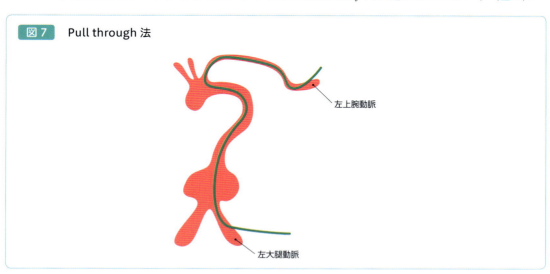

図7　Pull through 法

2.4.5　手術と比べての弱点

- ステントグラフトの耐用性，術後のエンドリーク，second intervention の必要性などが挙げられる．

2.4.6　Type II エンドリークの原因

- 瘤内圧が低下するため瘤内に流入する腰動脈や下腸間膜動脈からの血流により生じる．
- 腰動脈から多数流入する可能性があるが，現実には 1～2 本であることが多い．
- これは，多数の腰動脈が開口していても流入血管と流出血管が生じるためと考えられる．
- そのため，たとえば，第五腰動脈や下腸間膜動脈塞栓に成功しても，近位塞栓してしまうと別の腰動脈が新たに流入動脈化しうることがある．
- したがって，エンドリークの治療は，分枝血管の塞栓のみでは効果がなく，必ず sac 内のエンドリーク腔を塞栓することが基本である．

2.4.7　エンドリークの治療方針

- Type I，Type III リーク：術中にバルーン拡張や Aortic cuff，Extender などの補助デバイスを用いる．
- Type II リーク：①経過観察．②増大傾向あれば塞栓術
- Type IV リーク：経過観察

2.4.8　エンドリークの経過観察と治療時期

- EVAR後定期的に経過観察を行い，EVAR後12か月以上持続し，5mm以上の瘤径拡大を伴う症例に対して，経カテーテル的塞栓術を検討する．
- 血管造影にてfeeding arteryを同定できない，もしくは，経カテーテル的塞栓術が不可能なslow-fillingエンドリークでは，10mm以上の瘤径拡大を伴う症例に対して経皮的直接穿刺塞栓術を検討する．

2.4.9　TypeⅡエンドリークの術中予防的塞栓術

- 瘤径拡大の危険因子として多変量解析を施行したところ，infra-renal angulation＞60°と瘤径≧60mmが有意な予測因子であった．さらに，EVAR後の収縮期瘤内圧比（systolic sac pressure index：SPI）とエンドリークとの関係についてROC解析を行ったところ，SPI 0.62を超える場合，持続的なエンドリークとの関連性が示唆された．そのため，① infrarenal neck angulation＞60°，②瘤径≧60mm，③ SPI＞0.62のいずれかを満たす症例に対してEVAR直後に予防的瘤内塞栓術を施行している．
- 具体的にはステントグラフト留置前に瘤内に大腿動脈から3Fカテーテルを挿入し，ステントグラフト留置直後に瘤内圧と収縮期圧を測定し，SPIを計算する．予防的瘤内塞栓にはNBCA：リピオドール：エタノール＝1：5：0.4の混合液を用いて瘤内を充填する．エタノールを含めるのはカテーテルの先端にNBCAが接着するのを遅延させるためと血栓誘発・促進効果を期待するためである．

2.4.10　経過観察時に必要となったTypeⅡエンドリークに対する塞栓術

- 経カテーテル的動脈塞栓術と経皮的直接穿刺塞栓術がある．
- 経カテーテル的動脈塞栓術（TAE）（図8）
  - 下腸間膜動脈や第五腰動脈が対象になることが多い．
  - 主に内腸骨動脈経由で4Fカテーテルを用いてマイクロカテーテルを挿入し，マイクロコイルおよびNBCA-リピオドール混合液（1：3）を注入する．

図8　腰動脈からの経カテーテル的動脈塞栓術（TAE）

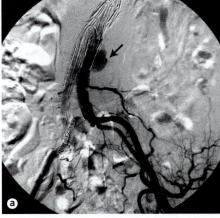
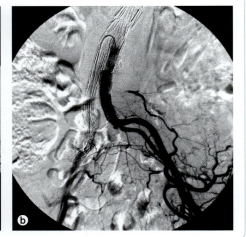

ⓐ TAE前．TypeⅡエンドリーク（矢印）
ⓑ TAE後．

- 経皮的直接穿刺塞栓術（図9）
  - CT ガイド下あるいは超音波ガイド下に背臥位あるいは腹臥位で動脈瘤を18Gニードルで穿刺し，マイクロカテーテルを瘤内に挿入し，流入・流出動脈を同定し，各動脈のorifice部あるいはorifice近位部をマイクロコイルで塞栓を行い，その後，NBCA-リピオドール混合液（1：2）を注入しエンドリーク内の充填を行う．
  - 出血性合併症を防ぐために，穿刺針の抜去時に穿刺ルートも同時にNBCA-リピオドール混合液にて塞栓を行う．

図9 経腹的直接塞栓術
ⓐ 塞栓前．
ⓑ 塞栓後．

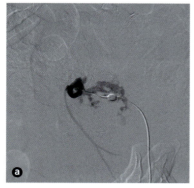
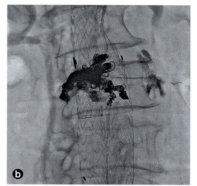

3　有害事象

- 主な想定外事象として graft dislocation（図10），腸骨動脈解離（図11）を経験した．

図10 Aortic cuff を追加した graft dislocation 症例
ⓐ Graft dislocation．
ⓑ Aortic cuff 追加後．
Main body が末梢側に dislocation したため，Aortic cuff（矢印）を proximal neck 部に追加し，bail out した．

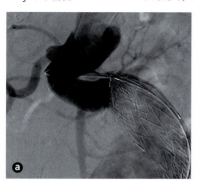
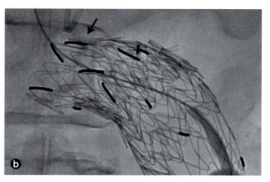

> **図11** Bare stent を追加した腸骨動脈解離症例
> ⓐ EVAR 後.
> ⓑ Bare stent 追加後.

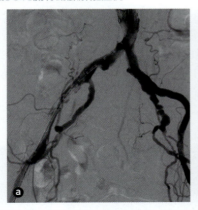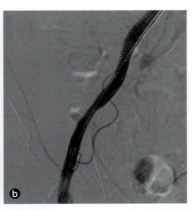

4 弱点と対策

- 術後の脳梗塞などの塞栓症，腎不全が主である．
- 脳梗塞は鎖骨下動脈からのアプローチによるものや，術中の血圧の変動による脳虚血が挙げられる．
- 予防策として，鎖骨下動脈起始部の血栓症例や shaggy aorta 症例では，左上腕動脈からの造影用カテーテル挿入は控えることが挙げられる．
- 脳梗塞発症例については早期の抗血小板療法と可能であれば翌日からのリハビリテーションをしてもらう．
- 腎不全については，使用する造影剤量を極力減らす．炭酸ガスを用いることもある．
- Shaggy aorta とその対応
    ‣ Shaggy aorta とは全周性血栓のことで，その場合血栓を飛ばさないように愛護的に手技を行う．
    ‣ Proximal neck 部が shaggy の場合，plaque shift を起こさないように，バルーン圧着は軽めに行う．

5 今後の発展性

- Delivery システムの細径化，経皮的止血デバイス（血管露出不要）の使用．
- エンドリーク予防のための予防的瘤内塞栓術の普及．
- エンドリーク閉塞のための経皮的直接穿刺塞栓術の安全性と治療評価．
- エンドリークを発生させない素材のステントグラフトの開発．
- 術後の脳血栓・腎不全発生防止の対策．

2 TEVAR

1 基本事項

- TEVAR（thoracic endovascular aortic repair）とは，血管内から胸部大動脈瘤にステントグラフトを留置する治療法である．
- 胸部大動脈径は通常 30 ～ 40mm 大での大きさである．
- 胸部大動脈瘤の治療の適応は最大内径が 55mm を超える場合，破裂する確率が有意に上昇するため TEVAR の適応になる．
- 「1.1」で述べる Zone 分類に即して治療方針を考える．
- 大動脈弓部に留置する際は，腕頭動脈・左総頸動脈に注意を要する．
- 留意すべきこととして術後の脳塞栓，脊髄虚血に伴う対麻痺がまれに生じることが挙げられる．

1.1 大動脈瘤の分類

1.1.1 Zone 分類（図 1）

- Mitchell RS，Ishimaru S らが提唱した真性胸部動脈瘤の部位による分類
- Zone 0：上行大動脈から腕頭動脈分岐部まで
- Zone 1：腕頭動脈分岐末梢から左総頸動脈分岐部まで
- Zone 2：左総頸動脈分岐末梢から左鎖骨下動脈分岐部まで
- Zone 3：左鎖骨下動脈分岐末梢から Th4 上縁まで
- Zone 4：Th4 上縁以下

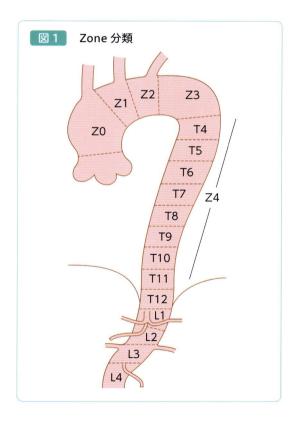

図 1　Zone 分類

10 胸部腹部大動脈のIVR

1.1.2 解離性大動脈瘤の分類

- Stanford 分類（図 2）
  - Stanford A 型：上行大動脈に解離が及んでいる．
  - Stanford B 型：上行大動脈に解離が及んでいない．

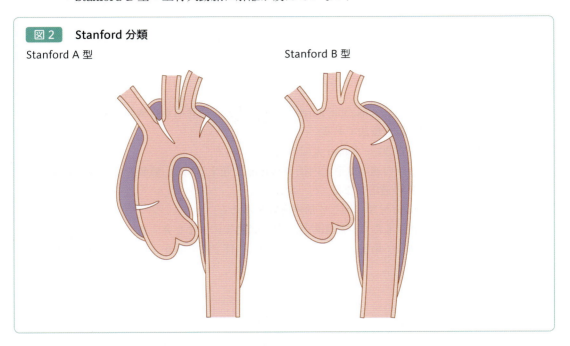

図 2　**Stanford 分類**

Stanford A 型　　　　　　　　Stanford B 型

- DeBakey 分類（図 3）
  - Debakey Ⅰ型：上行大動脈に入口部があり，腹部大動脈まで解離が及ぶ状態．
  - Debakey Ⅱ型：上行大動脈のみ解離している状態．
  - Debakey Ⅲa 型：下行大動脈に入口部があり，腹部大動脈に解離が及ばない状態．
  - Debakey Ⅲb 型：下行大動脈に入口部があり，腹部大動脈に解離が及ぶ状態．

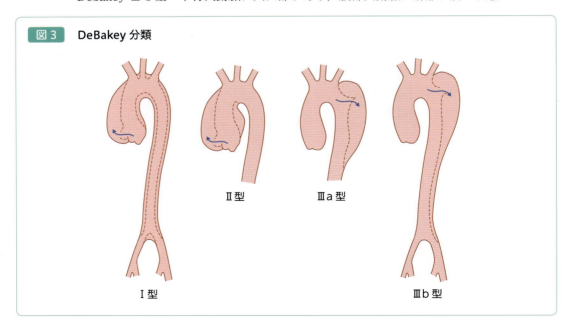

図 3　**DeBakey 分類**

Ⅰ型　　Ⅱ型　　Ⅲa 型　　Ⅲb 型

2 IVRの実際

2.1 術前画像診断

- 大動脈瘤を評価するために術前に造影CTを行う．
- Multi-detector row CTを用いて動脈相で1mm厚以下のthin slice CTで2相撮影を行う．
- 我々の施設では，EVARと同様の以下の条件で撮像している．
  - 64列CTを用いる
  - 造影剤総量100mL
  - 注入速度3 mL／sec
  - detector collimation 0.625mm
  - rotation time 0.5sec
  - 再構成画像1.25mm厚，1.25mm間隔
- 胸部大動脈瘤の病変の広がり，血栓の部位，量，アクセスルート，腕頭動脈，左総頸動脈，左鎖骨下動脈だけでなく，腹腔動脈，上腸間膜動脈との関連などを評価するため，鎖骨上部から鼠径部まで撮像する．

2.1.1 主要血管の同定と測定部位

- 左右冠動脈，腕頭動脈，左総頸動脈，左鎖骨下動脈，腹腔動脈，上腸間膜脈を同定する．
- 左鎖骨下動脈から胸部大動脈瘤近位部までの距離，胸部大動脈瘤遠位端から腹腔動脈までの距離，proximalおよびdistal landing zoneの血管径，アクセスルートのための両側腸骨動脈径の測定を行う．
- 可能であれば，Adamkiewicz arteryの同定も行う．

2.2 適応

- 径5.5cm以上，拡大歴が5mm以上／年
- 解剖学的適応基準に合致（Landing zone≧20mm以上．十分なアクセス血管がある．Landing zoneに粗大な血栓や石灰化がないこと）
- 手術リスクのある方
- 高齢者（60歳以上）

2.3 ステントグラフト

- 使用が許可されているステントグラフトとそれらの特徴を述べる．

2.3.1 C-TAG

- Nitinol製のステントにePTFE（30μm多孔質PTFE）のグラフトを被覆．

2.3.2 TX-2

- Stainless Steel製のステントにWoven Polyester製（Dacron）のグラフトを被覆．

2.3.3 Valiant

- Nitinol製のステントにポリエステルのグラフトを被覆．

2.4 治療方針

- 下行大動脈瘤（Zone4，T4以下）：通常の TEVAR（図4）
- 弓部大動脈瘤（Zone 0-3）：Debranching TEVAR（Landing zone が 20mm 以下）（図5，図6）

図4 TEVAR（Zone4）

70歳台女性．TX2を使用．左鎖骨下動脈分岐部（矢印）以遠に留置されている．

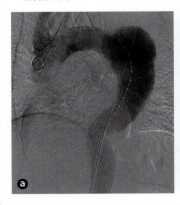
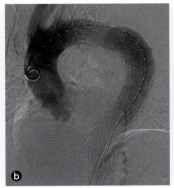
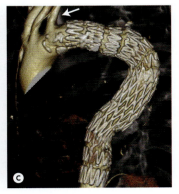

図5 Two debranching TEVAR（Zone 2-3）

60歳台男性．右鎖骨下－左総頸動脈，右鎖骨下－左鎖骨下動脈バイパス施行後，TEVAR施行．腕頭動脈分岐部（矢印）以遠にTAG留置．左鎖骨下動脈起始部を金属コイル（＊）にて塞栓．

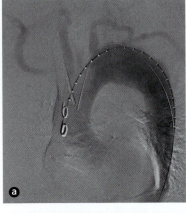
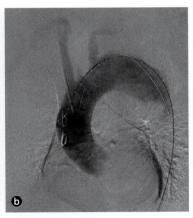
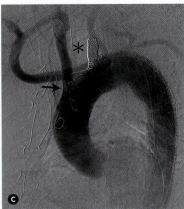
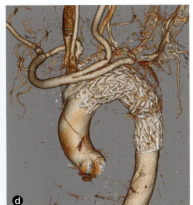

2 TEVAR

図6 Total debranching TEVAR（Zone 1-2）

80歳台男性．胸部大動脈瘤破裂症例．大動脈－弓部分枝バイパス施行後 TEVAR を施行．バイパス吻合部以遠より TAG 留置．

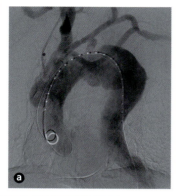
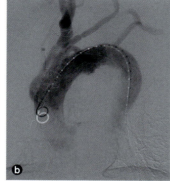
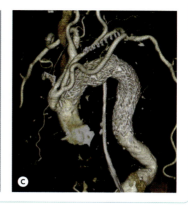

- 解離性と真性での治療方針の差
  - 解離性の場合は，単一のエントリーであればエントリー閉鎖のみ行えばよいが，複数のエントリーがある場合には治療範囲が長くなる可能性がある．
  - また臓器虚血がある場合（分枝血管が偽腔から栄養されている場合）には虚血を悪化させない注意が必要である．

2.5 手技

- 両側鼠径部で大腿動脈を露出し，ガイドワイヤーおよびシースを挿入する．
- 順次，太いシースを挿入していき，最終的にステントグラフト本体を大動脈内へ挿入する．
- 近位部，遠位部の landing zone の距離と主要血管内径に留意してステントグラフトを選択する．
- 2本以上のステントグラフト留置が必要な場合は血管径の細い方より末梢側に留置し，次に一回り大きな径のステントグラフトを近位側に留置する．
- ステントグラフトの重なりを大きな内径で内張りすることでステントグラフト間の Type III エンドリークを防止する．

2.5.1 pull-through 法

- 上腕動脈などから挿入したガイドワイヤーを，スネアカテーテルで把持し，体外に引き出し，そのガイドワイヤーに沿ってデバイスを挿入していく方法をいう．
- 大動脈の蛇行が著しく，大腿動脈からのみのアプローチでデバイスを上行できない場合に用いられる．

2.5.2 術前の IVC 内バルーン膨張について

- ステントグラフト留置直前に IVC 内に挿入したバルーンを膨張閉塞させることにより血圧を下げ，血流によるステントグラフトの dislocation を防止する方法がある．
- ステントをできるだけ正確に留置する目的で編み出されたが，現在のステントグラフトは血流に押し流されないような位置ずれ防止機能などの工夫がされており，最近では必要と

されなくなっている.
- 血流により graft dislocation が生じた場合はカフの追加で対処する.

2.5.3 Chimney 法（図 7）

- Chimney 法とは，煙突のように分枝動脈（腕頭動脈や頸動脈）にもう1本ステントグラフトを追加留置する方法をいう.
- 開胸手術が困難，もしくは開胸手術に耐えられない high risk 患者，低 ADL 患者で，landing zone を拡大したい場合に用いる.
- 主に弓部大動脈瘤患者に行う.
- 想定外で，弓部分枝が閉塞・狭窄した場合にも，緊急的に行う場合がある.
- 術中の脳血栓塞栓に注意が必要である.
- また術後は，perigraft gutter による type I エンドリークに注意が必要である.

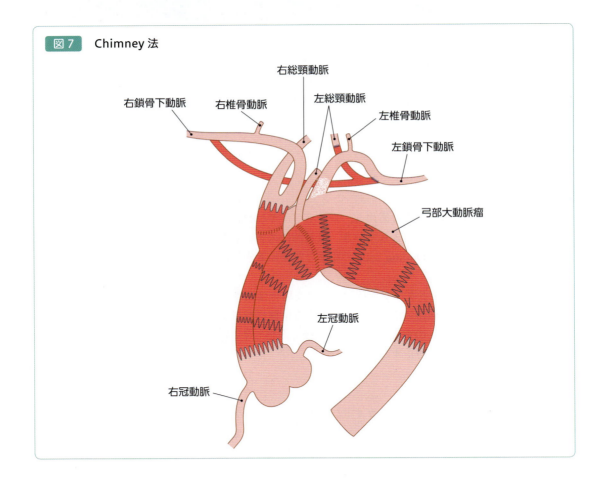

図7 Chimney 法

2.6 注意点

2.6.1 脊髄横断麻痺防止効果のための spinal drainage の是非

- 髄液を体外に排出することで，脊柱管内圧を下げ，虚血性浮腫などによる脊髄の圧損傷を防ぐと推測されている.
- 正確な機序は不明な部分もある.

- 対麻痺は約 3 ～ 5％程度とまれにしか生じない.
- spinal drainage には血腫形成による脊髄麻痺の合併症もあるため予防的に置くことの是非が問われている.

2.6.2 脊髄横断麻痺が生じた場合の対応

- できるだけ早急に spinal drainage を行い,術後血圧を高く保つ.

3 有害事象

- 脊髄横断麻痺と脳梗塞の塞栓症.カテーテル操作と無関係に生じることがある.
- もともと頸動脈の性状がよくないところに血圧の著しい変化による血管壁の攣縮,脱水,高血圧などが原因と考えられている.

4 想定外の事象と bail out（救済）の方法

- 腸骨動脈解離：ステントやステントグラフト追加.
- 腕頭動脈や左総頸動脈のステントグラフトによる想定外の閉塞：生じたことはないが,起こりうる事象である.左総頸動脈などが閉塞してしまった場合には,bare ステントやステントグラフトを頸動脈に追加し,脳血流を確保する.術前に腕頭動脈や左総頸動脈の閉塞が危惧される場合には,debranching TEVAR やチムニー（Chimney）法を行う.

10章の参考文献

1 EVAR

1) 大木隆生（編）：腹部大動脈瘤ステントグラフト内挿術の実際．医学書院，2010．
2) EVAR Trial Participants: Endovascular aneurysm repair versus open repair in patients with abdominal aortic aneurysm（EVAR trial 1）: randomized controlled trial. Lancet 2005; 365: 2179-2186.
3) EVAR Trial Participants. Endovascular aneurysm repair and outcome in patients unfit for open repair of abdominal aortic aneurysm（EVAR trial 2）: randomized controlled trial. Lancet 2005; 365: 2187-2192.
4) Nakai M, et al. Midterm results of endovascular abdominal aortic aneurysm repair: comparison of instruction-for-use（IFU）cases and non-IFU cases. Jpn J Radiol 2013; 31; 585-592.
5) Nakai M, et al. Clinical significance of endoleaks characterized by computed tomography during aortography performed immediately after endovascular abdominal aortic aneurysm repair: prediction of persistent endoleak. Jpn J Radiol 2013; 31（1）16-23.
6) Nakai M, et al. The use of technetium-99m-labeled human serum albumin diethylenetriamine pentaacetic acid single-photon emission CT scan in the follow-up of type II endoleak treatment. J Vasc Interv Radiol 2014; 25: 405-409.
7) 日本循環器学会：循環器病の診断と治療に関するガイドライン（2010年度合同研究班報告）
8) 大動脈瘤・大動脈解離診療ガイドライン（2011年改訂版）

2 TEVAR

1) 日本循環器学会：循環器病の診断と治療に関するガイドライン（2010年度合同研究班報告）大動脈瘤・大動脈解離診療ガイドライン（2011年改訂版）．2011．
2) Mitchell RS, et al. First International Summit on Thoracic Aortic Endografting: roundtable on thoracic aortic dissection as an indication for endografting. J Endovasc Ther 2002; 9: II 98-105.
3) Fukui D, et al. Innovative application of available stent grafts in Japan in aortic aneurysm treatment-significance of innovative debranching and chimney method and coil embolization procedure. Ann Vasc Dis 2013; 6: 601-611.
4) Makaroun MS, et al. Endovascular treatment of thoracic aortic aneurysms: results of the phase II multicenter trial of the GORE TAG thoracic endoprosthesis. J Vasc Surg 2005; 41: 1-9.
5) Yoshida RA, et al. Total endovascular debranching of the aortic arch. Eur J Vasc Endovasc Surg 2001; 42: 627-630.
6) Cires G, et al. Endovascular debranching of the aortic arch during thoracic endograft repair. J Vasc Surg 2011; 53: 1485-1491.
7) Sugiura K, et al. The applicability of chimney grafts in the aortic arch. J Cardiovasc Surg（Torino）2009; 50: 475-481.
8) Ohrlander T, et al. The chimney graft: a technique for preserving or rescuing aortic branch vessels in stent-graft sealing zones. J Endovasc Ther 2008; 15: 427-432.

# 動脈閉塞性病変のIVR

11

11 動脈閉塞性病変のIVR

1 急性下肢動脈閉塞

1 基本事項

1.1 疾患概念

- 急性下肢動脈閉塞は，心房内血栓の飛散による急性塞栓症と閉塞性動脈硬化症の急性増悪による急性血栓症に分けられる．内臓動脈閉塞は前者の急性塞栓症によることが多い．
- 原因不明で閉塞所見がなく腸管虚血の生じる場合，non-occlusive mesenteric ischemia（NOMI）と診断される．NOMI のカテーテル治療については確立されていない．
- 急性塞栓症は心房細動や僧房弁狭窄症，心室瘤などが塞栓源となっていることが多く，急性血栓症は低血圧，脱水，抗凝固療法の中止などが誘引となる．
- 閉塞後 6 時間が再開通可能な golden hour とされており，それを過ぎると時間の経過とともに四肢壊死，腸管壊死のリスクが高くなる．
- 急性下肢動脈閉塞，上腸間膜動脈閉塞の治療はほぼ同一の考え方で行っている．

1.2 疾患分類

- TASC 分類：急性下肢虚血の転帰評価のために TASC では以下の分類（Ⅰ〜Ⅲ度）で重症度を評価している．
  - Ⅰ度（下肢生命の存続可能な状態）：直ちに下肢生命が脅かされることはない．知覚消失または筋力低下は認められない，動脈のドプラシグナルが聞き取れる．
  - Ⅱa 度（下肢生命が境界的に脅かされる状態）：早急な治療により，救肢が可能．最小限の知覚消失がある，筋力低下，動脈のドプラシグナルはしばしば聞き取れない．
  - Ⅱb 度（下肢生命が緊急に脅かされる状態）：直ちに血行再建術を行うことにより救肢が可能．足趾以外にも安静時痛を伴う知覚消失がある．軽度〜中程度の筋力低下がある，動脈のドプラシグナルは聞き取れない場合が多い．
  - Ⅲ度（不可逆的な状態）：血管に対する血行再建術が大幅に遅れた場合は，大量組織喪失または恒久的・不可逆的な神経障害を引き起こす．肢の重篤な知覚消失と麻痺，動脈および静脈のドプラシグナルは聞き取れない．

1.3 治療の概要

- TASC 分類に応じて，IVR 治療である血栓溶解療法（percutaneous transcatheter recanalization：PTR），血栓内膜摘出術，外科的血行再建術が行われる．
- 血栓溶解薬としてはウロキナーゼが本邦では認可されている．

2 IVRの実際

2.1 適応

2.1.1 PTRの位置付け

- Ⅰ度,Ⅱa度ではPTRが第一選択であるが,浅大腿動脈にも連続するような長区域閉塞や慢性閉塞との合併では血栓内膜摘出術が選択される.
- TASC分類Ⅱb,Ⅲ度の血栓症では早急な外科的血行再建術が必要である.
- 重症度分類においては,TASC分類Ⅰ,Ⅱa度がPTRの適応とされてきたが,技術の進歩により,重症例もその対象になってきている.
- ワーファリン®は,外科手術やIVR治療後に再発防止のために内服投与される.

2.1.2 白色血栓への適応

- 一般に時間の経過した古い塞栓子は血栓溶解薬に反応しないことが多く,シースにて血栓吸引を行う.ウロキナーゼの急速動注の効果は低くかつ吸引しても残存する場合がある.末梢への側副路の発達が良好であれば,そのまま経過観察を行う.

2.2 手技

[手順]

1. ヘパリンを用いて十分な抗凝固(50単位/kg)を行う.
2. まず,通常の手技に準じた血管撮影を行い,病変の位置と広がりを把握する.
3. 次に,エコーガイド下で患側を穿刺し,血管閉塞部にガイドワイヤーを挿入し,閉塞部を通過させる.新鮮な血栓は軟らかいため,ガイドワイヤーは比較的容易に病変を通過可能である.
4. その後,多孔型血栓溶解用カテーテルを閉塞内部に進め,先端を閉塞部にウェッジさせた状態で,ウロキナーゼの動注を行う.
    - 閉塞部手前から薬剤を投与すると,薬剤は側枝や側副路に流れ込み,閉塞病変に到達しない.
    - できるだけ薬剤が直接閉塞部内の血栓に接する適切な位置にカテーテルを挿入,留置する.

- EVAR後の急性動脈閉塞に対してPTRを行いステントを留置した図1に示す.

2.2.1 残存血栓

- 大口径のシースにて血栓吸引を行うか,持続動注療法を引き続いて行う.
- 近年,動脈血栓塞栓症に対し,新しい治療デバイスが開発されているが,6F Thrombuster吸引カテーテルは操作が容易なうえ,末梢までの吸引が可能であり,急性下肢動脈血栓塞栓症に対しても,良好な治療効果が得られる.

> **図1** EVAR後急性動脈閉塞
> ⓐ 治療前．左総腸骨動脈以降の閉塞を認める（矢印）．
> ⓑ PTR＋ステント留置後．

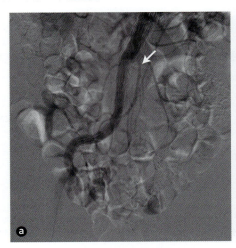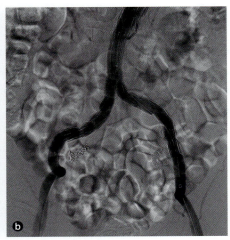

2.2.2 留置カテーテル

- 上記の抗血栓性に優れたヘパリンコーティングされた多孔型血栓溶解用カテーテルを使用する．
- その際も十分にウロキナーゼが血栓にいきわたるようにカテーテルを血栓内に留置する．
- 投与量は60万単位／日とし，3日後に確認の造影CTを行い，効果判定を行う．
- カテーテルの長期留置は感染や出血傾向を増長するため，効果が不十分でもカテーテルは5日程度で抜去する．狭窄病変が残存する場合は，PTA・ステントにて対処する．

2.3 血栓溶解薬

- 本邦ではウロキナーゼが認可されている．
- ウロキナーゼの投与時間は，ウロキナーゼ6万単位／1Vを生理食塩水10mLに溶解し，およそ3万単位／分の速度で，2.5mLのシリンジを用いて緩徐に注入を行う．
- 血栓はウロキナーゼがある量を超えると急速に溶解が始まることがある．
- 60万単位を注入し効果を確認し，効果が乏しければ投与量を増やしていき，総投与量120万単位（2万単位／kg体重）を急速動注終了の目安にする．
- それでも，長区域動脈閉塞あるいは慢性化例などは十分な再開通が得られない場合がある．
- ウロキナーゼの半減期は約15分で時間の経過とともに線溶能力が低下する．したがって出血傾向は時間とともに改善する．
- 動脈穿刺部からのシース抜去も半減期を考慮する．
- 大量投与した時は，シース抜去は動注終了3時間以降とし，現実的にはover nightが好ましい．

> **MEMO** ウロキナーゼの血栓溶解機序（図2）
>
> - ウロキナーゼは，プラスミノーゲンアクチベーターのひとつのセリンプロテアーゼで，プラスミノーゲンに特異的に働いて，その分子中のアルギニン-バリン結合を切断し，プラスミンにする．
>
>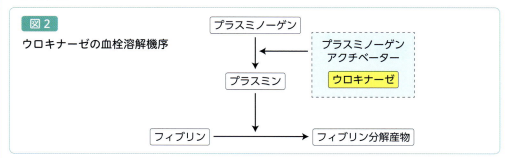
> 図2 ウロキナーゼの血栓溶解機序
>
> - 少量の投与では血中のα2プラスミンインヒビターにより不活化されて失活し，大量ではフィブリノゲンを分解するとともに，出血性の合併症を招きやすいという欠点がある．

3 治療効果

- 血管内治療および外科的血行再建術による12か月後の救肢率はともに80％程度で有意差はないが，累積生存率に関しては，ハイリスク患者において血管内治療の方が優れている．

4 合併症とその対策

- 末梢性塞栓が生じた時の対応としてカテーテルを塞栓閉塞部まで進め，血栓吸引を行うが，持続血栓溶解療法を追加することで対処する．
- 虚血が生じた時はプロスタグランジンを用いて末梢側副路の拡張を行いrun-offの改善を試みるが一過性の効果で終わる場合もある．プロスタグランジンの持続動注も考慮に入れる．
- カテーテルによる対処が無効で，末梢血流が障害されるような末梢性塞栓に対しては，外科的治療やFogartyカテーテルによる血栓摘除術が必要になる．
- 全身の線溶系亢進のため，出血性の合併症が生じやすくなる．
  - ▸ 最も頻度が高いのは，穿刺部出血，血腫形成，仮性動脈瘤であるが，この他，消化管出血，頭蓋内出血，後腹膜出血なども起こりうる．
  - ▸ 上述したようにウロキナーゼの半減期を考慮し，シースは一定の時間留置することが望ましい．

5 今後の発展性

- この分野では欧米のカテーテル器具の進歩が先んじている．
- より効果的なパルススプレー型カテーテルや血栓吸引カテーテルなどのデバイスの改良が報告され販売されている．
- 本邦での多施設での臨床研究を行うか，線溶療法との併用などの自らの手法との比較試験が中心になると思われる．

2 上腸間膜動脈塞栓症に対する経カテーテル的治療

1 基本事項

1.1 疾患概念・成因

- 上腸間膜動脈（SMA）塞栓症は死亡率の高い疾患である．
- 心房細動，弁膜症，心筋梗塞などの心疾患が原因となることが多い．
- このため，心疾患を持つ患者が腹痛で来院した場合，造影CTでSMAを注意深く評価する必要がある．
- 広範な腸管壊死による患者の死亡や短腸症候群を回避するためには，早期診断とSMAの迅速な開通術が必要である．

1.2 診断法

- 上腸間膜動脈塞栓症では，SMAは起始部から3〜8cm末梢で閉塞することが多く，造影CTの横断像でSMAの造影欠損像が不明瞭なことがある．
- 冠状断像ではSMAが同一断面に描出され，造影欠損像の検出が容易になる．
- 矢状断像は上腸間膜動脈本幹と大動脈との関連を把握するのに適している．

1.3 治療の概要

- 外科的な血栓除去術は侵襲が大きく，1979年からSMAの血栓溶解療法が主要な非侵襲的治療として行われてきた．
- ウロキナーゼでSMAの開通が得られない症例があり，2003年からカテーテルを用いた血栓吸引療法が行われるようになった．

2 IVRの実際

2.1 適応

- CT（単純＋造影）でSMAの造影欠損像や上腸間膜静脈（SMV）がSMAより細くなるsmaller SMV signなどから上腸間膜動脈塞栓症の診断をする．
- 造影不良の腸管，腸間膜の脂肪織濃度の上昇（dirty fat sign），腸管壁内気腫，門脈内ガス，腹腔内遊離ガス，腹水などの腸管壊死を示す画像所見や腹膜刺激症状などの臨床所見があれば，外科的に壊死腸管を切除する必要がある．
  ▶ 腸管壊死の症状がある場合，血管内治療が無効の場合には，無駄に時間を費やさず，開腹術に移行せねばならない．
  ▶ 腸管壊死を示す画像所見や臨床所見がなければ，ウロキナーゼを用いた血栓溶解やカテ

ーテルを用いた血栓吸引などの経カテーテル的治療が行われる．

2.2 手技

[手順]

❶ ヘパリンを用いて十分な抗凝固（50単位／kg）を行う．
❷ まず，通常の手技に準じた血管撮影を行い，病変の位置と広がりを把握する．
❸ 次に，SMA閉塞部にガイドワイヤーを挿入し，閉塞部を通過させる．
 ● 新鮮な血栓は軟らかいため，ガイドワイヤーは比較的容易に病変を通過可能である．
 ● この際，末梢のSMA分枝に血栓を飛散させないように注意する．
❹ その後，多孔型血栓溶解用カテーテルを閉塞内部に進め，先端を閉塞部にウェッジさせた状態で，ウロキナーゼの動注を行う．
 ● できるだけ薬剤が直接閉塞部に接する適切な位置にカテーテルを挿入，留置する．
 ● ウロキナーゼはSMAの血栓内に進められたマイクロカテーテルから1万単位／10mL生食／分の速度で注入する（図1）．

図1 上腸間膜動脈閉塞症
❸ 治療前．上腸間膜動脈本幹に閉塞（矢印）を認める．
❺ PTR後．

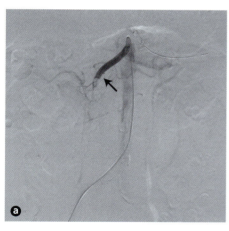
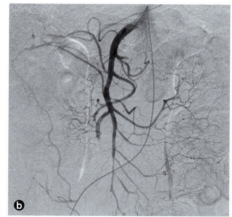

● 残存血栓については，血栓吸引を行う．血栓の吸引には6FのC型ガイディングカテーテルとThrombuster（カネカメディクス，大阪）を用いたり（図2），6Fのアングル型ガイディングシースとガイディングカテーテルによる血栓吸引を行う．
● 繰り返すがIVR中でも腹膜刺激症状が出てきた場合は，開腹による腸管切除術を速やかに行うべきである．本症は予後不良であり，救命率を改善するには早期の段階でのIVRを積極的に活用すべきである．

11 動脈閉塞性病変のIVR

> **図2** 上腸間膜動脈塞栓症の50歳台女性
> ⓐⓑ 造影CT冠状断像でSMAに造影欠損像（矢印）が認められる．
> ⓒ 術前のSMA造影でSMA起始部から5cmの部位に造影欠損像が見られ，その1cm末梢からSMAは完全に閉塞している（矢印）．
> ⓓ ウロキナーゼ36万単位がSMA内に注入されたが，SMAの開通はみられない．
> ⓔ 血栓吸引後のSMA造影でSMA末梢枝の一部に造影欠損像が残存しているが，大部分の血栓は吸引されている．
> ⓕ Thrombusterはモノレール型の血栓吸引カテーテルで，シリンジで陰圧をかけながら血栓が吸引される．
> ⓖ 吸引された血栓の肉眼像．
> ⓗ 組織像は器質化血栓ではなく，新鮮血栓を示す．

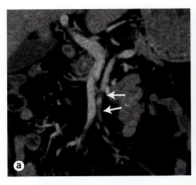
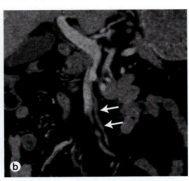
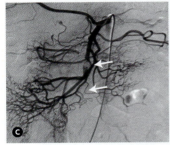
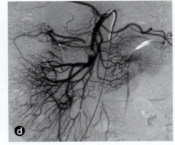
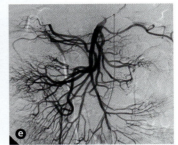
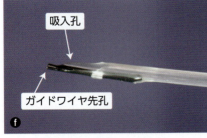
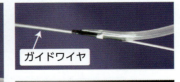
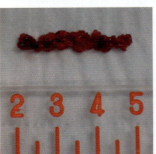
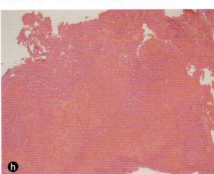

3 上腸間膜動脈狭窄

1 基本事項

1.1 疾患概念

- 上腸間膜動脈（SMA）狭窄の原因は，動脈硬化，解離，腎透析などが挙げられる．
- 腹痛や心窩部痛，背部への放散痛，腹部アンギーナなどの症状を認めることがあり，早期の治療適応が必要と考えられる．
- 実際に，SMA狭窄の部位は，起始部から1.5〜3cmの範囲に多い．診断には造影CT（CT angiography）が最も有効である．MDCTの普及に伴い早期発見が可能となり，報告例も増加している．
- 腹腔動脈狭窄の原因としては正中弓状靭帯による圧迫などがある．通常，腹腔動脈狭窄は治療の対象となる頻度は少ない．動脈硬化性狭窄としては，剖検例では上腸間膜動脈狭窄が21％，腹腔動脈狭窄が37％でみられる．

1.2 治療の概要

- 腸管壊死を認めた場合は緊急手術を行うべきである．
- 腸管壊死を認めないが，腹部症状の持続や悪化を認める場合には，血管内治療（バルーン拡張，ステント留置）が考慮されるべきである．著明に狭窄すれば，血流低下，血栓形成によって重篤な腸管虚血を招くこともあり，可能であれば，薬物治療でなく，より積極的に血管内治療を選択すべきである．

2 IVRの実際

2.1 適応

- 腹部症状の持続や悪化を認める場合には，血管内治療（バルーン拡張，ステント留置）の適応である．

2.2 使用するステント

- 血管内治療に使用されるステントの条件としては，shorteningが少ないこと，柔軟性が高いこと，追従性がよいこと，self-expanding typeであることなどが挙げられる．
- その条件を満たすステントとしては，SMARTステント（図1），Wallstent RP，Luminexステントなどがある．

> **図1** SMART ステント
> 上腸間膜動脈起始部に狭窄（矢印）が認められ，SMART ステントを留置した．
> ⓐ 治療前．
> ⓑ ステント留置後．

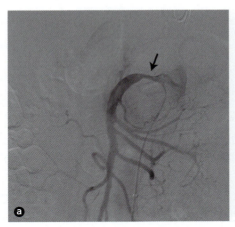
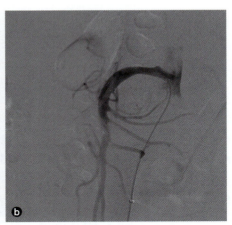

3　治療効果

- 腹腔動脈狭窄および上腸間膜動脈狭窄例に対する血管内治療の初期技術的成功率，臨床上成功率はそれぞれ96％，95％と高い．
- 有症状の腹腔動脈狭窄および上腸間膜動脈狭窄例に対し，ステント留置後の再狭窄率は30％との症例報告があるが，まとまった報告はない．

4　注意点

- 手技に伴い解離を引き起こす可能性や，塞栓症を惹起する危険がある．ステント留置により分枝血管を閉塞させてしまう恐れや，中長期的にはステントの血栓閉塞の可能性もある．したがって，ステント留置後は，抗血小板剤の服用および定期的なフォローアップが不可欠である．

5　今後の展開

- デバイスの改良・細径化により，手技が容易になるかもしれない．

4 慢性動脈閉塞：腸骨動脈に対する拡張術

1 基本事項

- 腸骨動脈は後腹膜に比較的固定されており腸腰筋と並走するが筋肉に囲まれておらず，ステントを留置しても stent fracture の頻度が少なく留置後，長期の開存が期待できる．

1.1 疾患分類

1.1.1 Fontaine 分類

- Fontaine Ⅰ度：下肢の冷感（最も軽症）．
- Fontaine Ⅱ度：間欠性跛行．数十～数百 m 歩くと痛みや下肢のだるさのため継続歩行が不可能になる．休むとまた歩行可能になる．
- Fontaine Ⅲ度：安静時疼痛．安静にしていても足の先などに痛みがでて，夜間などは眠れなくなる．
- Fontaine Ⅳ度：下肢の潰瘍，壊死．血管の閉塞が高度になり，足に潰瘍，壊死をきたす．

1.1.2 TASC 分類

- 腸骨動脈病変の TASC 分類
- Type A：血管内治療が第一選択．
  - 一側あるいは両側の総腸骨動脈狭窄
  - 一側あるいは両側の 3cm 以下の外腸骨動脈狭窄
- Type B：血管内治療が推奨される．
  - 3cm 以下の腎動脈下の腹部大動脈狭窄
  - 一側の総腸骨動脈閉塞
  - 総大腿動脈に及ばない外腸骨動脈狭窄で 3～10cm の単独あるいは多発性狭窄
  - 内腸骨動脈分岐部や総大腿動脈に及ばない一側の外腸骨動脈閉塞
- Type C：バイパス手術が推奨される．患者のリスクを考慮して選択．
  - 両側総腸骨動脈閉塞
  - 総大腿動脈に及ばない 3～10cm 長の両側外腸骨動脈狭窄
  - 総大腿動脈に及ぶ一側の外腸骨動脈狭窄
  - 内腸骨動脈分岐部や総大腿動脈に及ぶ一側の外腸骨動脈閉塞
  - 内腸骨動脈分岐部や総大腿動脈病変の有無を問わず高度の石灰化のある一側の外腸骨動脈閉塞
- Type D：バイパス手術が第一選択．
  - 腎動脈下の腹部大動脈腸骨動脈閉塞
  - 治療を要する大動脈および両側腸骨動脈領域のびまん性病変
  - 一側の総腸骨動脈，外腸骨動脈から総大腿動脈に及ぶびまん性多発性病変
  - 一側の総腸骨から外腸骨動脈閉塞

- 両側の外腸骨動脈閉塞
- 腹部大動脈瘤患者での腸骨動脈狭窄

2 IVRの実際

2.1 適応
- 左右の大腿動脈の拍動の強さを触診でチェックする．
- 次にABI（ankle brachial index）を測定する．
- ABIとはマンシェットを上腕と足首に巻きその血圧比をいう．
- ABI 0.9以上が正常範囲である．
- ABI 0.7以下，Fontaine II度以上の症例がIVRのよい適応である．

2.2 手技
- 経カテーテル的に狭窄部，閉塞部のバルーン拡張後，ステント留置を行う．
- あらかじめ造影CTで閉塞性病変の部位と広がりを把握しておく．
- 通常は患側からアプローチを行う．
- ステント留置を行う場合は6F以上のシースが必要である．
- 健側からのアプローチではC型シースを用いる．

2.3 急性と慢性
- 急性期は強い虚血症状を有するが，慢性期は，側副路発生に伴い虚血症状が弱い．
- 慢性期症例は，閉塞部は固くなっている場合があり，特に血管壁に石灰化を有する場合にその傾向が強い．
- ガイドワイヤーによる再開通の困難な場合がある．

2.4 使用するカテーテルとステント
- 狭窄部血管径とnative血管径を考慮して最初のPTA用バルーンカテーテルを選択し，徐々に太いバルーンに変え順次PTAを行う．
- ステントはself-expandingステントを用いることが多い．
- Balloon-expandableの方が圧着力は強いが，屈曲蛇行した腸骨動脈には不向きである．
- ステント径は，native血管径の約1.1～1.2倍のものを使用する．

2.5 バルーン拡張術の注意点

2.5.1 バルーンカテーテルの拡張機序
- バルーンを膨らまして，狭窄部を拡張するが，その内腔はアテロームの圧縮だけでなく内膜の断裂，弾性板の進展の生じることが知られている．

2.5.2 エラスティックリコイル
- バルーンカテーテル単独では拡張の不十分な場合が多い．エラスティックリコイルが生じる場合もある．
- エラスティックリコイルとはゴムのような血管壁がバルーンカテーテルによる血管拡張に

4 慢性動脈閉塞：腸骨動脈に対する拡張術

よって引き延ばされ，それが再び元に戻ることで直後から数時間以内に生じる．
- ステント留置の適応となる．

2.5.3 線溶療法との併用
- 血管壁の硬さか血栓の硬さか区別できず，内膜剥離を危惧してウロキナーゼを注入する場合がある．
- しかし，多量の注入は末梢性塞栓を引き起こす場合があり，当初，試みられたが最近では使用されなくなった．
- また，慢性期症例では，血栓が固くなっているためウロキナーゼの効果の少ない場合が多い．

2.6 経過観察と術後の抗凝固，抗血小板治療
- 術後はプレタール®やバイアスピリン®などの薬物治療を併用する．術後6か月から1年毎程度で定期的にCTやABIにて経過観察を行う．
  - cilostazol（プレタール®）：抗血小板作用，血管収縮抑制作用，心拍数増加作用がある．動悸などの副作用が生じれば減量する．
  - aspirin（アスピリン）：抗血小板作用，心血管イベント抑制効果が確実である．鼠径部以下の動脈グラフト開存性の維持に有効とされる．
- 両薬ともに比較試験でその有用性が確認されている．

2.7 内膜下拡張術
- Subintimal angioplasty とは，慢性完全閉塞病変（chronic total occlusion：CTO）の再開通時にガイドワイヤーをあえて偽腔内に挿入し，最終的に開存している真腔にガイドワイヤーを戻す方法である．
- 利点は開通させた偽腔にはプラークがなく，再狭窄も少ない点である．
- 短所としては，内膜下を通って，再度開存した真腔内にガイドワイヤーを再挿入するのが容易ではない場合がある．
- 最大の問題は内膜下だけでなく血管壁を貫く場合がありうる．また，血管壁の菲薄化の状況でのステント留置で破裂の危険性がある．
- 腸骨動脈は屈曲蛇行するため，ガイドワイヤーは血管壁を貫通する可能性があり，慎重なカテーテル操作を必要とする．
- 結果として生じる場合があるとしても当初からこれを目指すことは合併症を考慮すると勧められない．

3 治療効果

- 骨盤内の腸骨動脈のASOでのステント治療の成績は有用で外科的（バイパス）手術よりも優れているとの報告がある（図1）．
- 一般的には5年開存率は80％以上とされている．

> **図1** 左総腸骨動脈完全閉塞
> ⓐ 治療前．閉塞部（矢印間）を示す．
> ⓑ ステント留置後．

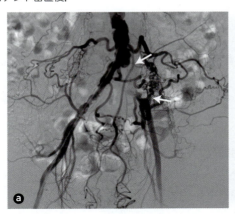 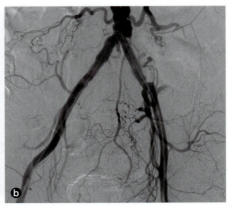

4 有害事象

4.1 術中の有害事象

4.1.1 内膜剥離の閉塞

- カテーテルやガイドワイヤーが血管内膜下に入ることで内膜が剥離し内腔の閉塞が生じる場合がある．

4.1.2 順行性内膜剥離と逆行性内膜剥離の差異．

- ガイドワイヤーやバルーンカテーテルなどで，内膜が傷つき，内膜剥離が起きると，血流と逆行性の場合は，血流により剥離した内膜が押され偽腔は自然と閉塞する場合が多いが，順行性に内膜損傷を起こした場合，血流により内膜剥離が下方に進展し，内膜flapの程度が増して血管を閉塞する場合がある．
- 順行性では特に慎重かつ愛護的なカテーテル操作を必要とする所以である．

4.1.3 血管破裂と対策

- オーバーサイズのballoon-expandableステントの過度の圧着留置，オーバーサイズのバルーンによる過拡張により血管の破裂する可能性がある．
- 血管破裂した場合はステント留置やEVAR用のステントグラフト（脚）にて対応する．
- あるいはやむなくコイル塞栓を行う．
- あるいはバルーンカテーテル膨張止血下での緊急外科的再建術が必要となる．

4.2 術後の有害事象

- ステント治療直後では穿刺部血腫・仮性動脈瘤がある．
- 長期的にはステント内膜過形成による再狭窄・閉塞，stent fracture，などが挙げられる．

5 今後の展開

- 薬剤溶出型ステント drug eluting stent（DES），薬剤溶出型バルーンカテーテル（DEB）などの有用性が確認されるかもしれない．
- 欧米の器具が先行しているので，本邦での臨床経験を従来治療との比較する程度しかないものと思われる．

5 慢性動脈閉塞：大腿動脈に対する拡張術

1 基本事項

1.1 治療の概要

- 総大腿総脈や膝窩動脈などはいわゆる"non-stenting zone"と呼ばれており，下肢屈曲による形態変化が強いだけでなく，バイパス吻合部の対象となることも多いので，ステント留置には慎重であるべきである．
- 特に深大腿動脈（deep femoral artery: DFA）は大腿に血流を供給するだけでなく浅大腿動脈（superficial femoral artery: SFA）閉塞時には下腿への側復路として発達する血管である．SFA にカテーテル治療を行う際にそのバックアップとしての深大腿動脈の存在に常に留意しその血流を低下させないことが大切である．
- SFA 領域では，かつて腸骨動脈用のステントが流用された．SFA 自体が細く，かつ SFA 病変は長くびまん性病変が多いため，留置したステント内に内膜肥厚を生じ，再狭窄・再閉塞をきたしやすい．また，SFA は体位や筋肉により形態変化が強く生じる．そのため，SFA に金属ステントを留置すると高頻度に stent fracture を起こし，ステント閉塞の原因となり，SFA 領域でのステント治療の成績不良の一因にもなっている．
- このため SFA 治療時には POBA（plain old balloon angioplasty：バルーン PTA）のみで良好な拡張が得られれば，ステントを留置せず経過をみることも重要であり，安易なステント留置は控えるべきである．POBA により，血流障害を伴った解離を生じた場合にはステントを留置せざるを得ないが，ステントの留置範囲は可能な限り限局的にする必要がある．
- また，ステント留置の際には，ステント閉塞時に強い下肢虚血が起こらないように，側副路を温存する形でステント留置位置を決定することも重要である．DFA をカバーするようなステント留置は厳に慎むべきである．
- 現在，SFA 用ステントが保険承認され，Zilver PTX（Cook），Misago（TERUMO），SMART（Johnson& Johnson）の3種類の SFA 用ステントが使用可能となっている．いずれも高い柔軟性と耐久性を持ち，耐キンク性も高められ，曲げ・捻り・伸縮などによる歪みが集中しにくくなっており，屈曲に対して内腔の維持なども，以前のステントと比較して良好となっている．治療成績の向上が期待されているが現時点でバイパス術と同等の結果は得られていない．

1.2 TASC 分類と IVR の適応

- 大腿膝窩動脈病変の TASC 分類
- Type A：血管内治療が第一選択．
  ▸ 10cm 以下の単独狭窄または 5cm 以下の単独閉塞
- Type B：血管内治療が望ましい．

5 慢性動脈閉塞：大腿動脈に対する拡張術

- 多発性病変で5cm以下の狭窄または閉塞で，三分枝を含まないもの
- 膝下膝窩動脈を含まない15cm以下の単独狭窄・閉塞
- 遠位外科的バイパスへの流入を改善する脛骨動脈に連続性を持たない単独または多発性病変
- 5cm以下の高度石灰化病変
- 単独膝窩動脈狭窄
- Type C：ハイリスク患者以外ではバイパス手術が望ましい．
  - 全長15cm以上の多発性狭窄または閉塞（石灰化の有無は不問）
  - 2回の血管内インターベンション後の治療を要する再狭窄または再閉塞
- Type D：バイパス手術が第一選択．
  - CFAの完全閉塞
  - 20cmを超えるSFAの慢性完全閉塞
  - 膝窩動脈および三分枝血管を含む慢性完全閉塞

1.3 診察，ABIの測定，診断法

- 大腿動脈，膝窩動脈，前後脛骨動脈の触診を行う．
- ABI（0.9以上が正常）を測定し，客観的指標とする．
- 造影CTの動脈相で三次元画像を作成し病変の広がりを把握する．

2 IVRの実際

2.1 手技

2.1.1 健側からのアプローチ

- 基本的に健側大腿動脈からcross over approachで行う．
- PTAのみであれば，5Fシースでよいが，stentingを行う場合には，6Fシースで行う．

2.1.2 患側の膝窩動脈からのアプローチ

- 健側からのcross over approachでガイドワイヤーが狭窄部を通過できない場合には，膝窩動脈アプローチで行う．
- 膝窩動脈は圧迫止血が困難な場合があるので，細径の3Fのmicro-punctureシースを使用する．
- ガイドワイヤーを挿入後，対側からスネアで把持してpull throughの状態とし，健側からバルーンカテーテルやステントを挿入する．

2.2 使用するカテーテル，ステント

- 4～6mm径のPTAバルーンカテーテルを用いる．
- ステントは通常self-expandingステントを用いる．
- ステント径は，native血管径の約1.1～1.2倍のものを使用する．

2.3 バルーン拡張術の利点

- 繰り返し行うことができる．しかし，何回も繰り返さねばならない場合はバイパス術の適

応になる.

2.4 バルーンカテーテル術の注意点

- バルーンカテーテルが破裂することはめったにないが，突出した石灰化部分を拡張した際にバルーンカテーテルが破裂することがある.
- 破裂したバルーンカテーテルは速やかに抜去する．血管壁の損傷を観察する.
- 周囲は厚い筋肉で囲まれており少量であれば血液の血管外漏出は自然に消失することが多い.

2.5 内膜下拡張術

- 大腿動脈領域は，順行性アプローチの場合で内膜下にガイドワイヤーを挿入し，真腔内への再挿入ができないと，血流により内膜剥離が下方に進展し，内膜 flap により血管が長区域に渡り閉塞する可能性がある.
- チャレンジ的であるため勧めることはできない．膝窩動脈アプローチでは比較的安全に行える.

3 治療効果

- 経過観察の期間は，大腿動脈の場合，早期に再狭窄・再閉塞する場合があるため3～6か月毎に定期的に経過観察を行う.
- 大腿動脈領域では，5cm 以内の Type A，B 病変に関してはステント治療による成績が向上しているが（図1），5cm 以上の long lesion に関してはバイパス手術よりカテーテル治療が優れているというデータはない．5年開存率は 20～60％程度．特に 5.0cm 以上の長い病変では成績は不良で，再治療を繰り返すことになり，外科手術が推奨される.

図1 大腿動脈領域におけるステント治療
ⓐ 治療前.
ⓑ ステント留置後 PTA.
ⓒ 治療後.

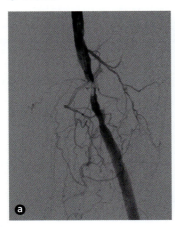 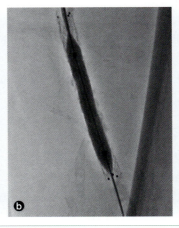 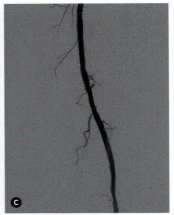

4 今後の展開

- 再狭窄・再閉塞の率が高いため，欧米では種々の工夫や器具の開発がなされている．
- 最近では薬剤溶出性ステント（DES）がSFA領域でも使用できるようになり，治療成績が向上しつつある．
- 薬剤溶出型ステント（drug eluting stent: DES），薬剤溶出型バルーンカテーテル（DEB），SFA用ステントグラフト（Viabhan）などの有用性が確認されるかもしれない．
- SFA領域では治療のストラテジーが大きく変化する可能性がある．

11 動脈閉塞性病変のIVR

6 慢性動脈閉塞：膝窩動脈3分岐以下に対する拡張術

1 基本事項

1.1 血管解剖
- 膝窩動脈から前脛骨，後脛骨，腓骨動脈が分岐する．
- 前脛骨動脈は dorsal pedis で，後脛骨動脈は内果下で触知しうる．
- 腓骨動脈は下腿を，前・後脛骨動脈は足首以下を主に栄養する．
- 各動脈は分枝が吻合し，通常，その1本だけでも十分な開通があれば虚血壊死になることはまれである．
- 足首以下の壊死は micro-angiopathy と称される進行した糖尿病で生じることが多い．

1.2 診断方法
- 大腿動脈，膝窩動脈，前・後脛骨動脈の触知や下肢 CTA，MRA，ABI でもって閉塞病変の同定を行う．

1.3 治療の概要
- 膝窩動脈以下のカテーテル治療の成績は不良で，再発が多い．
- 多くの場合，再治療が必要であり，バイパス手術が必要になる場合がある．
- 他部位もそうであるが特にこの領域では血管外科医との合議のうえでカテーテル治療を行うことが望ましい．

1.4 TASC 分類と適応
- 大腿膝窩動脈3分枝病変 TASC 分類
- Type A：血管内治療が第一選択．
  - 10cm 以下の単独狭窄または 5cm 以下の単独閉塞
- Type B：血管内治療が望ましい．
  - 多発性病変で 5cm 以下の狭窄または閉塞で，三分枝を含まないもの
  - 膝下膝窩動脈を含まない 15cm 以下の単独狭窄・閉塞
  - 遠位外科的バイパスへの流入を改善する脛骨動脈に連続性を持たない単独または多発性病変
  - 5cm 以下の高度石灰化病変
  - 単独膝窩動脈狭窄
- Type C：ハイリスク患者以外ではバイパス手術が望ましい．
  - 全長 15cm 以上の多発性狭窄または閉塞（石灰化の有無は不問）
  - 2回の血管内インターベンション後の治療を要する再狭窄または再閉塞
- Type D：バイパス手術が第一選択．

- CFA の完全閉塞
- 20cm を超える SFA の慢性完全閉塞
- 膝窩動脈および 3 分枝血管を含む慢性完全閉塞

2 IVR の実際

2.1 手技
- 健側大腿動脈からの cross over approach で行うか，患側総大腿動脈アプローチで行う．
- 通常はバルーン PTA のみを行うので，5F シースで行う．

2.2 用いるバルーンカテーテル種類と内径の大きさ
- 3〜4F の PTA バルーンカテーテルを用いる．
- 2〜3mm 程度のバルーンを使用．

2.3 ステントを用いない理由
- 血管径が細いこと，ステントを契機として内膜肥厚による閉塞が生じ成績が不良であることによる．
- また，stent fracture が起こりうる．

2.4 注意点
- 血管径が細いので，解離や順行性の内膜剥離が生じると容易に血管内腔の閉塞が生じるため，愛護的なカテーテル操作を必要とする．

2.5 線溶療法，プロスタグランジンの併用
- 急性期血栓症例でなければ，線溶療法は通常使用しない．
- ただ，手技中に血栓の末梢塞栓，スパスムなどで血管途絶が生じ虚血症状の発現，あるいは発症の予想が危惧される場合に線溶療法やプロスタグランジンを併用する．
- プロスタグランジンを併用すると，側復路の発達で末梢血流は一時的には改善され窮地を脱しうるが，閉塞を除去しなければ長期的に効果は少ないと思われる．

2.6 術後の抗凝固，抗血小板治療と経過観察
- 術後はプレタールやバイアスピリンなどの薬物治療を併用する．
- 経過観察は，初回，3か月後，その後3〜6か月毎，1年毎程度で定期的に経過観察を行う．

3 治療効果
- カテーテル治療は有用であると考えられるが，バイパス手術と比較して優れているという evidence はないため不明である．
- 弱点として再発率が高い．ステントの適応はない．バイパス手術の成績がよい場合がある．手術適応外症例に対して IVR 治療を提供することになる．

4 今後の展開

- 血管外科医や皮膚移植医のチーム医療の中で適応を考えカテーテル治療を提供することで新たな問題点を見出し，次につなげる対応が求められる．

11章の参考文献

1 急性下肢動脈閉塞

1) Dormandy JA, Rutherford RB. TASC working group: management of peripheral arterial disease (PAD). TransAtlantic inter-society consensus (TASC). J Vasc Surg 2000; 31: S1-S296.
2) Norgren L, Hiatt WR, et al. Inter-society consensus for the management of peripheral artery disease (TASC II). J Vasc Surg 2007; 45(Suppl): S147-S157.
3) 佐藤守男, 他. 下肢動脈の長区間閉塞に対する迅速大量ウロキナーゼ投与法について. 日本医放会誌 1986; 46: 1001-1006.
4) Toshima M, et al. Catheter-directed thrombolytic therapy for acute native arterial occlusion-comparison with surgical therapy. Jpn. J Vasc Surg 2000; 9: 491-497.
5) Ouriel K, et al. A comparison of thrombolytic therapy with operative vascularization in the initial treatment of acute peripheral arterial ischemia. J Vasc Surg 1994; 19: 1021-1030.

2 上腸間膜動脈塞栓症に対する経カテーテル的治療

1) Schoots IG, et al. Thrombolytic therapy for acute superior mesenteric artery occlusion. J Vasc Interv Radiol 2005; 16: 317-329.
2) Ryer EJ, et al. Revascularization for acute mesenteric ischemia. J Vasc Surg 2012; 55: 1682-1689.
3) Block TA, et al. Endovascular and open surgery for acute occlusion of the superior mesenteric artery. J Vasc Surg 2010; 52: 959-966.
4) Jamieson AC, et al. Lysis of a superior mesenteric artery embolus following local infusion of streptokinase and heparin. Aust N Z J Surg 1979; 49: 355-356.
5) Ogihara S, et al. Superior mesenteric arterial embolism: treatment by trans-catheter thrombo-aspiration. J Gastroenterol 2003; 38: 272-277.
6) Kawarada O, et al. Direct aspiration using rapid-exchange and low-profile device for acute thrombo-embolic occlusion of the superior mesenteric artery. Cathet Cardiovasc Interv 2006; 68: 862-866.
7) Sonoda K, et al. Successful treatment of acute occlusion in superior mesenteric artery of an elderly man by thrombus aspiration. J Clin Gastroenterol 2007; 41: 933-934.
8) Heiss P, et al. Primary percutaneous aspiration and thorombolysis for the treatment of acute embolic superior mesenteric artery occlusion. Eur Radiol 2010; 20: 2948-2958.
9) Kawasaki R, et al. Aspiration therapy for acute superior mesenteric artery embolism with an angled guiding sheath and guiding catheter. J Vasc Interv Radiol 2014; 25: 635-639.
10) 園村哲郎, 他. 急性腹症の画像診断：血管性病変, 急性胃腸炎, 消化管穿孔による急性腹症. 画像診断 2007; 27: 326-334.

3 上腸間膜動脈狭窄

1) Derrick JR, et al. The pattern of arteriosclerotic narrowing of the celiac and superior mesenteric arteries. Ann Surg 1959; 149: 684-689.
2) AbuRahma AF, et al. Angioplasty/stenting of the superior mesenteric artery and celiac trunk: early and late outcomes. J Endovasc Ther 2003; 10: 1046-1053.

3) Loomer DC, et al. Superior mesenteric artery stent placement in a patient with acute mesenteric ischemia. J Vasc Interv Radiol 1999; 10: 29-32.
4) Socrate AM, et al. Aortic dissection after superior mesenteric artery percutaneous stenting. Case report. Minerva Cardioangiol 2000; 48: 89-94.

4　慢性動脈閉塞：腸骨動脈に対する拡張術

1) Pulli R, et al. Early and long-term comparison of endovascular treatment of iliac artery occlusions and stenosis. J Vasc Surg 2011; 53: 92-98.
2) Dattilo PB, et al. Clinical outcomes with contemporary endovascular therapy of iliac artery occlusive disease. Catheter Cardiovasc Interv 2012; 80: 644-654.
3) Chen BL, et al. Subintimal angioplasty of chronic total occlusion in iliac arteries: a safe and durable option. J Vasc Surg 2011; 53: 367-373.
4) Schmieder GC, et al. Selective stenting in subintimal angioplasty: analysis of primary stent outcomes. J Vasc Surg 2008; 48: 1175-1180; discussion 1180-1181.
5) Carnevale FC, et al. Percutaneous endovascular treatment of chronic iliac artery occlusion. Cardiovasc Intervent Radiol 2004; 27: 447-452.
6) Ye W, et al. Early and late outcomes of percutaneous treatment of TransAtlantic Inter-Society Consensus class C and D aorto-iliac lesions. J Vasc Surg 2011; 53: 1728-1737.
7) Timaran CH, et al. Iliac artery stenting versus surgical reconstruction for TASC (TransAtlantic Inter-Society Consensus) type B and type C iliac lesions. J Vasc Surg 2003; 38: 272-278.
8) Leville CD, et al. Endovascular management of iliac artery occlusions: extending treatment to TransAtlantic Inter-Society Consensus class C and D patients. Vasc Surg 2006; 43: 32-39.

5　慢性動脈閉塞：大腿動脈に対する拡張術

1) Kralj I, Boos I, et al. Three year results of endovascular therapy with a new generation nitinol stent for femoro-popliteal artery lesions — a single-center outcome analysis of a subcohort of MISAGO 2 study. Vasa 2013; 42: 340-349.
2) Malas MB, Enwerem N, et al. Comparison of surgical bypass with angioplasty and stenting of superficial femoral artery disease. J Vasc Surg 2014; 59: 129-135.
3) Davaine JM, Quérat J, et al. Incidence and the clinical impact of stent fractures after primary stenting for TASC C and D femoropopliteal lesions at 1 year. Eur J Vasc Endovasc Surg 2013; 46: 201-212.
4) Katsanos K, Tepe G, et al. Standards of practice for superficial femoral and popliteal artery angioplasty and stenting. Cardiovasc Intervent Radiol 2014; 11.
5) Grenville JL, Tan KT, et al. Endovascular first strategy for de novo TransAtlantic Inter-Society Consensus C and D femoro-popliteal disease: Mid-term outcomes from a single tertiary referral center. Vascular 2014; 2.
6) Armstrong EJ, Singh S, et al. Angiographic characteristics of femoropopliteal in-stent restenosis: association with long-term outcomes after endovascular intervention. Catheter Cardiovasc Interv 2013; 82: 1168-1174.
7) Deloose K, Lauwers K, et al. Drug-eluting technologies in femoral artery lesions. J Cardiovasc Surg (Torino) 2013; 54: 217-224.　GORE VIABAHNGORE VIABAHNGORE VIABAHN

6　慢性動脈閉塞：膝窩動脈3分岐以下に対する拡張術

1) Romiti M, et al. Meta-analysis of infrapopliteal angioplasty for chronic critical limb ischemia. J Vasc Surg 2008; 47: 975-981.
2) Casella IB, et al. Outcome analysis of infrapopliteal percutaneous transluminal angioplasty and bypass

graft surgery with nonreversed saphenous vein for individuals with critical limb ischemia. Vasc Endovascular Surg 2010; 44: 625-632.
3) Schamp KB, et al. The ongoing battle between infrapopliteal angioplasty and bypass surgery for critical limb ischemia. Ann Vasc Surg 2012; 26: 1145-1153.
4) Conrad MF, et al. Infrapopliteal balloon angioplasty for the treatment of chronic occlusive disease. J Vasc Surg 2009; 50: 799-805. e4.
5) Randon C, et al. Angioplasty or primary stenting for infrapopliteal lesions: results of a prospective randomized trial. Cardiovasc Intervent Radiol 2010; 33: 260-269.
6) Rana MA, Gloviczki P. Endovascular interventions for infrapopliteal arterial disease: an update. Semin Vasc Surg 2012; 25: 29-34.
7) Donas KP, et al. Below knee bare nitinol stent placement in high-risk patients with critical limb ischemia is still durable after 24 months of follow-up. J Vasc Surg 2010; 52: 356-361.

門脈のIVR 12

12　門脈のIVR

1 胃静脈瘤

1 基本事項

1.1 病態・血行動態

- 門脈圧亢進症に続発しうる胃静脈瘤は，後胃静脈または短胃静脈，左胃静脈から流入し，胃穹窿部胃壁内で内腔面に突出する胃静脈瘤を形成し，多くは胃腎シャント排血路へ流出する．胃腎シャント排血路とは左副腎静脈が左腎静脈に流入する血管に相当する（図1）．
- 通常は流入側（供血路）よりも流出側（排血路）のvariationが少ないために排血路からの逆行性アプローチによる治療が選択される．
- その他の排血路として左下横隔静脈水平部，心膜横隔静脈，肋間静脈，後腹膜静脈などが挙げられる．

図1　胃静脈瘤の血行動態（胃腎シャントのみの単純例）
通常，後胃静脈や短胃静脈，左胃静脈から流入し，胃穹窿部胃壁内で内腔面に突出する胃静脈瘤を形成し，多くは胃腎シャント排血路へ流出する．

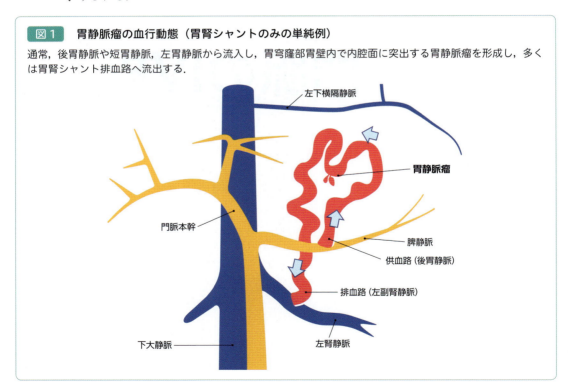

1.2 治療の概要

- IVR治療としては，胃静脈瘤突出部や周囲異常血管を塞栓硬化する，バルーン閉塞下逆行性経静脈的塞栓術（balloon occluded retrograde transvenous obliteration：BRTO）がなされる．

2 IVRの実際

2.1 適応

- バルーンカテーテルが排血路に挿入でき，かつバルーン膨張下で血流が停滞し，胃静脈瘤が描出されればBRTOの施行が可能である．
- 非適応：肝不全症例，Child-Pugh Cの肝機能低下症例，腎機能低下症例，出血制御不可の胃静脈瘤，カテーテル挿入可能な排血路がない症例．

2.2 術前画像診断

- 術前の血行動態把握には，造影ダイナミックCTと3D再構成像が有用である．

2.3 手技

- 排血路からアプローチし，バルーンカテーテルで流出側をせき止めた状態で逆行性に硬化剤（5%EOI；10%オレイン酸モノエタノールアミンとイオパミロン®300mgI／mLを1：1で混合したものが用いられることが多い．詳しくは後述）を注入し，胃静脈瘤突出部や周囲異常血管を塞栓硬化する（図2）．
- 基本的にバルーン膨張下のバルーンカテーテル留置期間はovernight（翌朝まで）とする．BRTOが行われはじめた初期には30分間のみ留置されることが多かったが，硬化が不十分であったり，術後に肺血栓塞栓症が発症した報告があり，バルーンカテーテル留置期間はovernight（翌朝まで）とする方が安全と考えられるようになった．

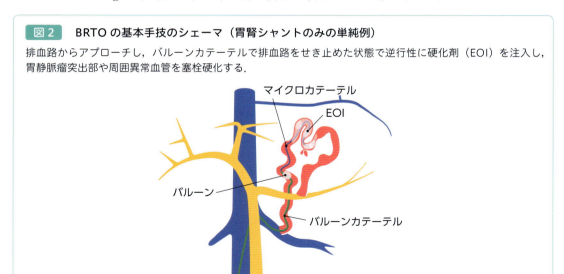

図2 BRTOの基本手技のシェーマ（胃腎シャントのみの単純例）

排血路からアプローチし，バルーンカテーテルで排血路をせき止めた状態で逆行性に硬化剤（EOI）を注入し，胃静脈瘤突出部や周囲異常血管を塞栓硬化する．

2.4 経路

- 大腿静脈経由あるいは右内頸静脈経由がある．
- シースやバルーンカテーテルをovernightで翌朝まで留置しておく必要があることから，手技的にはやや難しくなるが，心臓を経由しない大腿静脈経由のルートを我々は第一選択としている．

2.5 器具

2.5.1 シース：
- バルーン径に応じて 6F または 8F の C 型シースを用いる．
- 後述の CANDIS システムを使用する際は 10.5F のシースを要する．
- バルーンカテーテルの安定性を向上させるためにシース先端が上向きになった 8F の ASADO 型シースを使用することもある．

2.5.2 バルーンカテーテル
- 胃腎シャントの径に応じて 9mm 径，13mm 径，20mm 径を使用する．
- その他，親子バルーン（20mm 径＋10mm 径）方式の CANDIS システムも時に有用である．
- より細い排血路にはアテンダント®やロゴス®，イーグマン®といったマイクロバルーンカテーテルが有用である．

2.6 硬化剤
- 硬化剤として，5％EOI〔EO（10％オレイン酸モノエタノールアミン：オルダミン®）とイオパミロン®300mgI／mL を 1：1 で混合したもの〕の使用が一般的である．
  - ▸ オルダミン®の体重あたりの一日最大使用量は 0.4mL／kg とされている．
  - ▸ オルダミン®の体循環流出による溶血や腎機能低下の予防処置として，血液製剤であるハプトグロビン（1〜2 バイアル）が投与される．
- その他の硬化剤として，AS（エトキシスクレロール®），STS（sodium tetradecyl sulfate），50％ブドウ糖液，金属コイル，エタノール-リピオドール混和液，NBCA-リピオドール混合液の報告がある．
- 近年は薬剤使用量を減らすために，薬剤を空気または二酸化炭素と混和して泡状にした硬化剤を使用したフォーム BRTO の報告が多い．液状硬化剤と泡状硬化剤では薬剤の分布状況に当然差異があるために使用には注意が必要である．
- 門脈系と肺静脈との交通血管（PPVA：portal-pulmonary vein anastomosis）の存在が報告されており，特に泡状硬化剤を使用する際に注意が必要である．

2.7 術前後の肝静脈楔入圧
- 術前後に肝静脈楔入圧を測定することも推奨されている．
- 術後圧が術前値の 150％を上回る際は腹水貯留や食道静脈瘤増悪といった他部位への門脈圧亢進症の悪影響が予想される．

2.8 治療戦略

2.8.1 胃腎シャント型
- 胃腎シャント型の BRTO は胃腎シャントからのバルーン閉塞下逆行性造影（BRTV）によって胃静脈瘤が描出されれば，同部から硬化剤を注入してまず問題なく完遂できる．
- 我々はマイクロカテーテルを併用し，瘤内もしくは近傍にまで先進させ，硬化剤注入を施行している．
- 実際の薬剤使用は，ハプトグロビンを全身投与後，胃静脈瘤部にまずキシロカイン®液，次に 50％ブドウ糖液，その後 5％EOI 液を必要最小量注入している．

2.8.2 胃静脈瘤が描出されず，他の排血路が見られる場合

- 胃静脈瘤が描出されず，他の太い排血路が見られれば，同部にマイクロカテーテルを進めてコイル塞栓するか，他のバルーンカテーテルを用いて閉塞させる（図3）．
- 細い側副路であれば50％ブドウ糖液や5％EOIの硬化剤を少量使用すれば閉塞しうる（図4）．

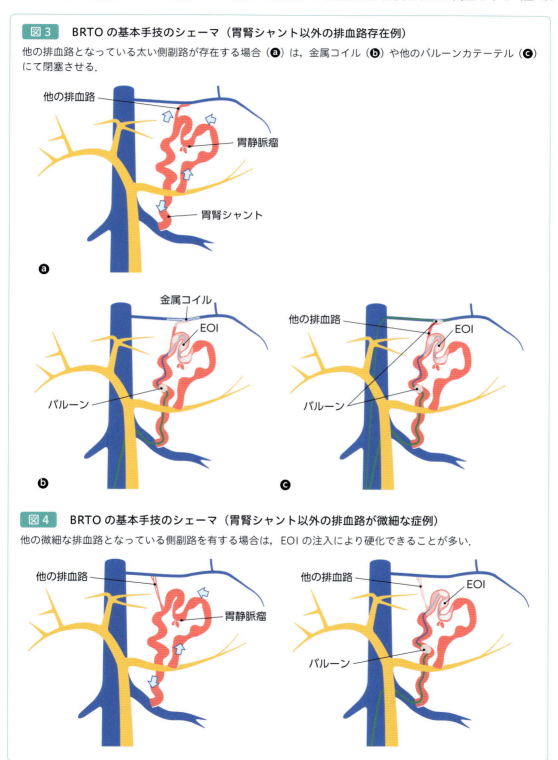

図3 BRTOの基本手技のシェーマ（胃腎シャント以外の排血路存在例）
他の排血路となっている太い側副路が存在する場合（ⓐ）は，金属コイル（ⓑ）や他のバルーンカテーテル（ⓒ）にて閉塞させる．

図4 BRTOの基本手技のシェーマ（胃腎シャント以外の排血路が微細な症例）
他の微細な排血路となっている側副路を有する場合は，EOIの注入により硬化できることが多い．

- また可能な限りバルーンカテーテルを先進させることも使用薬剤量を減量するために有用である．
- 胃腎シャントが太く20mm径バルーンでさえ閉塞できない場合もあるが，この際も極力先進させ静脈のくびれ部に引っかけて閉塞可能部位を探す．
- CANDISシステムの親子バルーンで施行可能なこともあり，積極的に試す価値はある（参照：6.1，238頁）．

2.8.3 胃腎シャント内にリング型側副路を形成している場合

- 約3％に存在するといわれる胃腎シャント内にリング型側副路を形成している場合（図5 ⓐ）は，リングの上流にまでバルーンカテーテルを進め，血流を停滞させる必要がある（図5 ⓑ）．
  ▸ リングの下流にバルーンを位置させることでも血流は停滞することはあるが，多量の硬化

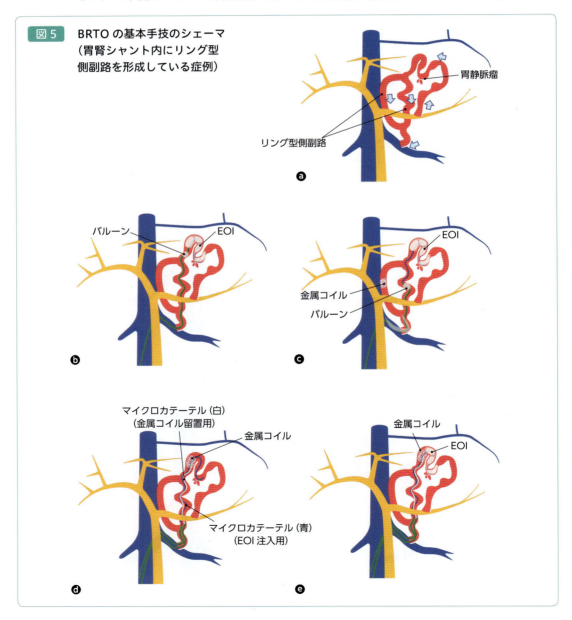

図5　BRTOの基本手技のシェーマ（胃腎シャント内にリング型側副路を形成している症例）

剤を要するか，他の側副路の存在により，胃静脈瘤にまで硬化剤が届かないことが多い．
- リングの上流にまでバルーンカテーテルを挿入できない場合には，片方の側副路を金属コイルで塞栓し1本化する必要がある（図5 c）（参照：6.2, 240頁）．
- あるいはリングの上流にマイクロカテーテルを2本入れ，1本を胃静脈瘤近傍にまで挿入し，他の1本を流出側に位置させ金属コイルで排血路を塞栓することで，バルーンの代用とし，胃静脈瘤側のマイクロカテーテルから硬化剤を注入する dual microcatheter 法がある（図5 d, e）．

2.8.4 胃腎シャント以外の排血路

- 胃腎シャント以外の排血路に対しても，単独であれば各々にバルーンカテーテルを挿入し，BRTV で瘤が描出されれば同部から硬化剤を注入してまず問題なく完遂できる（参照：6.3, 240頁）．排血路が複数あれば BRTV で瘤が描出されるまで downgrading して，主要な排血路の1本化を試みる．

2.8.5 胃静脈瘤に関与しない供血路が存在する場合

- また，供血路が2本あり，胃静脈瘤に関与しない供血路から早期に門脈へ造影剤が流出してしまう症例がある（図6 a）．その場合は，まず硬化剤を胃静脈瘤に関与しない供血路に注入して硬化し，翌日に硬化剤を追加注入して胃静脈瘤の硬化を得ることができる（図6 b）．あるいは胃静脈瘤に関与しない方を金属コイルで塞栓し1本化してから硬化剤注入したり（図6 c），前述の2本のマイクロカテーテルを用いる dual microcatheter 法により治療する（図6 d）．

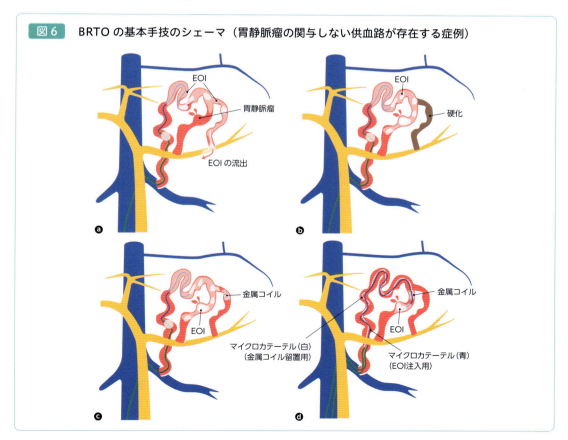

図6 BRTOの基本手技のシェーマ（胃静脈瘤の関与しない供血路が存在する症例）

2.8.6 PTOが有用である場合

- 形態によっては，経皮経肝ルートからの経皮経肝的静脈瘤塞栓術（percutaneous transhepatic obliteration: PTO）の方が簡易かつ有用なことがある．
- 供血路から胃静脈瘤をこえてマイクロカテーテルを流出側に進めてコイル塞栓し，胃静脈瘤近傍から硬化剤を注入する percutaneous transportal outflow-vessel-occluded sclerotherapy（PTOS）が安全で確実である（図7）．
- PTOの手技で，もし胃静脈瘤部にまでマイクロカテーテルが先進しない場合には NBCA-リピオドール混合液を注入し，良好な硬化が得られる場合がある（図8）．
- ただし，まれに胃静脈瘤の排血路が肺静脈へ流出する（PPVA）ことを経験し，その際は医原性の塞栓症をきたす可能性があり注意を要する．

図7 PTOSの基本手技のシェーマ（排血路が非常に複雑な血行動態を示す症例）

排血路が非常に複雑な血行動態を示す症例には経皮経肝ルートからのPTOSの方が簡易かつ有用なことがある（ⓐ）．まず供血路から胃静脈瘤を越えてマイクロカテーテルを流出側に進めてコイル塞栓し（ⓑ），胃静脈瘤近傍から硬化剤を注入する（ⓒ）．

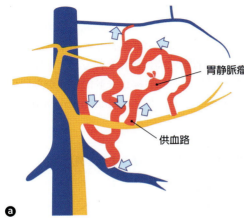

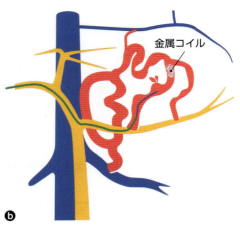

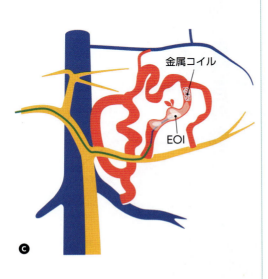

図8 供血路からの NBCA-リピオドール混合液注入の基本手技のシェーマ

PTOの手技で，マイクロカテーテルが胃静脈瘤部にまで先進しない場合には，供血路からの NBCA-リピオドール混合液の注入が有効な場合がある．

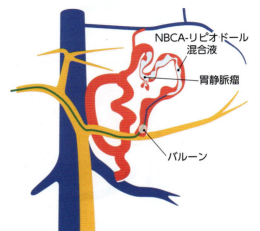

2.8.7　IVR 以外の方法

- IVR 以外では endscopic injection sclerotherapy（EIS）単独で施行可能な場合も少なくなく，内視鏡医との連携が重要である．

2.9　BRTO を含む硬化術の術前，術中，術後のその他の留意点

- 尿道バルーン留置は必須で尿量や血尿チェックを行う．
- 術直前に血行動態把握目的の脾動脈造影および脾動脈造影 CT を施行する施設もある．
- 手技中に短胃静脈からの流入血流量を制御するための脾動脈のバルーン閉塞が有用なことがあり，両鼠径部をあらかじめ消毒しておいた方がよい．
- 基本的に大腿静脈アプローチで C 型シースを使用するが，バルーンカテーテルの固定や先進が不良な場合は ASADO シースへ変更する．
- また IVC-左腎静脈合流角が急峻であったり，大動脈の蛇行による IVC の変形が著明ならば内頚静脈アプローチも考慮する．ただし心臓内を通過させた状態で overnight 留置することにより不整脈を生じる可能性もある．
- 胃腎短絡路内でガイドワイヤーやバルーンカテーテルを先進させる時には，血管損傷に注意する．
- BRTO 術後はバルーンカテーテルを拡張下で overnight 留置となるために，ベッド上の臥位での安静を常とし，起座位は禁止する．
- 発熱や疼痛，嘔気が出現することがあり，各々対症療法を準備しておく．
- 翌日，IVR-CT 室での確認造影および造影 CT で，目的部位の硬化が確認されてからシステムを抜去する．硬化が不十分な場合は，つづいて追加で硬化術を行うか，日を改めて計画を立てなおす．

2.10　安全性の根拠

- BRTO は本邦発の手技であり，20 年を超える歴史があり，重篤な合併症はみられない．
- ただし BRTO が行われはじめた初期には硬化剤注入後 30 分でバルーンを開放し，手技を終了することが多く，術後肺塞栓症を発症した症例が報告された．当科ではその後 overnight 留置を基本としている．
- 認知症や体動などで overnight 留置が困難な症例では，1〜2 時間の留置とし慎重な経過観察を行う．その際は，排血路をコイルや血管塞栓用プラグで塞栓することも有効と考える．

3　治療効果

- 通常は根治的である．BRTO は，内視鏡下 EIS とは異なり内腔突出瘤部だけでなく，その前後をある程度の範囲で硬化するため再発しにくいと考えられる．
- ただし，胃静脈瘤治療後の食道静脈瘤や異所性静脈瘤の出現や悪化はよく知られており，内視鏡による経過観察が必須である．

4 BRTO の問題点

- 活動性出血している胃静脈瘤に対しては SB チューブでの圧迫止血後，あるいは EIS で活動性出血を制御後に BRTO を行う必要がある．
    - 逆行性アプローチのためバルーン拡張時に静脈瘤内圧が高まって再出血したり，硬化剤が漏れ出て BRTO 不成功に終わる場合があるためである．
- その他に，手技に伴う出血や血腫，EOI に対する薬剤アレルギーなどの有害事象の報告がある．
- EOI が体循環に流出すると溶血をおこし，腎不全におちいる可能性がある．念のため血液製剤であるハプトグロビンをあらかじめ投与することで溶血の予防のたすけとする．
- BRTO 施行後に，食道静脈瘤など他の静脈瘤の増悪や腹水の増加などの有害事象が見られる可能性があるため，治療による有益性を検討したうえで実施することが重要である．

5 今後の発展性

- 近年，foam sclerotherapy の報告が多くなっている．
    - EOI をはじめとする硬化剤の使用量減量による有害事象の回避が主な目的である．
    - 液状硬化剤とは挙動が異なるため注意を要する．
    - 諸外国では EOI やハプトグロビンが使用困難なことから，エトキシスクレロール®，STS などを使用し foam BRTO をした報告もある．
- overnight 留置がリスクマネージメントの点から困難な場合があり，NBCA（NBCA-リピオドール混合液や NBCA-リピオドール-エタノール混合液）を使用した BRTO や排血路をコイルや血管塞栓用プラグで塞栓する方法が広がると思われる．

6 症例

6.1 胃静脈瘤に対する BRTO 症例

- 胃腎シャントに対して CANDIS システムの親子バルーンを使用することによって血流停滞が得られた BRTO 症例（図 9）．

1 胃静脈瘤

図9 胃静脈瘤に対するBRTO症例

ⓐ 胃腎シャントで20mm径バルーンを拡張し造影したが排血路が太いため血流を遮断しきれていない（矢印）．
ⓑ CANDISシステムの親子バルーンに交換．親子バルーン（矢印）を交互に拡張移動させることで先進可能となり，血流を遮断しえた．
ⓒ 親子バルーン拡張下にEOIを注入し，貯留が確認できた．

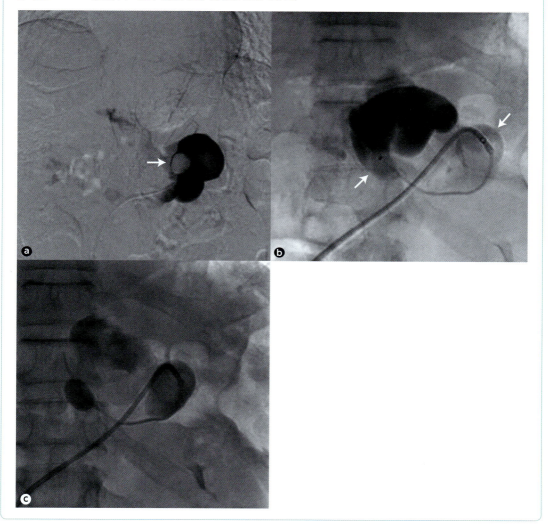

6.2 胃静脈に対するBRTO症例

- 胃腎シャント内にリング型側副路が認められたBRTO症例（図10）．

> **図10** 胃静脈に対するBRTO症例
> ⓐ 胃腎シャントからのバルーン閉塞下逆行性造影．シャント内にリング型の側副路が見られ，他方の側副路からの造影剤の流出が認められる（矢印）．
> ⓑ バルーンをリングの上流にまで先進させ，過拡張することで血流を遮断しえた．

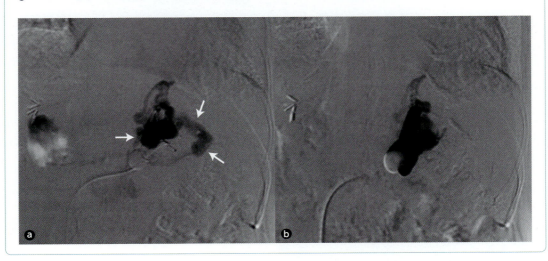

6.3 胃静脈瘤に対するBRTO

- 胃腎シャントと左下横隔静脈水平野が排血路であったBRTO症例（図11）．

> **図11** 胃静脈瘤に対するBRTO
> ⓐ 胃腎シャントからのバルーン閉塞下逆流性造影．排血路は胃腎シャントおよび左下横隔静脈水平部（矢印）であった．
> ⓑ 左下横隔静脈水平部からもマイクロバルーンカテーテルを挿入し，両方のバルーン拡張下（矢印）に同時にEOIを注入し，硬化した．

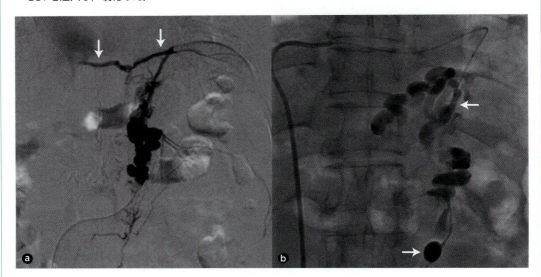

2 門脈圧亢進症―脾腎シャント

1 基本事項

1.1 病態

- 門脈圧亢進症に伴う門脈系異常側副路の発達形態は患者毎に三者三様である.
- そのうち, 脾静脈と左腎静脈間を連絡する異常血管を脾腎シャントという（図1）.

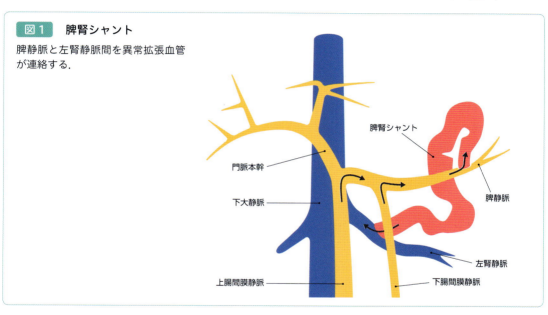

図1 脾腎シャント
脾静脈と左腎静脈間を異常拡張血管が連絡する.

- シャント血流量によっては高アンモニア血症によるシャント型脳症（肝性脳症）を引き起こす.

1.2 治療の概要

- IVR治療としてはバルーン閉塞下逆行性経静脈的塞栓術（balloon occluded retrograde transvenous obliteration：BRTO）が基本であるが, 短絡路温存門脈―大循環分流術の報告もある.

1.2.1 BRTO

- 脾腎シャントに対するBRTOはKawanakaらにより報告され, 経過観察中, 再発や有害事象は見られていない.
- BRTOは経静脈的なアプローチのため低侵襲であり, 肝機能の改善がみられることが多い.
- しかしシャント血管を硬化するために術後に門脈圧の上昇が見られ, 食道静脈瘤やその他の異所性静脈瘤の増悪が見られることがある.

- また Child-Pugh C のような高度の肝機能障害例では腹水増加や肝機能の増悪をきたすことがある．

1.2.2 短絡路温存門脈―大循環分流術

- 一方，1994 年に樫田らが報告した短絡路温存門脈―大循環分流術は，腸間膜静脈血を肝臓へ，脾静脈血を短絡路から体循環へ分流させるコンセプトであり，BRTO に比べて術後門脈圧が上がりにくい．
- しかし，我々の経験ではいずれの症例も血中アンモニア値の低下は一次的で，早期に側副血行路が形成され，中長期的には血中アンモニア値の低下維持が得られなかった．
- 左胃静脈や後胃静脈などの側副路の塞栓を併用すれば治療効果はやや長くなるが，数か月程度のものであった．そのため我々は BRTO を基本手技としている．

2 IVR の実際

2.1 適応

- 脾腎シャントによる高アンモニア血症，肝性脳症の患者で内科的治療が無効な症例．
- IFN 療法や DAA（直接作用型抗ウイルス剤）治療前に肝性脳症発症リスク軽減や肝機能改善を目的とした症例．
- Child-Pugh A や B の患者に BRTO を，Child-Pugh C の患者に短絡路温存門脈―大循環分流術の選択を推奨する報告もある．

2.2 手技

2.2.1 BRTO

- 胃静脈瘤に対する治療手技に準じる（図 2）．
- 脾腎シャントが複数あれば各々の塞栓硬化が必要となり，金属コイルによる 1 本化や段階的な BRTO などの手技を必要とする．

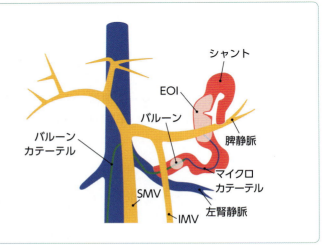

図 2　BRTO の手技

排血路の血流をバルーンカテーテルなどによって遮断し，シャント部の血流を静止し，EOI などの硬化剤を注入して塞栓する．排血路は脾腎シャントでは左腎静脈へ流出することが多い．

2.2.2 短絡路温存門脈—大循環分流術

[手順]

❶ 造影ダイナミックCTや3D再構成像により門脈系血管の形態を把握する．特に下腸間膜静脈の合流部を同定することが重要である．
❷ 経皮経肝アプローチ，経回結腸静脈アプローチ，経短絡路アプローチがある（図3）．
❸ 血流が速い場合は血流コントロール目的にバルーンカテーテルを用いる．
❹ 目的部位を金属コイルや Amplatzer vascular plug で十分に塞栓する．
  ▸ 下腸間膜静脈が脾静脈に合流するならば，その合流部と脾腎シャントの間を塞栓する．
  ▸ それによって，アンモニアを多く含むIMVの血流を求肝性にする（図4）．
❺ 術後に他の側副血管の増悪が認められることがあり，それらに対しても塞栓術を施行しておく場合もある（図5）．
❻ 分流術の施行後は金属コイルによるアーチファクトのために術後造影CTによる血流評価が困難となることが多く，血中アンモニア値と肝性脳症などの臨床症状の経過で治療効果判定と観察を行う．

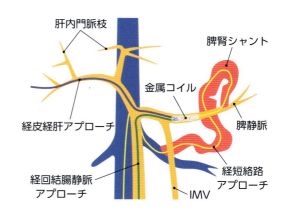

図3 脾腎シャントの場合の脾静脈へのアプローチのシェーマ

経皮経肝アプローチ，経回結腸静脈アプローチ，経短絡路アプローチがある．

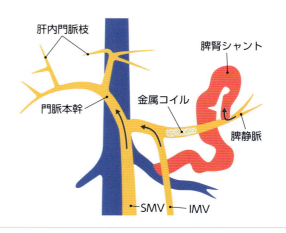

図4 分流術の塞栓部位

下腸間膜静脈（SMV）が脾静脈に合流する場合，その合流部と脾腎シャントの間を塞栓し分流することによって，アンモニアを多く含むIMVの血流を求肝性にする．

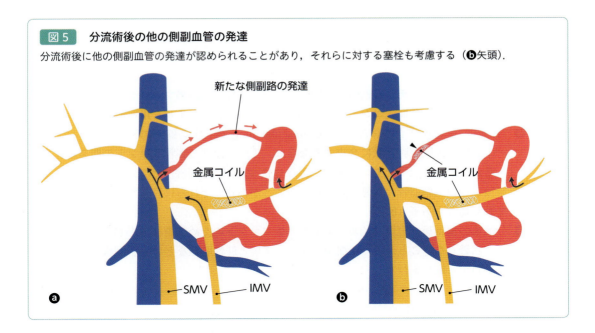

図5 分流術後の他の側副血管の発達
分流術後に他の側副血管の発達が認められることがあり，それらに対する塞栓も考慮する（❺矢頭）．

3 症例：分流術

3.1 脾腎シャントによる高アンモニア血症の症例①（図6）

- 脾腎シャントによる高アンモニア血症の症例
- 経皮経肝アプローチでの上腸間膜静脈造影で，門脈の狭小化と著明に発達した脾腎シャントが認められる．
- 脾静脈をIDCコイルおよびトルネードコイルにて塞栓した．
- 塞栓後の上腸間膜静脈造影で求肝性血流の増加が見られ，脾動脈造影では脾静脈血流は脾腎シャントから左腎静脈に流出しているのが確認された．
- 本例は1か月ほどの血中アンモニア値の低下が得られた．

3.2 脾腎シャントによる高アンモニア血症の症例②（図7）

- 脾腎シャントによる高アンモニア血症の症例
- 上腸間膜動脈—門脈造影にて上腸間膜静脈の血流の多くは脾静脈を逆流して脾腎シャントから左腎静脈へ流出していた．
- 経短絡路アプローチを選択した．
- 左腎静脈経由で短絡路からマイクロカテーテルを脾静脈内に先進させ，まず逆流する拡張した左胃静脈をコイル塞栓した．
- その後，脾静脈を脾腎短絡路と下腸間膜静脈流入部の間にてコイル塞栓し分流した．
- 術後，上腸間膜静脈血流は求肝性となり門脈本幹から肝への流入することが確認された．
- 本例は約2か月間の血中アンモニア値の低下が見られた．

2 門脈圧亢進症—脾腎シャント

図6 脾腎シャントによる高アンモニア血症

ⓐ 経皮経肝的上腸間膜静脈造影．門脈狭小化と発達した脾腎シャントを認める（矢印）．
ⓑ 脾静脈を IDC コイルおよびトルネードコイルにて塞栓した（矢印）．塞栓後の上腸間膜静脈造影で求肝性血流の増加が見られる．
ⓒ 術後脾動脈造影．脾静脈血流は脾腎シャント（矢印）から左腎静脈に流出している．

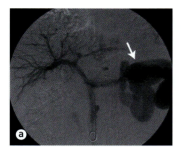
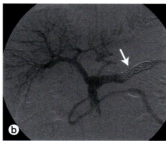
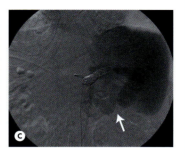

図7 脾腎シャントによる高アンモニア血症

ⓐ 経静脈性造影 CT．著明な脾腎シャントが認められる．
ⓑ 上腸間膜動脈—門脈造影．上腸間膜静脈（SMV）の血流の多くは脾静脈を逆行し脾腎短絡路から左腎静脈へ流出している．
ⓒ 左大腿静脈から左腎静脈に 7F アサド型シースを挿入し，マイクロカテーテルを脾静脈内に先進させ，まず逆流する拡張した左胃静脈をコイル塞栓した．
ⓓ その後脾静脈を脾腎短絡路の流出部と下腸間膜静脈流入部の間にてコイル塞栓し分流した．
ⓔ 術後の上腸間膜動脈—門脈造影．上腸間膜静脈の血流は求肝性となり門脈本幹から肝への流入が確認できる．本例では約 2 か月間の血中アンモニア値の低下が見られた．

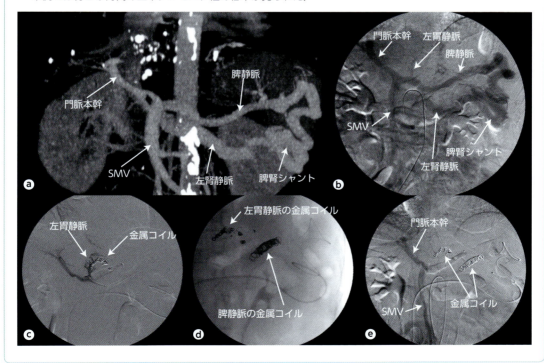

3 十二指腸静脈瘤の BRTO

1 基本事項

- 十二指腸静脈瘤の頻度は比較的まれであるが，十二指腸静脈瘤からの出血は大量で致死的である[1]．
- 十二指腸静脈瘤の治療には，内視鏡的治療，外科的手術，経頸静脈肝内門脈大循環短絡術（TIPS），バルーン閉塞下逆行性経静脈的塞栓術（BRTO）や経皮経肝的塞栓術（PTO）などのカテーテル治療がある．
- BRTO は十二指腸静脈瘤に対する非侵襲的で有効な治療法である．
- BRTO を成功させるためには，静脈瘤の血行動態を理解することが重要である．
- 十二指腸静脈瘤の供血路は膵十二指腸静脈，排血路は右性腺静脈が多く，その他に右腎被膜静脈，左性腺静脈，左腎被膜静脈，その他の後腹膜静脈（IVC へ流出）の報告がある（図1）．

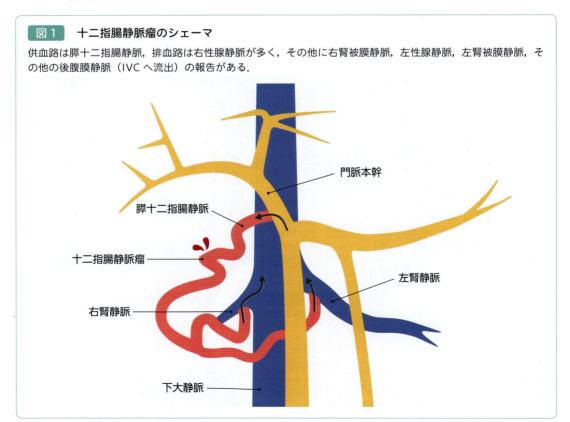

図1 十二指腸静脈瘤のシェーマ

供血路は膵十二指腸静脈，排血路は右性腺静脈が多く，その他に右腎被膜静脈，左性腺静脈，左腎被膜静脈，その他の後腹膜静脈（IVC へ流出）の報告がある．

2 IVRの実際

2.1 手技

[手順]
1. 造影CTの門脈相で十二指腸静脈瘤の供血路と排血路を特定する．
2. 排血路にバルーンカテーテルを挿入し，マイクロカテーテルを静脈瘤の近くあるいは静脈瘤内まで進める．
3. バルーン閉塞下にマイクロカテーテルから造影剤を注入し，造影剤が静脈瘤内に停滞するかどうかを確認する．
4. 造影剤が静脈瘤内に停滞すれば，硬化剤の5% ethanolamine oleate iopamidol（EOI）を注入する（図2）．
5. 造影剤が静脈瘤内に停滞しなければ，バルーンカテーテルをさらに先進するか，他の排血路をコイルなどで塞栓するなど，胃静脈瘤のBRTOと同様に工夫し，停滞化を図る．
6. 逆行性アプローチがどうしても困難な場合には，経皮経肝的なアプローチによるPercutaneous transportal outflow-vessel-occluded sclerotherapy（PTOS）への変更か併用を考慮し（図3），それでも血流の静止が不可能な場合には，NBCA-リピオドール混合液の静脈瘤内注入を考慮する．
7. BRTOを施行後は翌日のCT（単純＋造影）で静脈瘤の血栓化を確認し，カテーテルとシースを抜去する．

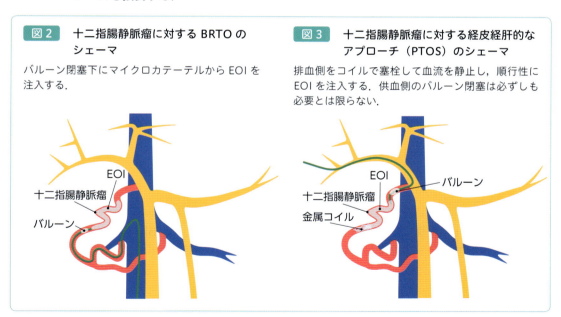

図2 十二指腸静脈瘤に対するBRTOのシェーマ
バルーン閉塞下にマイクロカテーテルからEOIを注入する．

図3 十二指腸静脈瘤に対する経皮経肝的なアプローチ（PTOS）のシェーマ
排血側をコイルで塞栓して血流を静止し，順行性にEOIを注入する．供血側のバルーン閉塞は必ずしも必要とは限らない．

2.2 IVRと内視鏡的治療とのコラボレーション

- BRTOの手技でも，PTOSの手技でも血流の停滞が得られず，EOIの貯留が困難であることが予想される時には，内視鏡医とのコラボレーションで治療することがある．
- バルーン閉塞により不完全ながらも静脈瘤内の血流を低下させた状態で，内視鏡的に直接静脈瘤を穿刺しNBCA-リピオドール混合液と5%EOIとを注入して硬化を図る．

3 BRTOの有害事象

- 供血路から求肝性に血栓化が進み，あるいは漏出した硬化剤や急な血流変化によって門脈血栓症が起こりうる．早期発見に心掛け，オルガラン®（ダナパロイドナトリウム）やワーファリン®で対処する．ただしオルガランの保険適応疾患はDIC（汎発性血管内血液凝固症）である．
- BRTO後，門脈圧は上昇することが多いため，他の静脈瘤の悪化や腹水増加などが起こりうる．このため，内視鏡検査や腹部超音波検査，造影CTによる経過観察が必要である．

4 症例

4.1 十二指腸静脈瘤の症例（図4）

- 十二指腸静脈瘤の症例．BRTO目的で紹介された．
- 造影CTでは十二指腸下行脚／水平脚の静脈瘤と拡張した排血路が認められた．
- 6Fバルーンカテーテル（バルーン径20mm）を右卵巣静脈に挿入し，マイクロカテーテルを十二指腸静脈瘤の近くまで進めた．マイクロカテーテルから硬化剤の5%EOI 20mLを注入した．
- 翌朝の造影CTで静脈瘤と排血路の血栓化が認められた．
- BRTO 4か月後の内視鏡検査で静脈瘤は著明に縮小していた．

4.2 十二指腸静脈瘤，高アンモニア血症の症例（図5）

- BRTO単独で治療できなかった十二指腸静脈瘤，高アンモニア血症の症例
- 上部消化管内視鏡検査で十二指腸水平脚に静脈瘤を指摘され，BRTO目的で紹介された．
- 造影CTでは十二指腸水平脚に内腔に突出する静脈瘤が認められた．
- 3D-VR像および色付け再構成像で狭小化した門脈，供血路である下膵十二指腸静脈，十二指腸水平脚突出瘤部，高度に蛇行した腸間膜静脈，主排血路として右精巣静脈，副排血路として左精巣静脈が見られた．
- 肝にはHCCが認められ，かつ肝内門脈狭小化あり，経皮経肝ルートからのアプローチは困難であった．
- また，排血路は両精巣静脈の2本あり，蛇行著明で距離も長いためBRTOも困難と考えた．
- 内視鏡医と相談し，主排血路バルーン閉塞補助下のEISを計画した．
- 右内頸静脈経由で13mm径バルーンカテーテルを右精巣静脈に進めバルーン閉塞し，血流の停滞を確認．

3 十二指腸静脈瘤のBRTO

> **図4** 十二指腸静脈瘤のBRTO症例
> ⓐ BRTO前の造影CTで十二指腸下行脚／水平脚の静脈瘤（矢印）と拡張した排血路が認められる．
> ⓑ 6Fバルーンカテーテル（バルーン径20mm，矢頭）が右卵巣静脈に挿入され，マイクロカテーテルが十二指腸静脈瘤の近くまで進められた．マイクロカテーテルから硬化剤の5％EOI 20mLが注入された（矢印）．
> ⓒ 翌朝の造影CTで静脈瘤と排血路の血栓化が認められる（矢印）．
> ⓓ 1週後の内視鏡検査で十二指腸下行脚の下部に発赤を伴った大きな静脈瘤が認められる（矢印）．
> ⓔ 4か月後の内視鏡検査で静脈瘤は著明に縮小している（矢印）．

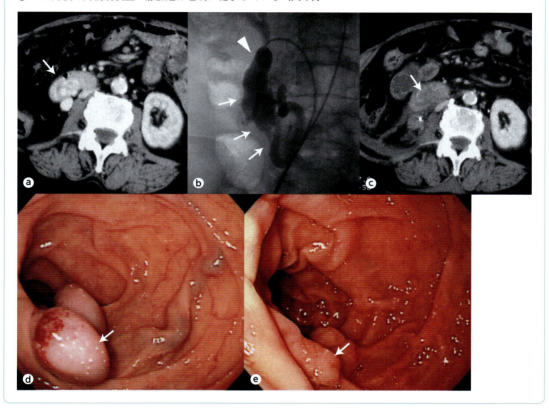

- その後内腔に突出した部位2か所からEISを施行し，5％EOI計20mLとNBCA-リピオドール混合液（NBCA：リピオドール＝3：1）1mLを注入した．
- 30分静置後バルーンカテーテルを抜去．CTにて十二指腸静脈瘤および供血路，排血路への硬化剤の停滞を確認した．

12 門脈のIVR

図5 BRTO単独で治療できなかった十二指腸静脈瘤，高アンモニア血症の症例．

ⓐ 上部消化管内視鏡検査．十二指腸水平脚に静脈瘤を認める（矢印）．
ⓑ 造影CT軸位断像．十二指腸水平脚に静脈瘤を認める（矢印）．
ⓒ 同造影CT．3D-VR像．
ⓓ 同造影CT．色付け再構成像．狭小化した門脈，供血路は下膵十二指腸静脈（青色），十二指腸水平脚突出瘤部（赤色），高度に蛇行した腸間膜静脈を経由し，主排血路として右精巣静脈（紫色），副排血路として左精巣静脈（黄緑色）がみられた．
ⓔ 主排血路バルーン閉塞補助下のEIS施行中の透視像．右内頸静脈経由で右精巣静脈に進められたバルーン閉塞により血流を停滞させ，EISを施行．
ⓕ 手技中の透視像．内腔に突出した部位2か所からEISを施行．5%EOI 計20mL，NBCA-リピオドール混合液（NBCA：リピオドール＝3：1）1mL注入．
ⓖ 術後の単純CT．十二指腸静脈瘤および流入流出路の硬化剤停滞を確認（矢印）．

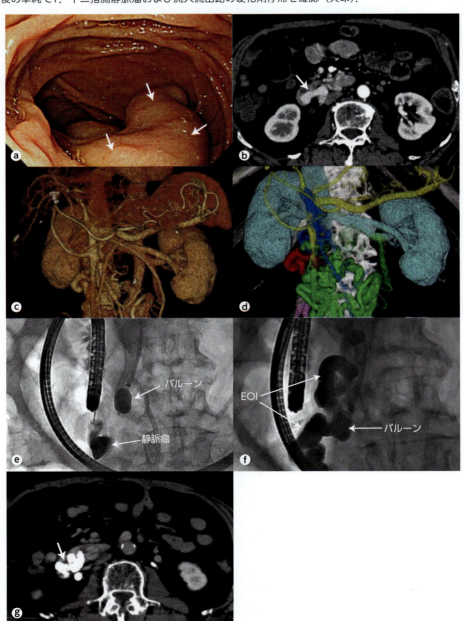

4 門脈体循環シャント

1 基本事項

1.1 血行動態

- 門脈圧亢進症に伴う門脈系異常側副路の発達形態は患者毎に多種多様である．
- 他項に記載される胃静脈瘤，脾腎短絡路，直腸静脈瘤以外では，腹壁静脈系，食道周囲〜奇静脈系，腸間膜静脈系（図1），十二指腸静脈瘤，肝内門脈静脈短絡路，ストーマ静脈瘤などがある．

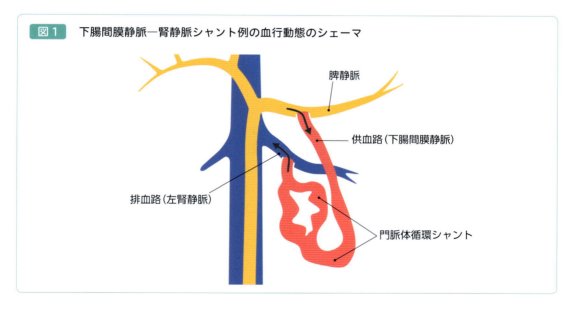

図1 下腸間膜静脈―腎静脈シャント例の血行動態のシェーマ

1.2 治療の概要

- シャント血流量が多く高アンモニア血症によるシャント脳症（肝性脳症）を引き起こせば，シャント閉塞術の適応となる．
- 無症状であってもIFN療法やDAA（直接作用型抗ウイルス剤）治療前に肝性脳症発症リスクを下げるため，シャント閉塞により門脈系と体循環を分離し，門脈の求肝性血流を回復することによる肝機能改善を期待して，シャント閉塞術が施行される．
- シャント閉塞術には，開腹下の外科的シャント閉塞手術とIVR治療によるシャント閉塞術があるが，侵襲性の問題から近年はIVR治療の報告が多い．

2 IVR 治療の実際

2.1 適応

- 適応：
  - 明らかな門脈体循環シャントを有し，保存的にコントロール困難な肝性脳症を有する症例．
  - シャント塞栓によって門脈の求肝性血流が回復し肝機能改善が期待できる症例．
- 非適応：非可逆的肝不全，多量腹水，Child-Pugh C 肝硬変，短絡路閉塞試験で門脈圧上昇が著明となる症例．

2.2 手技

- BRTO がなされる．

[手順]（図 2）

1. 供血路，排血路を造影ダイナミック CT および 3D 再構成像で確認する．
2. 閉塞後の血行動態の変化を予測して，塞栓すべき排血路の位置，範囲を慎重に判断する．
3. BRTO の手技でバルーンカテーテルを排血路から逆行性にシャント内へ挿入し，バルーン閉塞によりシャント部に血流停滞が見られれば，バルーン閉塞下にマイクロカテーテルを先進させ造影し，血流停滞部位および非停滞部を最終確認する．
4. その際，供血路が求肝性血流に変化していれば，機能血管として温存し，停滞部のみを硬化することによって手技的成功が得られる．

- 排血路が 1 本なら BRTO の手技は容易である．
- 排血路が複数本あり，供血路が求肝性血流に変化しなければ，バルーンカテーテルの位置を変更してみるか，複数の排血路をそれぞれ塞栓する必要がある．
- 塞栓硬化すべき異常血管は"停滞する非機能血管"であり，通常，異常拡張している血管の一部である．
- シャント部のバルーン閉塞によって求肝性となった機能血管は温存することが術後の腸管浮腫やうっ血の軽減のために肝要である．
- 求肝性となった機能血管に EOI を注入すると，EOI や血栓の門脈への流出が生じ門脈血栓症の原因となる．
- バルーン拡張による造影剤の停滞部位は非機能域と考えられ，閉塞してもうっ血の原因になることはない．

5. 停滞している部位を確認のうえ，その部位のみに EOI を注入する．
6. EOI や血栓の移動を防ぐ意味で，EOI 注入の前後の部位をコイルで塞栓するとより安全である．

4 門脈体循環シャント

> **図2** 下腸間膜静脈—腎静脈シャント例のBRTOのシェーマ
>
> 排血路から逆行性にバルーンカテーテルをシャント内に挿入し，血流停滞が得られる部位にバルーンを拡張し位置させる．その時，正常臓器からの静脈として機能している領域は血流を有しているため求肝性となっていることを確認する．停滞している部位を確認のうえ，その部位にEOIを注入する．EOIや血栓の移動を防ぐ意味で，EOI注入の前後の部位をコイルで塞栓するとより安全である．

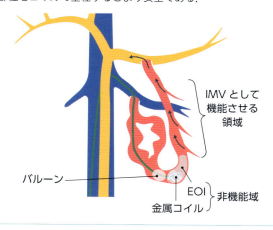

- 血行動態によっては供血路である門脈側からアプローチするPTO（PTS）や直接穿刺も治療戦術のひとつとして考慮される．

3 治療効果と有害事象

- シャントの再開通がなければ，長期に治療効果が保たれる．
- 門脈圧亢進の進んだ症例では，新たなシャントが形成されることがあり，症状再発の要因となる．
- 門脈圧亢進の進んだ症例では，他の静脈瘤や腹水の発生が起りうる．
- 続発性の門脈血栓症が見られることがある．その原因としては，以下が挙げられる
  ① シャントの供血路が求肝性となるため注入した5%EOIが求肝性に一部流出する可能性
  ② シャント内血栓が求肝性連続性に形成される可能性
  ③ シャント閉鎖により門脈血流が急激に変化し乱流や停滞が見られたことによる血栓形成の可能性
- 予防や治療のためにワーファリン®投与の必要な場合がある．

4 今後の発展性

- 従来の5%EOIを使用したBRTOにおいては，その予防のために血液製剤であるハプトグロビンを使用するという問題点が存在し，日本以外で広く施行されない理由となっている．
- 硬化剤使用を避けるために金属コイルとAmplatzer vascular plugを使用する方向性がある．ただしその際には，閉塞後の血行動態の変化を考慮して，塞栓すべき排血路の本数や塞栓位置，塞栓範囲を慎重に判断すべきである．

5 症例

5.1 難治性肝性脳症症例（図3）

- 肝性脳症を繰り返し，保存的療法ではコントロール不良であり紹介された．
- 造影CTで下腸間膜静脈から右内腸骨静脈に至る門脈体循環シャントが認められ，同シャントに対するBRTOを行うことになった．
- 右内腸骨静脈から逆行性に20mm径バルーンカテーテルを進め，バルーン拡張下に造影すると造影剤の停滞が認められた．
- バルーン拡張下にマイクロカテーテルを先進させ，5%EOI 8mLでBRTOを施行した．
- 翌日の造影CTにて門脈体循環シャントの消失を確認したが，門脈内にも血栓形成が認められ，ワーファリン®投与が開始された．3か月後に血栓の消失が見られた．

4 門脈体循環シャント

図3 難治性肝性脳症の症例
ⓐ 下腸間膜静脈から右内腸骨静脈に至る門脈体循環シャントがみられる（矢印）.
ⓑ 右内腸骨静脈から逆行性に20mm径バルーンカテーテルを進め，バルーン拡張下に造影．シャント内に造影剤の停滞が認められた（黄矢印）.
ⓒ バルーン拡張（矢印）下にマイクロカテーテル（矢頭）を先進させ，血流停滞部に5%EOI 8mLでBRTO施行．EOIの貯留が見られる（黄矢印）.
ⓓ 翌日の造影CTにて門脈体循環シャントの消失を確認.
ⓔ 同日CTにて門脈内に血栓形成を認める（矢印）．ワーファリン®投与が開始された.

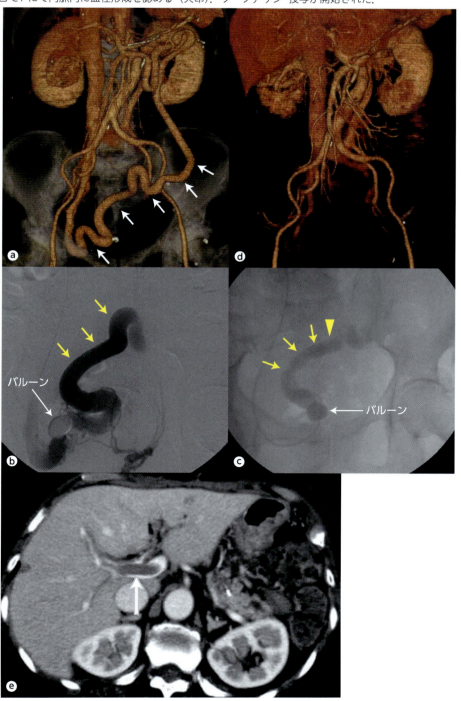

5 直腸静脈瘤

1 基本事項

1.1 病態

- 通常は門脈圧亢進症に伴い下腸間膜静脈（IMV）が逆流拡張し供血路となり，直腸静脈が瘤化し，易出血性となり認知される．
- 直腸静脈瘤の破裂率は比較的低いが，いったん破裂すれば静脈圧よりも高圧の門脈圧が負荷されており，出血が多量になる．さらに肝硬変に伴う出血傾向を有する症例も多く，時に止血困難で致死的となる．
- 鑑別疾患は内痔核や直腸 AVM である．
    - 形態や造影 CT から鑑別可能である．
    - 供血路と排血路をダイナミック CT および 3D 再構成像で描出し評価することが治療戦術の決定に重要である．
    - 一般的には供血路は IMV をはじめとする門脈系，排血路は内腸骨静脈をはじめとする体循環静脈である．

1.2 治療の概要

- 治療として外科手術，内視鏡的硬化療法，IVR が挙げられる．
- 近年は内視鏡的硬化療法や IVR 治療が選択されることが多い．

2 IVR 治療の実際

- 直腸静脈瘤の供血路は下腸間膜静脈の分枝で通常 1〜2 本で，排血路は多数見られることが多い．
- したがって IVR 治療は主として，経皮経肝的門脈穿刺により順行性に供血路からアプローチする**バルーン閉塞下順行性経門脈性硬化塞栓術**（balloon occluded antegrade transvenous sclerotherapy: BATS）が行われ，供血路と直腸静脈瘤が硬化の対象となる．
- その他にも，内視鏡下直接穿刺による硬化療法や排血路からの BRTO の報告もある．
    - BRTO は少なくとも直腸の還流静脈である左右の内腸骨静脈を排血路とすることが多く，双方からのアプローチが必要となるため手技が煩雑となり，推奨できない．

2.1 適応

- PTO ルートから BATS を施行する際の適応
    - 術前の造影ダイナミック CT および 3D 再構成像により，①肝内門脈枝の経皮的穿刺が可能であり，②門脈—下腸間膜静脈—直腸静脈瘤の連続性が確認される症例が適応とな

る．

2.2 手技

[手順]（図1）

1. 造影CTと超音波検査をもとに最適な門脈穿刺経路を決定する．
2. その後，超音波ガイド下に門脈を穿刺し5Fシースを留置する．
3. 脾静脈造影でIMVへの逆流と上直腸静脈から肛門周囲へ連続する異常血管を確認する．
4. 9mm径バルーンカテーテルを可能な限り先進させ，またマイクロカテーテルを瘤付近にまで進め，バルーン閉塞状態でマイクロカテーテルから確認造影し，内腔突出部への造影剤停滞を確認する．
5. 4,000単位のハプトグロビンを点滴静注後に，50%ブドウ糖液，5%EOI液（オルダミン®とイオパミロン®300mgI／mLを1：1で混和したもの）を用いてBATSを施行する．
6. 経皮経肝手技のためにovernight留置は不可能であるため，薬剤の流出防止目的でバルーン閉塞下に供血路側を金属コイルで塞栓する．
    - 要すれば他側の上直腸静脈からも同様の手技を行う．
    - 塞栓後はIMVは順行性血流に変わる．
7. 経皮経肝的に挿入されたシースを抜去する．
    - 腹腔内出血の防止のために肝内の穿刺ルートにコイル塞栓かラジオ波焼灼を行う．

図1 BATSのシェーマ

ⓐ 肝内門脈の経皮的穿刺が可能で，門脈―下腸間膜静脈―直腸静脈瘤の連続性（逆行性造影：矢印）が確認される症例が適応となる．

ⓑ バルーンカテーテルを可能な限り先進させ，またマイクロカテーテルを瘤付近にまで進め，バルーン閉塞状態で50%ブドウ糖液，5%EOI液でBATSを施行する．その後，供血路側を金属コイルで塞栓し，バルーンを解除する．塞栓後は下腸間膜静脈の血流は順向性（求肝性）に変わる．

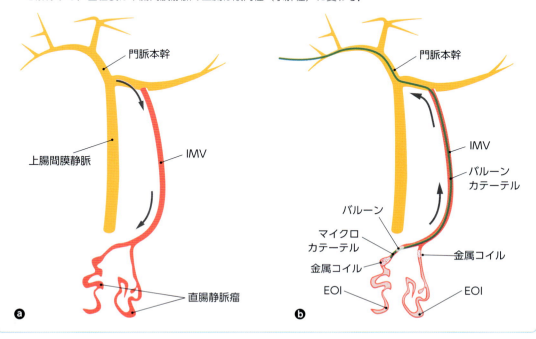

3 症例

3.1 肝硬変に伴う直腸静脈瘤症例（図2）

- 肝硬変にて加療中に下血が見られ，内視鏡，造影CTにて直腸静脈瘤と診断された．
- バルーン閉塞下順行性経門脈性硬化塞栓術目的で紹介された．
- 経皮経肝的に門脈を穿刺し，下腸間膜静脈経由での上直腸静脈へバルーンカテーテルを進め，造影すると，右上直腸静脈と連続する直腸静脈瘤が見られた．
- 供血路は1本だが排血路は多数認められた．
- 9mm径バルーン拡張下にマイクロカテーテルを直腸静脈瘤近くに進めて造影剤の停滞を確認後，5%EOI 6mLを注入した．30分停滞させ，右上直腸静脈のバルーン部に金属コイルを留置した．
- 最後に，門脈穿刺ルートを金属コイルで塞栓し，シースを抜去した．

5 直腸静脈瘤

図2 肝硬変に伴う直腸静脈瘤症例

ⓐ 経皮経肝的に門脈穿刺し，下腸間膜静脈経由での上直腸静脈造影．右上直腸静脈と連続する静脈瘤が見られる．
ⓑ 同部からの CT during inferior mesenteric venography の 3D 再構成像．供血路は一本だが排血路は多数認められた．青色の機能血管と考えられる拡張していない血管を避けて塞栓硬化を施行するプランニングに役立つ．
ⓒ 手技中の透視画像．9mm 径バルーン拡張下にマイクロカテーテルを直腸静脈瘤に進めて造影剤の停滞を確認後，5％EOI 6mL を注入し貯留を確認．
ⓓ 手技中の透視画像．30 分停滞を確認後，右上直腸静脈のバルーン部に金属コイルを留置．
ⓔ 手技中の透視画像．門脈穿刺ルートも金属コイルで塞栓．

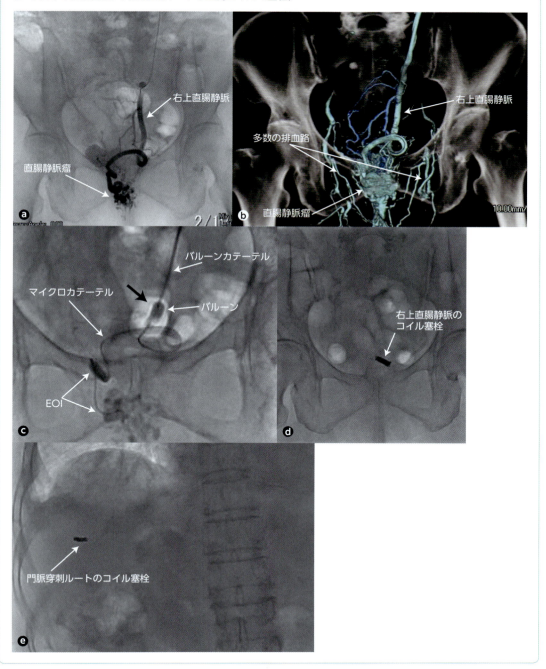

6 TIPS

1 基本事項

- TIPS（transjugular intrahepatic portosystemic shunt）とは肝内で門脈系と肝静脈系に人工的にシャントを作成する手技である（図1）．
- 門脈圧を低下させることにより**静脈瘤**の縮小や**難治性腹水**の減少の効果があるとされ，1990年代に勃興し本邦でも一時期盛んに行われた．
- 欧米では今日でもルーチンに行われているが本邦では行われることがまれになった．
- 術後に，門脈―体循環シャントによって肝性脳症が発症しやすくなる可能性を十分に説明しておく必要がある．

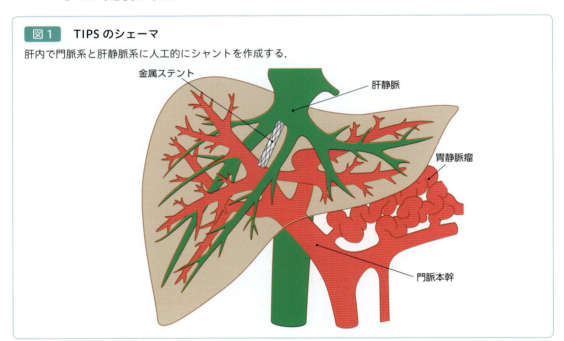

図1　TIPSのシェーマ
肝内で門脈系と肝静脈系に人工的にシャントを作成する．

2 IVRの実際

2.1 穿刺器具（図2）

- 経頸静脈経肝門脈穿刺セット（Rösch-Uchida Transjugular Liver Access Set®）を用いる．
- 穿刺の方向をガイドする役割を担う金属カニューレとその内腔に挿入する穿刺針とからなる．
- 金属カニューレは9Fカテーテルに内挿した状態で使用し血管壁と接することがないようにする．カニューレ手元部の上向きと先端の上向きが一致する．

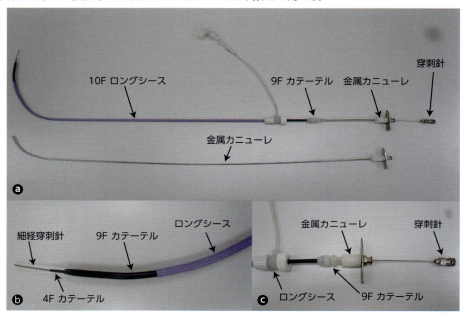

図2 TIPS用の穿刺器具
（経頸静脈経肝門脈穿刺セット：Rösch-Uchida Transjugular Liver Access Set®）
ⓐ 穿刺の方向をガイドする役割を担う金属カニューレとその内腔に挿入する穿刺針．
ⓑ 先端部．方向をガイドするカニューレは9Fカテーテルに内挿されている．9Fカテーテルから4Fカテーテルと細径穿刺針が露出した状態．
ⓒ 手元部．方向をガイドするカニューレは9Fカテーテルに内挿され，さらに穿刺針が挿入されている．細径穿刺針を用いる場合は，4Fあるいは5Fカテーテルに内挿して用いる．

- 細径穿刺針は4Fあるいは5Fカテーテルに内挿して使用し，血管内で露出しないようにする．穿刺の時のみ露出させ使用する．

2.2 手技

[手順]

❶ まず，右内頸静脈を超音波下に穿刺し，10F専用ロングシースを下大静脈（IVC）にまで挿入する．
❷ 次に，金属カニューレを9Fカテーテルに内挿して，シースに挿入する．
❸ まず，9Fカテーテルに内挿された状態で金属カニューレを肝静脈に挿入する．
❹ 造影あるいはテストインジェクションで挿入された静脈が右肝静脈か中肝静脈かを確認する．
❺ 表示された門脈の位置関係と肝静脈に挿入された9Fカテーテルの位置関係を把握して，肝静脈の穿刺点に金属カニューレ（先端は9Fカテーテル内に収納した状態）の先端を当て，正面および側面透視で金属カニューレの方向付けを行う．
　▶ 目的の門脈穿刺点の位置を示す方法には以下のものがある．
　①門脈を細径針で穿刺し先端マーク付き3Fシースやカテーテルを留置する方法．
　②腹腔動脈造影下CTの動脈相と門脈相を重ね合わせ位置関係を示し，肝動脈にガイドワイヤーを留置し，それを参考に，ターゲットの門脈を穿刺する方法（図3）．

12　門脈のIVR

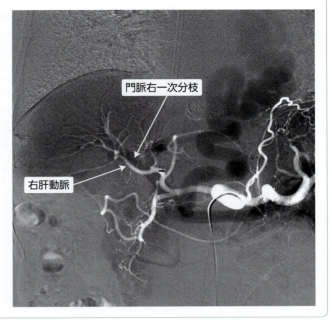

図3　門脈の穿刺点を示す方法

腹腔動脈造影下CTの動脈相（白）と門脈相（黒）を重ね合わせて，位置関係を示し，肝動脈にガイドワイヤーを留置し，それを参考に，ターゲットの門脈を穿刺する．門脈右一次分枝は右肝動脈の背側を走行する．

- ▸ 門脈右一次分枝は右肝動脈の背側に位置するので肝動脈に挿入されたガイドワイヤーの背側を穿刺することが多い．
- ▸ 必要であれば金属カニューレの先端部の屈曲角度を修正する．

❻ 金属カニューレを9Fカテーテルに固定して方向を決めて穿刺点の肝静脈壁に押しつけながら穿刺針を金属カニューレ内に挿入し穿刺する．
- ▸ 細径穿刺針を使用する場合は4Fあるいは5Fカテーテルに内挿して使用し，血管内で露出しないようにする．
- ▸ 穿刺時に穿刺針の先端のみを露出して肝静脈壁から肝実質を介して門脈を穿刺する．

❼ 門脈内に穿刺ができればアンプラッツガイドワイヤーを脾静脈あるいは上腸間膜静脈にまで挿入する（図4）．

❽ アンプラッツガイドワイヤーに沿わせてPTA用バルーンカテーテルを挿入し，肝実質を拡張する．
- ▸ その際，比較的強い疼痛を訴えることが多く，バルーン拡張前に充分な鎮痛剤（モルヒネも考慮）を投与する．

❾ 最後に門脈内から肝静脈内にまたがせてステントを留置する（図4）．
- ▸ 広径のステント留置の後に肝性昏睡をきたすことがあるため，径は6mm前後の比較的細径のものを選択するのが無難である．

図4　TIPS 手技中の造影

ⓐ 穿刺後の造影．
ⓑ PTA 用バルーンカテーテルで肝実質を拡張後の造影．

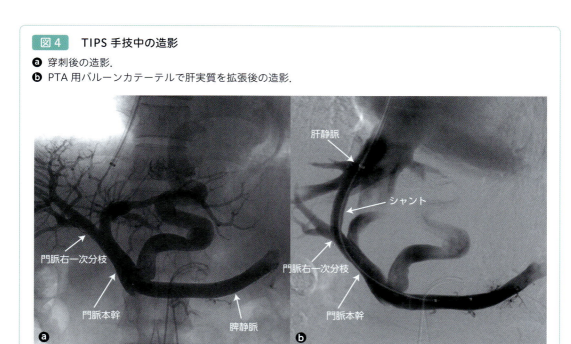

7 食道静脈瘤に対するIVR

1 基本事項

- 食道静脈瘤には一般的に内視鏡的硬化療法（EIS）や内視鏡的静脈瘤結紮療法（EVL）などの内視鏡的治療が選択される．
- 一方で内視鏡的治療困難例や再発例も見られる．
- 内視鏡的治療が困難である場合は IVR 治療がなされる．

2 IVRの実際

2.1 治療法の歴史

- 食道静脈瘤に対する IVR 治療として，1970 年代には Lunderquist らによる 50％ Tz ＋トロンビンを用いた経皮経肝的アプローチによる PTO の報告がある．ただし塞栓効果が弱いため再発しやすく，新たな側副路の発達がみられた．
- 次に Lunderquist らによる Bucrylate を用いた続報がある．22 症例に対し，1 回あたり 0.5mL，計 2mL までという少量使用だが，うち 9 例が出血持続，門脈血栓症，腎不全などで死亡したと報告している．
- その後欧米では，間接的治療になるが前述の TIPS（transjugular intrahepatic portosystemic shunt）による門脈系側副路の除圧療法が主流となった．
- 最近では，Zhang らによる 92 例の PTO の報告がある．2-octyl cyanoacrylate を 4 〜 22mL 使用し，食道下部，para，peri-esophageal vein，perforating vein 全体に注入し，96.7％で成功している．ただし，1 例で致死性の穿刺部位出血を，1 例で致死性の肺動脈塞栓症を発症している．再出血は 19.1％でみられ，近位塞栓例に多く，食道内腔に突出する静脈瘤への十分な硬化剤の分布が必要と考えられる．

2.2 手技

- 経皮経肝的アプローチと経静脈的アプローチについて症例を挙げて解説する．

2.2.1 奇静脈バルーン膨張下に経皮経肝ルート（供血路）からの NBCA 注入（図 1）

- EIS を計 3 回，EVL を 1 回施行されたが，残存する食道上部静脈瘤（Ls，F2，Cb，RC1）が見られた症例．
- シャント血流減量による肝機能と肝性脳症の改善と，食道静脈瘤の改善を目的に IVR 治療を依頼された．
- 経皮経肝ルートからの脾静脈造影下 CT の 3D-VR 再構成像では，供血路が右胃静脈，左胃静脈，後胃静脈の 3 本あり，蛇行した冠状静脈から縦隔枝を介し，主排血路は奇静脈，副排血路は食道静脈瘤や心膜横隔静脈である門脈—体循環シャントが認められた．
- 供血路をコイル塞栓により 1 本化し，主排血路である奇静脈をバルーン閉塞し flow control すれば，硬化剤を食道静脈瘤へ誘導しうると考えた．
- 実際に食道静脈瘤突出部方向への優位な血流が造影剤のテスト注入で確認され，NBCA-リピオドール混合液（NBCA：リピオドール = 1：2）1.5 mL の注入により，静脈瘤と供排血路を塞栓しえた．
- 術直後から呂律が改善し，アンモニア口臭は消失，頭重感も消失した．黄疸も徐々に改善した．1 か月後の上部内視鏡検査では静脈瘤は完全に消失していた．

> **図1** 奇静脈バルーン膨張下に経皮経肝ルート（供血路）からのNBCA注入例
>
> 肝性脳症（血清アンモニア値257μg/dL）と難治性食道静脈瘤の治療目的で紹介された．
> ⓐ 術前の内視鏡像．食道上部静脈瘤（Ls, F2, Cb, RC1）（矢印）．
> ⓑ 脾静脈造影下CTの3D-VR再構成像とその模式図．供血路は右胃静脈（RG），左胃静脈（LG），後胃静脈（PG）の3本で，蛇行した冠状静脈（CV）から左右の縦隔枝（RMV, LMV）を経て，排血路の奇静脈（AZ），食道静脈（EV；瘤☆がある静脈），心膜横隔静脈（CPV）へ流出している．矢印は血流の向きを示す．
> ⓒ 供血路〔右胃静脈（RG），左胃静脈（LG），後胃静脈（PG）〕をコイル塞栓とバルーンカテーテルにより1本化した後，さらに主排血路である奇静脈（AZ）をバルーン閉塞した際の血流予想図．マイクロカテーテルを心膜横隔静脈（CPV）分岐より末梢へ進めるとflow controlにより食道静脈瘤（EVの☆）へ硬化剤が優位に分布すると考え，NBCA-リピオドール混合液1.5mLを注入し塞栓した．
> ⓓ NBCA-リピオドール混合液による静脈瘤硬化1か月後の上部内視鏡検査．静脈瘤構造は完全に消失していた．

2.2.2　奇静脈バルーン膨張下に排血路からNBCA-リピオドール混合液を用いたBRTO（図2）

- 食道に多発する静脈瘤が見られ，下部食道静脈瘤に対するEIS後に残存する上部食道静脈瘤（Ls, F3, Cb-Th, RC2＋）に対するIVR治療を依頼された．
- 造影CT門脈相冠状断像ではEIS後に生じたと思われる左胃静脈から門脈本幹に連続する血栓が見られ，経皮経肝ルートのアプローチは不可能と考えられた．
- 造影CT門脈相冠状断像で上部食道静脈瘤の頭側は左下甲状腺静脈から左腕頭静脈に連続していると判断され，BRTO可能と考えられた．
- 奇静脈バルーン閉塞下のIVR-CT venographyで術前予測通りに上部食道静脈瘤の頭側から左下甲状腺静脈を通り左腕頭静脈に連続する排血路が確認された．
- 左上肢から左下甲状腺静脈を越え上部食道静脈瘤が孤立化できる部位までマイクロバルーンカテーテルを進め，同部からNBCA-リピオドール混合液（NBCA：リピオドール＝1：4）0.5mLによる硬化術を施行した．
- 術後CTで上部食道静脈瘤に一致したリピオドール貯留が見られた．5か月後の内視鏡検査でも上部食道静脈瘤の白色化が確認された．

2.3　術前画像診断

- 食道静脈瘤の走行や連続性はもともと複雑である．さらに各種の治療後となるとより複雑になることが予想される．患者毎に食道静脈瘤の血行動態把握が必須と考える．
- 造影CT門脈相の軸位断像，冠状断像やvolume-rendered 3D画像などを用いて，静脈瘤と供排血路，門脈，奇静脈，左腕頭静脈などとの連続性と血行動態を把握する．
- 当院では放射線技師と協同し，供血路，排血路，瘤突出部などを別途色付け色分けするナビゲーション画像を作成することで治療計画に役立てている．

2.4　奇静脈にバルーンカテーテルを挿入する意義

- 供血路の血流コントロールに用いる．
- 縦隔域の門脈―体循環シャントの排血路は奇静脈や，下甲状腺静脈，心膜横隔静脈などの他静脈に流出するものがある．
- 奇静脈への血流を遮断することで食道静脈瘤を通る側副路を，主たる排血路とすることが可能であれば，IVR単独で治療しうると考えられる．

7 食道静脈瘤に対するIVR

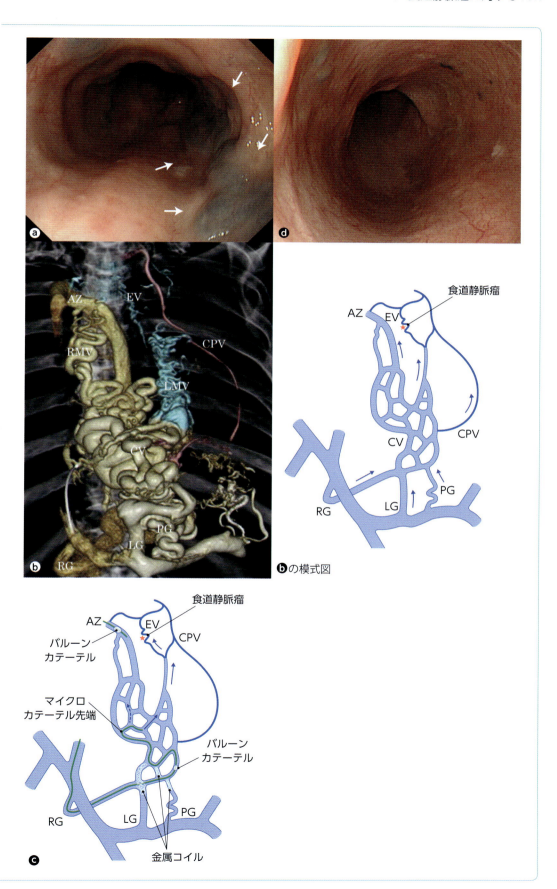

❶の模式図

12　門脈のIVR

> **図2**　奇静脈バルーン膨張下に排血路からNBCA-リピオドール混合液を用いたBRTO症例
>
> 食道に多発する静脈瘤が見られ，下部食道静脈瘤に対するEIS後に残存する上部食道静脈瘤に対するIVR目的で紹介された．
>
> ⓐ 残存する上部食道静脈瘤（Ls，F3，Cb-Th，RC2＋，矢印）の内視鏡像（矢印）．
> ⓑ 造影CT門脈相冠状断像．左胃静脈から門脈本幹に連続する血栓あり（矢印），経皮経肝ルートのアプローチは不可能と考えられる．
> ⓒ 造影CT門脈相冠状断像．上部食道静脈瘤（矢印）の頭側は左下甲状腺静脈から左腕頭静脈に連続しておりBRTO可能と考えられる．
> ⓓ 奇静脈バルーン閉塞下のIVR-CT venography．上部食道静脈瘤の頭側から左下甲状腺静脈を通り左腕頭静脈に連続する側副血管がみられる（紫）．
> ⓔ 左下甲状腺静脈からの造影．上部食道静脈瘤が描出（矢印）．
> ⓕ 術後5か月の内視鏡検査．上部食道静脈瘤の消失が確認される．

2.5　硬化剤が滞留したときの滞留時間の維持

- 5％EOIを硬化剤として使用した際は約30分で静脈瘤の内皮障害や血栓化を引き起こすといわれている．経皮経肝ルートでの治療や患者の状態などによりできるだけ早く手技を終わらせたい時であっても少なくとも30分間の硬化剤停滞の確認が望まれる．
- NBCA-リピオドール混合液をBRTO時に使用する際は濃度にもよるが30秒から1分程度その状態を保持する必要があり，バルーンの固着を引き起こすことが危惧される．NLE（NBCA-リピオドール-エタノール混合液）を用いれば，固着の危険性を軽減できる．

3　有害事象

- 術中，術後の肺塞栓症の発症に留意する．術中の硬化剤の漏出や移動に注意する．特にNBCA-リピオドール混合液を使用する際は注意すべきである．
- オルダミン®（オレイン酸モノエタノールアミン）による溶血と腎不全が起こりえ，使用する際はハプトグロビン製剤を併用する．
- 治療後に，他部位の静脈瘤増悪や胸腹水増加などが見られる可能性があり，内視鏡検査やCTによる慎重な経過観察が必要である．

7 食道静脈瘤に対する IVR

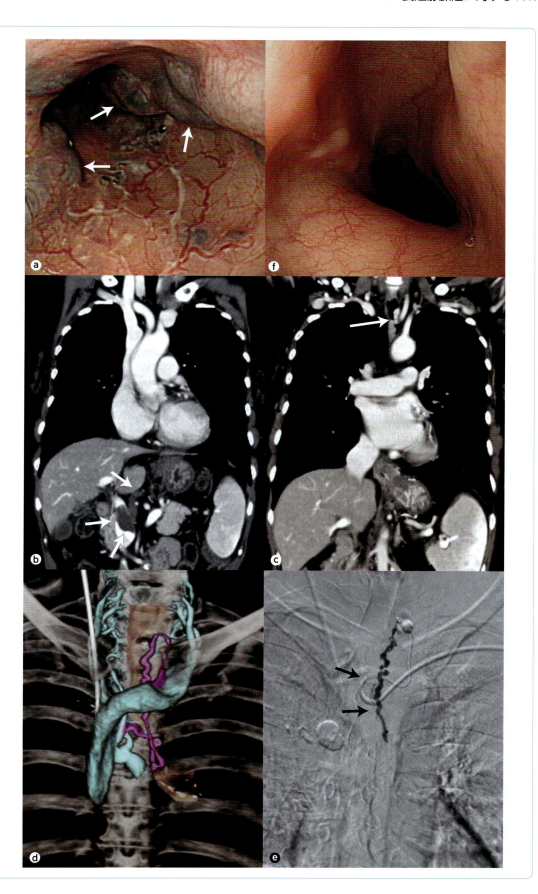

8 術前門脈塞栓術

1 基本事項

- 術前門脈塞栓術は，PTPE（preoperative transportal embolization）あるいは PVE（portal vein embolization）と呼称される．
- 巨大肝細胞癌，肝門部胆管癌，肝門部浸潤を伴う胆嚢癌などに対する広範囲肝切除術の安全性を高めるため，術前に非切除肝をできるだけ増大させておく目的で行われる．非切除肝の増大を図るために，切除肝の門脈を塞栓する．PTPE 後 3 週以降に手術が施行される．

2 IVR の実際

2.1 適応・禁忌

- 術前に肝切除予定領域の門脈塞栓術を施行することで，残肝予定部容積が増大すると予想される患者．
- 施設により術前に門脈塞栓術を施行するかどうかの基準は異なっているのが現状である．
  - 当院では術前の予想残肝率 30% 以上，可能ならば 40% 以上を肝切除の基準としており，その基準以下の症例に術前門脈塞栓術が施行される．
  - ウイルス性肝炎の有無，肝機能，術前化学療法の有無などの条件も考慮される．
- 経皮経肝門脈穿刺を要するため穿刺後再出血のリスクがあり，腹水症例は原則禁忌と考える．

2.2 塞栓物質

- エタノール，NBCA，ゼラチンスポンジ，マイクロコイルなどがある．
- 当科では，以前はフィブリン糊とリピオドールの混和物で塞栓していた．
  - 実際の手技は煩雑で「フィブリノゲン液とトロンビン液 - リピオドール混合液」を同時注入する必要がある．
  - そのため，5.5F トリプルルーメンバルーンカテーテル（type 1 [distal end hole] and 2 [proximal side hole]，テルモクリニカルサプライ）を用いる必要があり，8F シースを要した．
  - そこで，最近は「2.3 手技」のごとく，3F シースと 3F カテーテル，マイクロカテーテルを使用し，塞栓物質はリピオドール（Terumo）と混和した 2mm 角ゼラチンスポンジ細片（Spongel）を用いている．また，塞栓物質の移動や迷入予防のための金属コイルを各枝の起始部に留置し手技を終えている．
- 文献的には PTPE に使用する塞栓物質について以下の報告がある．
  - 門脈結紮やコイル単独では側副路が発達する可能性がある．

- ▸ ゼラチンスポンジ細片単独例の1/3で再開通がみられる．
- ▸ フィブリン糊は二剤同時注入を要するための特殊バルーンカテーテルが必要で適用シースが8Fとなる．また，薬剤アレルギーの報告もある．
- ▸ エタノールは肝壊死やアレルギーの可能性があり，透視で描出できないために予定外の枝へ迷入する可能性がある．

2.3 手技

- 我々はリピオドール含有ゼラチンスポンジ細片とマイクロコイルを用いる．その手技を示す（参照：7 症例，273 頁）．

[手順]

1. 超音波ガイド下に門脈穿刺（20G PTCD 針，0.025inch ガイドワイヤー：右前区域枝を第一選択）を行う．
2. 門脈本幹に3F シース（先端マーカー付，メディキット），3F フック型カテーテル（SeleconMP，テルモクリニカルサプライ）を挿入する．
3. 門脈造影，64列IVR-CT を用いた CT-portography（イオパミロン®300 濃度を倍量希釈，総量 30mL，3mL／sec）を行う（塞栓目的血管の立体的把握，門脈 variation の確認に有用．任意の斜位像可能）．その後，門脈本幹の圧測定を行う．
4. マイクロカテーテルを使用して，塞栓予定の門脈各枝を，リピオドール混和2mm 角ゼラチンスポンジ細片で塞栓する．各枝中枢側を金属コイルで塞栓する（手術まで約3〜4週間あるため塞栓物質の移動を防ぐため）．
5. 門脈造影，門脈本幹の圧測定を行い，塞栓状態を確認する．
6. シース抜去．3F シースを用いているため穿刺部からの出血の危険性は少ないが，凝固障害例などでは穿刺ルートを金属コイルで塞栓する．

2.4 超音波ガイド下穿刺での注意点

- 門脈と動脈，胆管は近接しており，誤穿刺のリスクは常にある．
  - ▸ 特に胆管癌における胆管拡張時には胆管誤穿刺のリスクが高い．
  - ▸ いったん biloma が引き起こされると感染症などのリスクが高まる．
  - ▸ そのためあらかじめ穿刺予定領域の胆管ドレナージを施行後，門脈穿刺を試みる方が安全である．
- 肺の誤穿刺による気胸にも留意する．
  - ▸ 背側の肋間からの穿刺，すなわち門脈右後区域穿刺時には注意する必要がある．
  - ▸ 右前区域枝を勧めるのは肺誤穿刺を防止するためである．

2.5 穿刺部の塞栓法

- 塞栓する門脈からの穿刺ならば動脈枝を誤穿刺していない限り，穿刺ルートからの出血の可能性は低い．
- 当科では穿刺ルートの逆血を確認し，逆血がなければ陰圧をかけながら肝実質を穿刺ルート内へ吸引するようにシースとカテーテルを抜去している．
- 逆血が見られれば，微小な肝静脈や動脈を穿刺している可能性も考え，金属コイルを留置しておく．

3 治療効果

- 約4週後肝切除術が予定されるならば，約3週後に造影CTおよびCT volumetryにより残肝予定部位の容積や容積率を計算する．
- 当科の検討では全例で予定残肝容積率は有意に増加している．
- なお，基礎疾患として肝炎ウイルスを有する症例では有しない症例と比べて増加率は低いことが知られている．

4 有害事象

- 経皮経肝ルートの穿刺であるため，穿刺ルートの動脈，静脈，胆管の誤穿刺による有害事象の報告がある．
- 胸腔穿刺による気胸の報告がある．特に背側肋間穿刺，すなわち門脈右後区域穿刺例に多いとされている．
- 肝内には門脈枝間で交通があることがあり，たとえば門脈右枝塞栓時に門脈枝間の交通を介して左枝の想定外の塞栓を引き起こす可能性がある．それ故に透視下に観察できる塞栓物質を使用することが必須である．

5 弱点

- 手術待ちの期間に新たな遠隔転移や病勢増悪により手術不能になる症例がある．
- その際は門脈塞栓術による肝機能低下や門脈圧上昇によって，患者のQOL低下や予後の悪化につながる可能性がある．
- 原疾患が肝細胞癌であれば，門脈，塞栓域に対する肝動脈化学塞栓術（TACE）を提供できなくなる．

6 発展性

- Amplatzer vascular plugやNBCA-リピオドール-エタノール混合液（NLE）などが有用となる可能性がある．
- これらは各種薬剤や金属コイルの使用数を削減しえ，時間的経済的利点があると考えられる．

8 術前門脈塞栓術

7 症例（図1）

- 胆嚢癌の肝浸潤に対し，右葉切除予定．門脈右枝に対するPTPEを依頼された．
- まず，門脈右前区域枝を穿刺し門脈造影を施行（図1 ⓐ）．同部よりCT-portographyも行い3D像を再構成（図1 ⓑ）．前区域枝と後区域枝を順に塞栓することとした．リピオドール混和2mm角ゼラチンスポンジ細片およびIDCコイルで前区域枝と後区域枝を塞栓した．

図1　PTPE
ⓐ 経皮経肝的門脈造影．
ⓑ CT-portographyの再構成像．門脈右枝の前区域枝（紫）と後区域枝（水色）を塞栓予定（白：胆管ドレナージチューブ）．
ⓒ リピオドール混和2mm角ゼラチンスポンジ細片およびIDCコイルで前区域枝と後区域枝を塞栓後の門脈造影．門脈右枝の途絶が確認された（矢印）．

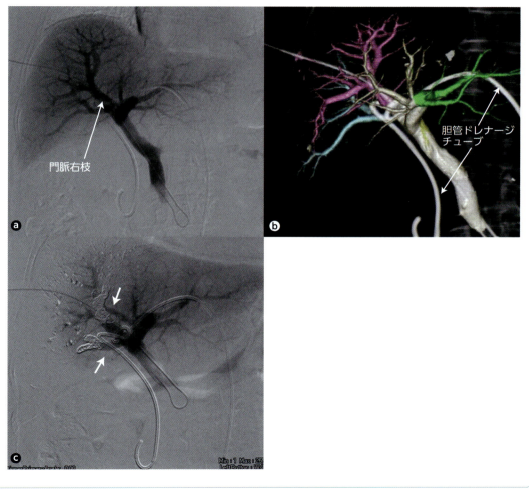

静脈のIVR 13

1 血液透析用バスキュラーアクセスのトラブルに対するIVR

1 基本事項

1.1 血液透析

- 2016年末現在で，日本に約33万人の人工透析患者がおり，漸増傾向である．
- 血液透析（hemodialysis：HD）：
  - 患者に2本のカニューレを挿入し，脱血して限外濾過と溶質除去を行った後に返血する．
  - 残腎機能によるが，基本的に週3回，毎回4〜5時間の透析を要し，毎分100〜250mLという大きな血流量を得るためのブラッドアクセスを必要とする．維持透析患者では動脈と静脈を体表近くで交通させたバスキュラーアクセスを作成し，ここにカニューレを穿刺する．
  - そのためにバスキュラーアクセス造設術を行う場合が多い．
  - バスキュラーアクセスのない患者や緊急時の透析には透析専用のアクセスカテーテルを右内頸静脈または鼠径静脈に挿入して血液透析を行う．

1.2 バスキュラーアクセス造設術

- バスキュラーアクセス造設術には，自己血管を用いた内シャント（AVF：arterio-venous fistula）造設と，人工血管を用いた動静脈グラフト（AVG：arterio-venous graft）がある．
- 内シャント造設術は，前腕部で橈骨動脈と橈側皮静脈を吻合して橈側皮静脈に大量の動脈血をバイパスさせ，橈側皮静脈を透析用の血管として用いることができるようにする手術である．
- 橈側皮静脈がシャントを作るのに不適な場合は，肘やタバコ窩で動静脈吻合を行ったり，動脈表在化を行う．
- また人工血管グラフトを用いて上腕動脈と上腕静脈あるいは尺側皮静脈をつなぐことによってバスキュラーアクセスを作成する人工血管移植術を行うこともある．欧米では比較的早期に腎移植の機会に恵まれるために自己血管による内シャント作成例は少なく，人工血管グラフト作成例が多い．

1.3 バスキュラーアクセスのトラブル

- バスキュラーアクセスのトラブルには以下のものが知られている．
  - シャント血管損傷や血圧変化によるシャント狭窄と閉塞
  - 慢性の通過障害や血管壁の損傷による瘤化
  - 末梢の血流低下による痺れや蒼白，冷感などが生じる盗血症候群
  - 血流異常によって静脈圧が上昇し手が赤白色に腫脹し痛みも伴う静脈高血圧症
  - シャント感染
  - 循環動態の乱れによる高拍出性心不全　など

- 人工血管グラフト（AVG）でみられるトラブル
  - 人工血管症例では感染の危険性が高くなる．
  - 人工血管内の血栓閉塞や静脈吻合側の狭窄がよく見られる．
- 自己血管内シャント（AVF）で見られるトラブル
  - 自己血管症例では動静脈吻合部やその近接部から遠位部の静脈の狭窄と，それに伴う血栓性閉塞がよく見られる．
- 狭窄や閉塞の生じる部位と原因：
  - 狭窄や閉塞は，バスキュラーアクセス近傍に生じるほか，鎖骨下静脈や腕頭静脈などの中心部側の静脈に生じることも少なくない．
  - バスキュラーアクセス部の狭窄は，透析時のカニューレ挿入の直接刺激や高流量血流による内膜反応性変化，静脈弁や周囲の渦流における慢性的な刺激が原因と考えられている．
  - 中心性狭窄，すなわち鎖骨下静脈や腕頭静脈の狭窄は，静脈弁における高流量血流による慢性的な刺激やピンチオフエリアにおける骨，動脈，筋肉，腱による付加的な慢性刺激が原因と考えられる（参照：6.4，282頁）．

1.4 治療の概要

- 血液透析用バスキュラーアクセスのトラブルに対する IVR 治療（vascular access interventional therapy: VAIVT）は，狭窄部位に対して，経皮的血管形成術（percutaneous transluminal angioplasty: PTA）が行われる．

2 穿刺

- 診断目的の動脈穿刺：（動脈解離を引き起こした際の拡大を防ぐため）上腕動脈を逆行性に穿刺する．
- 治療目的の動脈穿刺：順行性に穿刺する．動脈解離に注意して行う．
- 静脈からの逆行性穿刺（上腕駆血下に前壁穿刺）：病変部でない場所から触診や超音波検査で確認して行う．

3 IVR の実際

3.1 適応

- 日本透析医学会によるバスキュラーアクセスの作製および修復に関するガイドライン（2011年）に従う．

3.1.1 狭窄治療の適応

- 超音波検査や血管造影検査で50％以上の狭窄が確認され，それ以外に少なくとも，以下のうち1つ以上がみられる場合に適応とされる．
  ①血流低下，瘤形成
  ②静脈圧上昇

③ BUN の異常高値
④予測できない透析量の低下
⑤異常な身体所見

3.1.2　自己血管内シャントのPTA
- 絶対的適応：吻合部方向穿刺時の血流量 180mL／min 以下.
- 相対的適応：
  ① 2.5mm 以下の狭窄
  ②狭窄音
  ③狭窄部の触知
  ④透析後半の血流量低下

3.1.3　人工血管グラフトのPTA
- 絶対的適応：静脈圧上昇による再循環率 10％以上.
- 相対的適応：
  ①止血時間の延長
  ②静脈圧の上昇
  ③シャント音の低下

3.1.4　禁忌
- スチール症候群
- 局所の感染
  ▶ 特にシャント作成直後は血管損傷を起こしやすいために注意を要する.

3.2　使用するデバイス

3.2.1　バルーンカテーテルの形態
- バルーンカテーテルはその形態から3種類に分けられる.
  ①標準型バルーン（5F 以上）
  ②特殊型バルーン（4F 以下）
  ③カッティングバルーン（Boston Scientific）
  ▶ 4つのブレードがプラークに直接切れ目をいれるカッティング効果を持つ.
  ▶ 7F シースを必要とし，現在5または6mm径で2cm長のみ市販されている.
- コスト面からは標準型バルーンカテーテルの使用が推奨されるが，特に自己血管内シャント症例ではより細径の特殊型バルーンカテーテルの使用も考慮する.

3.2.2　バルーンカテーテルの素材
- その素材から3種類に分類される.
  ①ノンコンプライアントバルーン
- バルーンに高圧を加えてもバルーン径が規定された径よりもほとんど大きくならず一定である.
- 狭窄部の拡張能力に優れる.
- 正常血管の過拡張を最小限に抑えることができる.
- 硬い狭窄の拡張に適していると考えられる.

- 以下の製品がある．
    - Mustang（Boston Scientific）：6F で 8mm 径まで可能．
    - YOROI（カネカ）：4 〜 7mm 径，30atm の高圧．
    - Conquest（メディコン）：5 〜 7mm 径，30atm の高圧，PET 繊維で補強．　など

②セミコンプライアントバルーン
- バルーンの加圧に対して，ある程度バルーン径も拡張するタイプ．
- 全体に柔らかく，高度屈曲部などの拡張に適している．
- 以下の製品がある．
    - Sterling（Boston Scientific）：4F で 8mm 径まで可能．
    - 不知火 HP（カネカ）：4F で 4 〜 7mm 径まで対応．　など

③ハイブリッドバルーン
- 低圧拡張ではセミコンプライアント，高圧拡張ではノンコンプライアントの２種類の圧特性を合わせ持つオールラウンダーのバルーン．
- 通過性能と拡張性能を両立させたタイプ．
- 今後，主流になると考えられる．
- 以下の製品がある．
    - Pathblazer（Boston Scientific）：4F で 4 〜 6mm 径まで対応．　など

3.3　手技

3.3.1　バルーンカテーテルの選択と拡張時の注意点
- シャント造影と超音波像を参考に予想血管径と同じ径のバルーンカテーテルを選択する．
- 拡張時の疼痛を軽減するために，拡張血管周囲にリドカイン液により局所麻酔を行うこともある．
- 加圧はインデフレーターを使用し，30 〜 120 秒間ゆっくり加圧する．
    - バルーンの用手的な拡張には限界があり，バルーンカテーテル毎に nominal 圧，rated 圧が明確に規定されていることから，インデフレーターの使用が推奨される．ただし保険でカバーされない．
- 拡張時にバルーンカテーテルが移動しないよう注意する．
- 拡張中は透視あるいは超音波でバルーンの状況を注視して行う．
- バルーンカテーテルを移動させる時は十分デフレーションさせてから行う．動脈に対するPTA 時のような完全拡張にこだわらず，安全性と透析がより長期間継続できることを優先し考慮する．
- 当科では血栓形成を危惧し PTA 施行前にヘパリンを前もって全身投与しているが，必須とはされていない．
- 強固な狭窄性病変で通常の PTA で拡張しても拡張不可な際には，あらかじめバルーンカテーテルの横にガイドワイヤーを置いておき，ガイドワイヤーを壁に押し付けるようにバルーンを拡張することもある（パラレルワイヤーテクニック）．

3.3.2　完全閉塞時の対応
- ガイドワイヤーを先行させバルーンカテーテルが完全閉塞部を通過すれば，バルーンPTA を先行させる．ただし血流が回復している方がガイドワイヤーとバルーンカテーテルを通過しやすいため，ウロキナーゼを前もって点滴することもある．
- 血栓量が多ければパルススプレーカテーテルからウロキナーゼを使用することで血栓を溶

解または細片化させることができる．
- 6F 血栓吸引カテーテル（Vasplyser：Cordis）とバックロックシリンジを組み合わせて使用し，用手的に陰圧で血栓を吸引する方法もある．

3.3.3 血管破裂時の対応
- バルーンの低圧長時間拡張と用手的圧迫を行い止血する．
- それでも止血できない時は，ステント留置を考慮する．静脈が完全に破裂している場合には，外科的に結紮せざるをえない．

3.3.4 リコイル現象
- バルーン拡張後，術前より高度な再狭窄がみられる現象．
- バルーン拡張後の狭窄は，拡張による血管攣縮や内膜浮腫などによる一過性のものが多いが，リコイル現象であることがある．
- リコイルと判断されれば，バルーンの長時間低圧拡張を行い，それでも拡張が得られなければステント留置を検討する．

3.3.5 ステント挿入の注意点
- ステント留置をせざるをえない状況があり，その際は短期的には効果があると考える．
- ただし，保険適用の問題やステント自体が異物であり，留置部位が上腕〜鎖骨周囲の可動部であるために内膜過形成による狭窄や血栓化，破損が危惧される．
- このため，我々はステント挿入を行っていない．
- 文献的には，ステント留置の臨床的成功率 93.3% と良好である．
- 留置後も二次開存を維持するための再 PTA の繰り返しが必要とされる．

3.4 不成功の定義
- 3 か月に 2 回以上の PTA を必要とした際には手技的に不成功とされる．
- その際はシャントの新たな作製やステント留置を考慮する．

4 治療効果
- 透析条件や患者血管の状態によって大きく異なる．
- いったん pin-hole 状の高度狭窄や完全閉塞が生じると IVR 治療が困難になるため，通常は約 3 か月ごとに早めに PTA を繰り返す．

5 弱点
- 2018 年度の診療報酬では，「経皮的シャント拡張術・血栓除去術 18,080 点，3 か月に 1 回に限り算定する」といういわゆる 3 か月ルールが制定されている．したがって，できる限り VAIVT 回数を少なく，また使用バルーンカテーテルを少なくする必要性がある．
- 透析患者のシャント作成肢静脈の狭窄性病変は，日常から高血流，透析時にはさらに高血流にさらされることによる生理的反応ともいえ，早期再発がみられることが多い．

6 症例

6.1 シャント部狭窄のPTA症例（図1）

- シャント音が低下し，脱血不良にて紹介された．

図1 シャント部狭窄のPTA症例

ⓐ 右肘部の橈骨動脈を逆行性に穿刺し，造影を行った．橈側皮静脈に多発する狭窄を認めた（矢印）．
ⓑ 右肘部上腕寄りから橈側皮静脈を逆行性に穿刺し，4Fシースを挿入した．バルーンカテーテル（矢印，径5mm，長さ4cm）を用いてPTAを施行した．
ⓒ PTA後の造影で狭窄は軽減し，血流は良好となった．

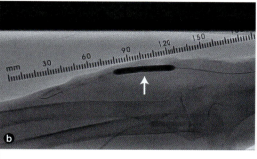
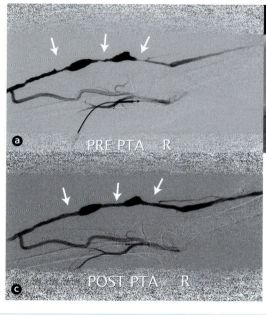

6.2 シャント部閉塞の PTA 症例（図 2）

- シャント音が消失し，脱血困難にて紹介された．

> **図 2** シャント部閉塞の PTA 症例
> **ⓐⓑ** 右前腕部の橈骨動脈を順行性に穿刺し，造影を行った．吻合部より静脈側は抽出されず完全閉塞であった（矢印）．同部位より 5F シースを挿入した．次に 4F カテーテルに 0.035 インチのガイドワイヤーを通し，閉塞部を通過させた．
> **ⓒ** 4F カテーテル（矢印）とバルーンカテーテル（矢頭）（径 5mm，長さ 4cm）のカテーテル交換を行い，数か所 PTA を施行した．PTA 施行前後にウロキナーゼ 6 万単位を注入した．
> **ⓓ** PTA 後の造影で再開通が得られ，血流は良好となった（矢印）．

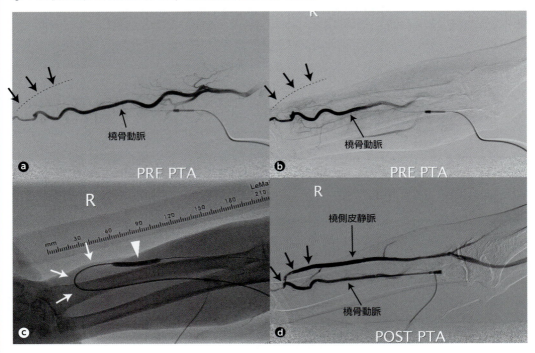

6.3 シャント部狭窄の PTA 症例（図 3）

- 3 年前に慢性腎不全にて右前腕内シャント作成された．
- 2 週前より抜血不良を認め，尺側皮静脈に狭窄を疑われたため，PTA を依頼された．
- まず動静脈吻合部を越えた位置からの逆行性造影を行うと，吻合部静脈側および尺側皮静脈に複数の狭窄が認められた．
- そこで吻合部を 5mm 径 4cm 長の特殊バルーンにて 2atm で拡張し，次いで，5mm 径 4cm 長の特殊バルーンにて尺側皮静脈の狭窄部を 6atm で拡張した．
- 拡張後の造影で，狭窄部の拡張と血流の改善，シャント音の改善が確認された．

6.4 中心性狭窄の PTA 症例（図 4）

- 右肘部内シャント作成後，右上肢腫脹を主訴に来院．表在静脈の怒張も見られる．

1 血液透析用バスキュラーアクセスのトラブルに対する IVR

図3 シャント部狭窄の PTA 症例

ⓐ 動静脈吻合部を越えた位置からの逆行性造影．吻合部静脈側および，尺側皮静脈に複数の狭窄（矢印）を認めた．
ⓑ 5mm 径 4cm 長の特殊バルーンにて吻合部を 2atm で PTA した（矢印）．
ⓒ 次いで，5mm 径 4cm 長の特殊バルーンにて尺側皮静脈の狭窄部を 6atm で拡張した（矢印）．
ⓓ 術後，狭窄の拡張，および血流の改善（矢印），シャント音の改善も認め，手技を終えた．

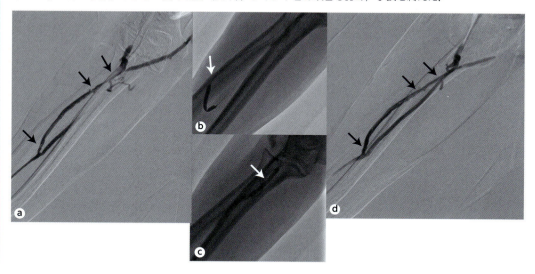

図4 中心性狭窄の PTA 症例

ⓐ 右鎖骨下静脈—上大静脈移行部（矢印），いわゆるピンチオフエリアでの完全閉塞と周囲側副路形成（矢頭）．
ⓑ 8mm 径 2cm 長バルーンで拡張中の透視像（矢印）．
ⓒ 拡張後の確認造影．再開通（矢印）と側副路軽減を認める．

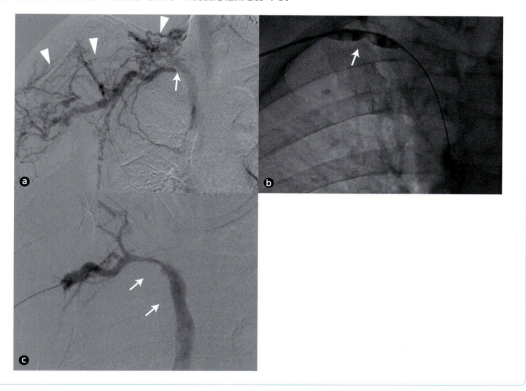

2 CVポート留置術

1 基本事項

- CV（central vein）ポートは，中心静脈内にカテーテルを挿入し，カテーテルの手元部分をポートに接続して皮下に埋め込むものである．
- ポートのセプタムを専用のヒューバー針で穿刺し，ポート内腔からカテーテルを介し中心静脈内に輸液・薬剤を投与できる（図1）．
- CVポートの利点は，CVカテーテルを皮下に埋め込んでいるため以下の2つが挙げられる．
  - 中心静脈栄養（TPN：total parenteral nutrition）において高カロリー輸液を必要な時間帯に注入し，終了後は生理食塩水でロックすることによって輸液セットを取り外すことができる．したがってカテーテルが体外へ露出する通常のカテーテル法と比較して感染の危険性が低く，日常の入浴も可能でQOLを向上することが挙げられる．
  - 全身化学療法（静脈内投与化学療法）において，薬剤による血管炎や薬剤の血管外漏出の危険性を軽減することができる．

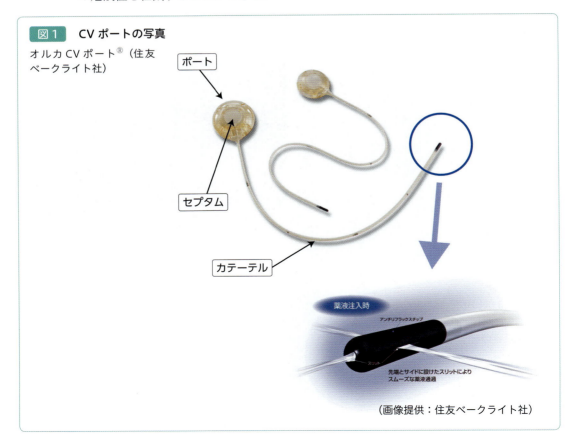

図1 CVポートの写真
オルカCVポート®（住友ベークライト社）

（画像提供：住友ベークライト社）

2 CVポート留置術の実際

2.1 適応

- 長期間の静脈栄養の必要な症例
  - 高度の嚥下機能障害
  - クローン病などによる腸管切除後の短腸症候群
  - 頻回の点滴を要するが末梢静脈が細く点滴が困難な症例　など
- 全身化学療法（静脈内投与化学療法）を実施する症例

2.2 穿刺静脈と埋め込み部（図2）

- 穿刺静脈には，鎖骨下静脈，内頸静脈，大腿静脈，尺側・橈側皮静脈などがある．
- ポートを埋め込む部位としては，鎖骨下静脈，内頸静脈穿刺では鎖骨下の前胸部，大腿静脈穿刺の場合は鼠径部，下腹壁，大腿前面が選択される．
- 両側の鎖骨下静脈と総腸骨静脈の閉塞例に対して，経皮経肝静脈アプローチや腰背部からの経後腹膜アプローチによる直接IVC穿刺の報告もある．

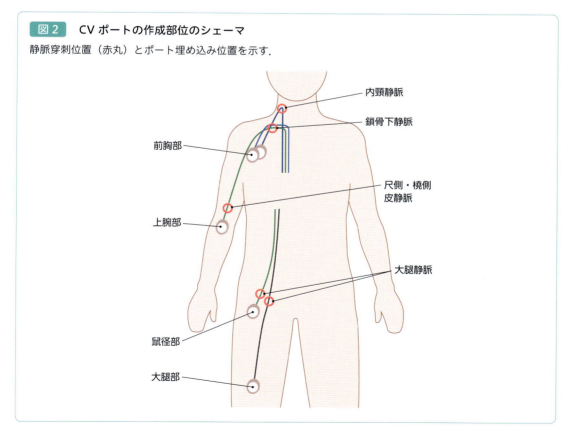

図2　CVポートの作成部位のシェーマ
静脈穿刺位置（赤丸）とポート埋め込み位置を示す．

2.3 手技

- まず，カテーテルを挿入するために静脈穿刺を行い，その後，その静脈に対してカテーテルを挿入しポートを埋め込む．ここでは鎖骨下静脈穿刺について手順を追って解説する．

13　静脈のIVR

2.3.1　鎖骨下静脈穿刺の場合

[静脈穿刺の手順]

❶ 超音波装置により鎖骨下の内側寄りで，静脈が浅部から深部へ入る第一肋骨と交差する付近を描出する（図3 ⓐ）．

❷ 皮膚の穿刺部を局所麻酔（1％リドカイン，26G皮内針使用）する．

❸ **超音波ガイド下に静脈穿刺針で鎖骨下静脈を穿刺する**（図3）．この時，手技者と針，超音波プローブ，超音波画像モニターは一直線上となるように配置する（図4）．また超音波で針先を見失ってしまった場合には，針をプローブ下に平行になるよう微調整し直す．プローブを動かして針を探すとターゲットを見失うことになるので推奨できない．

● 超音波ガイド下での穿刺が推奨されており，超音波で針の描出がよくなる工夫をした静脈穿刺針を用いることが望ましい（図5）．

● 鎖骨下の外側では，静脈は動脈の横を並走するが，皮膚と平行に走行し，静脈壁は伸展性があるため，静脈の上壁に針先が命中しても壁を貫通できないことが多く，下壁を突き破る必要があり，肺を穿刺してしまう危険性が高くなる（図3 ⓑ）．

● これに対し内側では，静脈は動脈の腹側に重なるように走行し，一見動脈穿刺の危険性が高い印象を受けるが，静脈は深部へと向かうため，静脈の走行と穿刺角度が近似し，同部位での穿刺が好都合で安全である（図3 ⓐ）．また，第一肋骨が盾となり肺穿刺を防ぐことができる．さらに同部位は鎖骨下動脈から分岐する動脈枝が少なく，安全に穿刺できる部位といえる．

● 症例によっては鎖骨下静脈が鎖骨の上方を走行することがある．超音波検査で鎖骨下静脈が観察されない場合には鎖骨上部にプローブを置いてみると描出されることがある．

❹ 穿刺に際して，できるだけ鎖骨下静脈を怒張させる．

● 方法として，①息を吐きながら止めるバルサルバ法，②トレンデレンブルグ体位，③下肢挙上などが報告されているが，効果が不十分である．我々は，④クッションを用いて穿刺側へ斜位にする方法を用いており，最も有効と思われる（図6）．

● 静脈を怒張させて穿刺することは，穿刺を容易にするだけでなく，空気塞栓の防止のためにも有用である．

図3　穿刺部位

超音波装置で鎖骨下静脈を観察すると，内側の第一肋骨と交差するレベルでは，静脈は深部へと向かうため，静脈の走行と穿刺角度が近似し，穿刺に好都合で安全である．

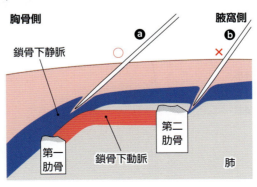

2 CVポート留置術

> **図4** 機器等の配置
>
> 鎖骨下静脈の穿刺時，手技者と針，超音波プローブ，超音波画像モニターは一直線上となるように配置する．

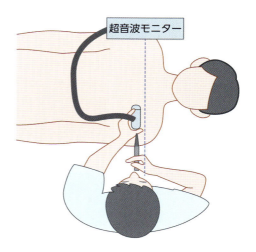

> **図5** 穿刺針の加工
>
> 最近の中心静脈カテーテルキットの穿刺針は，超音波装置で描出されやすい加工がなされているものがある．
> ⓐ やすり状の加工．
> ⓑ 多数の微小なくぼみを作成．
> ⓒ 小さな複数の側孔を作成などにより，先端を高輝度にできる．

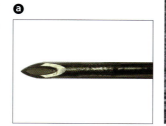
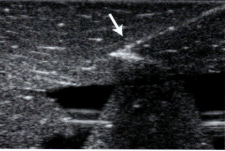

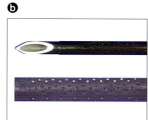
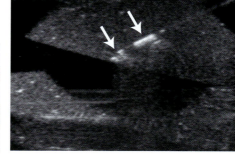

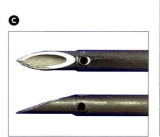
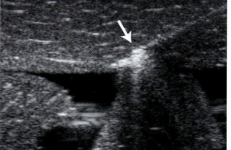

13 静脈のIVR

図6 鎖骨下静脈を怒張させる方法
ⓐ 鎖骨下穿刺時には，クッションを用いて患者を穿刺側へ向け斜位とする．
ⓑ 斜位により下側となった鎖骨下静脈は拡張する．

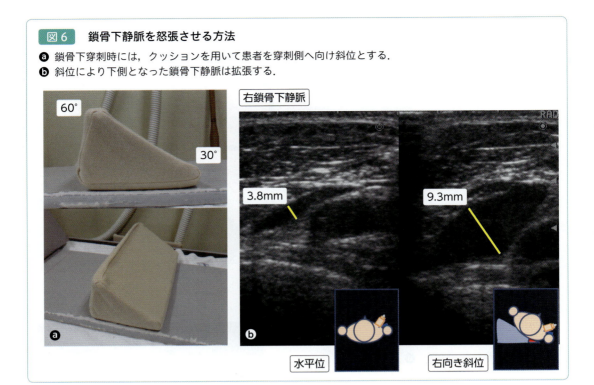

● 注意点
- 脱水症例，息止め不良な症例，肥満症例では穿刺が難しくなる（図7）．
- 鎖骨の裏側へ針を進めるほどの内側の穿刺は，**カテーテルピンチオフ**（鎖骨近傍の組織や鎖骨下筋—肋鎖靭帯の複合体に閉じ込められたカテーテルが体動により屈曲と進展を反復され疲弊することにより断裂する現象）をきたす可能性が高く，避けるべきである．

図7 穿刺が困難な例
ⓐ 脱水症例では静脈径が細くなるため，穿刺が難しくなる．
ⓑ 肥満症例では静脈が深くなるため，穿刺が難しくなる．

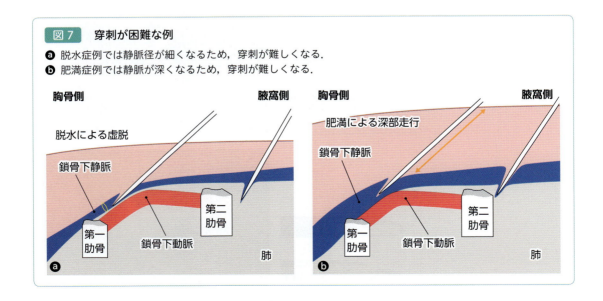

2 CVポート留置術

[カテーテル挿入とポートの埋め込みの手順]
❶ 静脈の穿刺がなされると，穿刺針からガイドワイヤーを挿入する．
❷ 穿刺部の皮膚を5mmほど切開し，ダイレーターとシースをガイドワイヤーに沿わせて血管内に挿入する．
❸ ガイドワイヤーとダイレーターを抜去し，シース内にカテーテルを挿入する．オルカCVポートキット（住友ベークライト）やPUセルサイトポート（東レ・メディカル）では，先端にも穴があるため，ガイドワイヤーに沿わせて血管内にカテーテルを挿入することもできる．
❹ X線透視下にカテーテルの先端位置を気管分岐部から約1.5椎体下方辺りに調節する．
❺ 穿刺部近傍の前胸部に3cmほどの切開を入れ，ポートを埋め込むための皮下ポケットを作成する．
❻ カテーテルを穿刺部からポケット部にまで皮下を走行させポートと接続する．
❼ ポートをポケットに埋め込み，カテーテルが屈曲していないことをX線透視し，約10mLの生理食塩水で抵抗なく注入されることを確認するとともにロックを行う．
❽ 皮膚縫合を行う．また7〜10日後に抜糸を行う．

2.3.2 内頸静脈穿刺の場合

- 鎖骨下静脈穿刺と同様に超音波ガイド下で行うことが推奨されている．内頸静脈の径を怒張させるのにも斜位姿勢は有用であるが，鎖骨下静脈と比較してトレンデレンブルグ体位やバルサルバ法も有用である（図8）．

図8 内頸静脈を怒張させる方法

内頸静脈の径を怒張させる方法としてバルサルバ法，トレンデレンブルグ体位，斜位姿勢のいずれも有用である．
ⓐ 自然呼吸時．内頸静脈は虚脱している．
ⓑ バルサルバ法．内頸静脈は著明に拡張している．

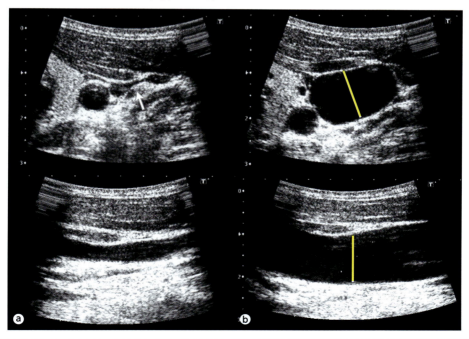

2.3.3 尺側・橈側皮静脈穿刺の場合

- 鎖骨下静脈や内頸静脈と比較して静脈径が細く穿刺はやや難しくなるが，血気胸などの有害事象が少ない点と美容上の点で，近年増加傾向にある．
- ポートは皮下トンネルを外側に向けて作成して上腕外側に埋め込むことが多い．

2.3.4 大腿静脈穿刺の場合

- 基本的には右側を選択し，下肢を軽度屈曲されて，外旋させた状態とし，鼠径部の最も浅く動脈が触れる部位のすぐ内側のくぼみを穿刺すれば容易に穿刺できる（図9 ⓐ）．
- 下肢が内旋していると静脈が動脈の背側に入ることになり穿刺がやや難しくなる（図9 ⓑ）．
- 下肢が内転して拘縮している場合には内側寄りから外側（大腿動脈の背側）に向けて穿刺すれば入りやすい（図9 ⓒ）．
- 深部静脈血栓症の既往が疑われる症例では超音波にて静脈の状態を確認しておくことも重要である．
- また，中枢側の腸骨静脈のみに閉塞が見られることもありカテーテルがIVCまで先進しえないことも経験する．
- 自己抜針の可能性の高い寝たきりの認知症を有する症例においては，ポートを大腿部下方に留置することもある（図2）．

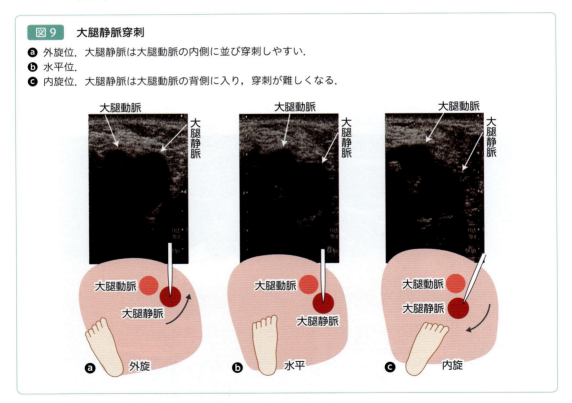

図9 大腿静脈穿刺
ⓐ 外旋位．大腿静脈は大腿動脈の内側に並び穿刺しやすい．
ⓑ 水平位．
ⓒ 内旋位．大腿静脈は大腿動脈の背側に入り，穿刺が難しくなる．

2 CVポート留置術

2.3.5 注意点：カテーテル先端の適正な留置部位

- 右鎖骨下静脈穿刺，内頸静脈穿刺，尺側・橈側皮静脈穿刺の場合のカテーテル先端の位置は，SVCとすることが推奨される．
- X線透視で確認する場合，気管分岐部から約1.5椎体下方辺りに位置させることが一般的に安全である（図10）．
- 左側からカテーテルを進める場合には，まれに重複上大静脈などの正常異型や左腕頭静脈閉塞例が見られ，また奇静脈への迷入が起こりやすく注意を要する．

図10　X線透視による確認
X線透視でカテーテル先端を気管分岐部から約1.5椎体下方辺りに位置させる．

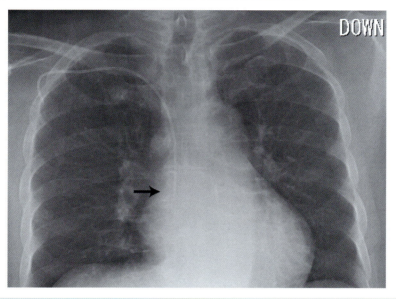

2.4 管理

- CVポート留置後は，1～3か月毎に単純レントゲン写真でカテーテル先端の移動がないことを確認する．
- CVポート未使用時は1～3か月毎に生理食塩水10mLでフラッシュを行う．
- 発熱などの感染兆候があれば，CVポート部の触診や超音波検査で皮膚感染の範囲や膿の貯留について精査する．
- 感染性静脈炎が疑われればCT検査にてカテーテル先端の血栓付着の有無を確認する．

2.5 CVポートの抜去

2.5.1 理由

- ポート部感染で抗生物質の効果がない場合やカテーテル先端周囲の感染性静脈炎が強く疑われた場合にはポートを抜去し，抗生物質を投与する．

2.5.2 手技

[手順]（図11）

1. CVポート留置時の皮膚切開線よりも5mmほどポート側に，メスで平行に2cmほどの皮膚切開を入れる．
2. CVポートのカテーテル接続部を露出する．
3. カテーテルを5cmほど抜去し，カテーテルを軽く引っ張りポートの接合部付近を露出し観察しやすくする．
4. カテーテルを軽く引っ張った状態で，ポート部の切開を少し広げて，指で押し出すようにポートを取り出す．
5. カテーテルを抜去し静脈穿刺部を数分間圧迫し止血する．
6. 皮膚切開部分を縫合する．

> **図11** CVポート抜去の手順
> ⓐ CVポート留置時の切開線よりも5mmほどポート側に，メスで平行に2cmほどの皮膚切開を入れる．
> ⓑ CVポートのカテーテル接続部を露出する．
> ⓒ カテーテルを5cmほど抜去し，カテーテルを軽く引っ張り，ポートの接合部付近を露出する．
> ⓓ カテーテルを軽く引っ張った状態で，ポート部の切開を広げ，指で押し出すようにポートを取り出す．

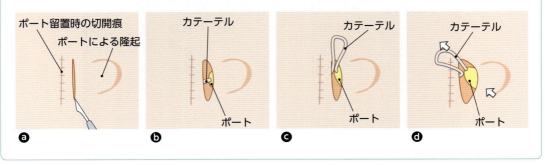

3 有害事象

3.1 手技中

- 鎖骨下静脈穿刺
  - 気胸：軽度では経過観察，重度ではその場で脱気，あるいは持続吸引を要する．
  - 血胸：重度の場合は血管塞栓術やステントグラフト留置術を要する．
  - 皮下血腫：圧迫止血を行う．
  - 縦隔血腫：重度の場合は血管塞栓術やステントグラフト留置術を要する．
  - カテーテル先端の入れ過ぎによる不整脈．
  - カテーテルの縦隔挿入による縦隔洞炎．
- 内頸静脈穿刺
  - 気胸，血胸，神経損傷（腕神経，副交感神経；ホルネル症候群）
  - カテーテル先端部の迷入：（右鎖骨下静脈経由）右内頸静脈迷入，無名静脈迷入，（左鎖骨下静脈経由）頸静脈迷入，奇静脈迷入，その他の静脈迷入

3.2 ポート留置後

- カテーテル接続部の屈曲やピンチオフによるカテーテルの閉塞や断裂，逸脱
- カテーテル先端への血栓付着，血栓症による四肢腫脹
- ポート部感染・カテーテル内感染・カテーテル先端周囲の感染性静脈炎：多くはポートの誤穿刺による注射液の皮下漏れや持続使用によるポート部感染である．ポート部の皮膚に発赤や腫脹が見られた場合にはポートの使用を中止し抗生物質を投与する．それでも効果がない場合にはポートを抜去せざるをえない．またカテーテル内感染を疑った場合には2mLほどの無水エタノールで10分間ロックし消毒する方法が報告されている．カテーテル先端にCTで血栓が認められれば感染性静脈炎の可能性が高く，ポートを抜去し，抗生物質を投与する．
- ポートの移動：
  - 前胸壁の脂肪組織の豊富な症例では，ポート留置後に立位となった時に，脂肪組織の下垂に伴うポートの下垂が著しく，カテーテル先端が戻ってしまうことを経験する（図12）．
  - 再び臥位になるとカテーテル先端が思わぬ静脈へ迷入することがある．そのような症例ではポート留置時にあらかじめ用手的に脂肪組織を下垂させて，ポートを埋め込むのが望ましい．

図12 ポートの移動のシェーマ

前胸壁の脂肪組織の豊富な症例では，ポート留置後に立位になると脂肪組織の下垂に伴うポートの下垂が見られ，カテーテル先端（矢印）が戻ってしまう．

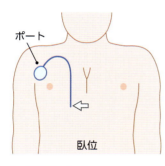
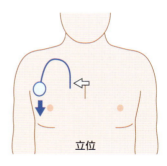

3 IVC フィルター

1 基本事項

- IVC フィルター（inferior vena cava filter）の初報告は1960年代で，形態はBird's Nest（COOK）の名のごとく鳥の巣状であった．そのため半数でIVCが閉塞したとのことである．
- ステンレス製IVCフィルター（Greenfield：Boston Scientific）は1973年に報告された．
- ACCP，AHAなど主要学会がIVCフィルターについてのガイドラインを出している．すべてのガイドラインにおける適応の共通点は，静脈血栓塞栓症（VTE）があって抗凝固剤が禁忌の症例である．それ以外の病態ではガイドラインによって適応が異なる．
- これまでIVCフィルターに関するRCTでは，PREPIC study[1]がまず報告され，8年間フォローした結果がPREPIC study group[2]により追加発表された．
    - 400例の深部静脈血栓症（deep vein thrombosis：DVT）症例を対象にIVCフィルターの留置／非留置を無作為に割り付けられた．ただし，抗凝固剤が禁忌の症例は研究から除外されている．
    - 8年間のフォローで，肺血栓塞栓症（pulmonary thromboembolism：PTE）発症はIVCフィルター挿入群で少なく（15.2% vs. 6.2%），DVT発症は逆に多かった（35.7% vs. 27.5%）．
    - 最も重要である死亡率には差はなかった．
- 2015年のJAMA論文[3]では，IVCフィルターにPTE再発予防効果なし，との報告が出た．
    - 回収可能型IVCフィルター留置の，PTE再発予防における有効性と安全性を比較するための2006年8月から2013年1月までのオープンラベルのランダム化試験PREPIC2をまとめた論文である．
    - 抗凝固薬投与下では，IVCフィルター留置による上乗せ効果は認められなかったと報告している．
- IVCフィルターの合併症として挿入時の誤留置，血管損傷が挙げられる．長期的にはフィルター起因性の下大静脈閉塞が挙げられる．
- 現状でIVCフィルターを使用するか否かの判断はcontroversialである．

2 IVCフィルター使用の実際

2.1 適応

- 循環器病の診断と治療に関するガイドラインに則る（表1）．

3 IVCフィルター

表1	永久留置型IVCフィルターの適応
Class I （エビデンスレベル）
急性肺血栓症（PE）や深部静脈血栓症（DVT）を有する症例のうち， ①出血性疾患や重症外傷受傷後などの抗凝固療法禁忌例 ②抗凝固療法の合併症ないし副作用発現例 ③十分な凝固療法にもかかわらず肺血栓塞栓症再発や深部静脈血栓症の拡大を認める例 ※一定期間が過ぎれば，抗凝固療法が可能となる病態に対しては，適応を慎重にする．
Class II a
①浮遊血栓を有する急性肺血栓塞栓症例 ②重症急性肺血栓塞栓症例 ③急性肺血栓塞栓症発症後肺高血圧が持続する例 ④心肺機能が低下した深部静脈血栓症例 ⑤血栓形成のハイリスク患者で，日常生活動作の向上が期待できない例

2.2 種類と特性

- IVCフィルターには永久フィルター，一時的フィルター，再回収可能型フィルターが存在する．現在の主流は再回収可能型フィルターで，Günther tulip filter（COOK）が代表的である（図1）．

図1　IVCフィルターの種類
ⓐ Günther tulip filter（COOK）．
ⓑ OptEase（Cordis）．
ⓒ ALN（メディコスヒラタ）．
ⓓ DENALI（メディコン）．

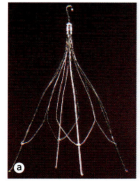 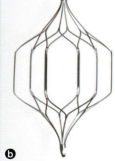 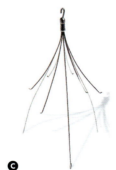 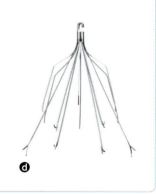

- 我々は，最近では，再回収可能型フィルターを全例で使用している．
- 一時的フィルターはその合併症，煩雑性や感染のリスクから使用していない．
- 永久フィルターは前述のPREPIC studyの結果を踏まえて施行していない．

2.3 留置部位

- 下大静脈の腎静脈合流下部が基本である．
- 腎静脈合流下部の下大静脈や腎静脈，卵巣静脈の血栓症や腫瘍栓が存在すれば，腎静脈合流上部である肝部下大静脈に留置する必要がある．
- 肝部下大静脈においては肝静脈や副肝静脈といった比較的太い分枝が存在することからそ

13 静脈のIVR

れらへの IVC フィルター脚迷入による tilting 防止に努める必要がある．
- IVC フィルターの tilting は血栓捕獲能が低下するだけでなく，それ自体が血栓形成の原因になり，脚の下大静脈壁穿通の可能性が高まる．

2.4 留置手技

[手順]
1. 静脈穿刺：超音波ガイド下に右内頸静脈を穿刺し，イントロデューサーを挿入する．
2. 留置部位を決定する．
   - 下大静脈造影などで腎静脈の位置を確認する．
   - 卵巣・精巣静脈への誤留置や脚迷入がないように注意する（図2）．
   - 患者が腹部大動脈瘤や大動脈蛇行，側弯症や円背症を有する際にも下大静脈の走行異常に注意を要する．
3. IVC フィルターを展開する．
   - 患者に呼気中に息止めをさせるバルサルバ法下に行う．
   - 下大静脈が十分に拡張し，IVC フィルターの傾きを少なくしうる．

図2　留置例

左下肢の急性期 DVT を発症．IVC フィルター留置を依頼された．
ⓐ 右内頸静脈を穿刺し，腎下部下大静脈方向にカテーテルを先進させて造影．右卵巣静脈造影（矢印）となっている．下大静脈と並走しており注意を要する．
ⓑ 同一患者の下大静脈造影．下大静脈（矢印）が造影されている．

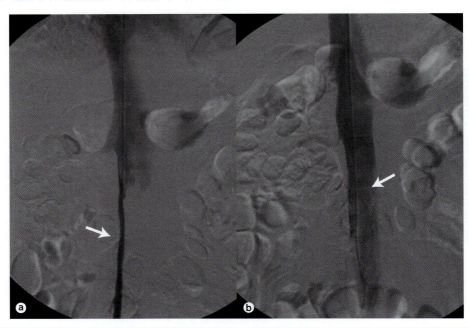

2.4.1 注意点

- 卵巣・精巣静脈への誤留置の報告がある．その際は脚が十分展開しないために認識可能である．
- 心臓・肺動脈への迷入の報告がある．
- ガイドワイヤーやシースによる心臓損傷の死亡事故の報告がある．
- 大動脈蛇行や腹部腫瘤による下大静脈の圧排変形，重複下大静脈などの正常異型がありうるため，術前にCTで下大静脈の形態確認をしておく．

2.5 IVCフィルターの抜去と留置

2.5.1 抜去すべき根拠

- PREPIC studyの報告をもとにDVT発症の危険性を低減するため，IVCフィルターが不要になれば抜去した方がよい．
- 各IVCフィルターに対応した再回収用キットを使用し，慎重に抜去する．
- IVCフィルター毎にメーカー推奨の回収可能期間の記載はあるものの，その期間を超えても安全抜去の報告がある．

2.5.2 永久留置をするケース

- 抗凝固線溶療法が施行できない症例や，または治療後でも血栓が残存する症例ではPE発症のリスクが継続するために永久留置にせざるをえない．
- IVCフィルターを永久留置する際には，IVCフィルター内血栓捕捉に起因する下大静脈血栓症や腎静脈血栓症，IVCフィルター脚の下大静脈壁穿通などについて経過観察が必要である．

文献

1) Decousus H, et al. A clinical trial of vena caval filters in the prevention of pulmonary embolism in patients with proximal deep-vein thrombosis. Prévention du Risque d'Embolie Pulmonaire par Interruption Cave Study Group. N Engl J Med 1998; 12: 409-415.
2) PREPIC study group. Eight-year follow-up of patients with permanent vena cava filters in the prevention of pulmonary embolism: the PREPIC (Prevention du Risque d'Embolie Pulmonaire par Interruption Cave) randomized study. Circulation 2005; 112: 416-422.
3) Mismetti P, et al. Effect of a retrievable inferior vena cava filter plus anticoagulation vs anticoagulation alone on risk of recurrent pulmonary embolism: a randomized clinical trial. JAMA 2015; 313: 1627-1635.

4 深部静脈血栓症と肺血栓塞栓症

1 基本事項

1.1 疾患概念

- 肺塞栓症（pulmonary thromboembolism：PTE）と深部静脈血栓症（deep vein thrombosis：DVT）は密接な関係があるため，静脈血栓塞栓症（venous thromboembolism）と総称されている．

> **MEMO　表在と深部静脈血栓症の違い**
>
> - 深部静脈はその名の通り深部に位置し，動脈と並走しているとともに筋肉や骨と接している．
> - 表在静脈は動脈と並走せず，その血栓症は通常表在静脈瘤に合併する．伏在静脈は表在静脈に属する．
> - 下肢腫脹や疼痛・熱感をきたす下肢静脈血栓性疾患として深部静脈血栓症（deep vein thrombosis：DVT）と血栓性静脈炎が挙げられる．
> - 前者は深部静脈，後者は表在静脈，特に表在静脈瘤に合併した血栓形成が原因で，両者ともに肺血栓塞栓症（pulmonary thromboembolism：PTE）を続発しうる重要な疾患である．
> - 後者は安静，抗炎症剤，抗生物質の投与や冷却によって症状の寛解が得られやすく，DVTとは異なりIVRの必要性は乏しい．

- DVTの原因として脱水，感染，旅行・長期臥床・手術などによる血流うっ滞，抗リン脂質抗体症候群などがある．この血栓が血流に乗って肺へ流れ肺動脈が詰まると，PTEとなる．
- 飛行機内などで長時間同じ姿勢を取り続けて発症することが一般的にはよく知られており，エコノミークラス症候群あるいは旅行者血栓症とも呼ばれている．
  - 日本での年間症例数は約4,000例（2000年）と推計されている．生活習慣の欧米化とともに増加傾向である．
  - 疫学的に欧米人に多く，日本人では少ないとされている．人種別では黒人に多く，黄色人種には少ない．若年者より高齢者に発症しやすい．
  - 近年静脈血栓塞栓症の診断，治療，予防が注目されており，医療者や患者への啓蒙活動による意識向上や各種予防処置の徹底により，院内発症者数は減少している．
- 肺動脈が詰まるとその先の肺胞には血液が流れず，ガス交換ができなくなる．その結果，換気血流不均衡が生じ動脈血中の酸素分圧が急激に低下し呼吸困難をきたす．また肺の血管抵抗が上昇し右心系に負担が生じ全身の血液循環に支障をきたす．軽度であれば胸やけや発熱程度の症状だが，重度になると突然死する．
- PTEの死亡率は10～30％と報告されている．死亡例の多くが発症直後の突然死である．治療が奏効すれば生命予後は良好であるが症状消失後も再発のおそれがあり，抗凝固療法を続ける必要がある．再発した場合はさらに死亡率が高くなり，寝たきり，入院，高齢，閉

4 深部静脈血栓症と肺血栓塞栓症

塞性肺疾患，悪性疾患等がその危険因子となる．

> **MEMO　PTEで突然死する理由**
>
> 肺動脈末梢に小さな血栓が飛んでも大丈夫だが，肺動脈本幹や左右一時分枝が短時間で閉塞すれば右心室が圧で収縮できなくなるために血液循環ができず，急死する．

- 血栓塞栓後症候群
  - 慢性期DVT患者で下肢静脈の逆流，うっ滞により下肢倦怠感，腫脹がみられる状態をいう．
  - 症候性DVT発症後2年以内に20〜50％に発症するとされる．
  - 血栓閉塞による静脈弁破壊が主因で下肢静脈の中でも特に膝窩静脈の開通性が重要とされる．
  - 難治性皮膚潰瘍や蜂窩織炎を併発しやすく，敗血症に移行すると致死的である．
  - 急性期に静脈弁機能を保持するために静脈血流を早急に再開させる積極的治療が必要な根拠となる．
  - 静脈弁機能は全身線溶療法群に比べ経カテーテル線溶療法群では有意に保たれ，静脈逆流も有意に少ないと報告されている．
  - 近年，初のランダム化比較試験として標準的な抗凝固療法に経カテーテル的血栓溶解療法を併用することにより血栓塞栓後症候群の発生率が低下したと報告された．

> **MEMO　PTEとDVTの診断方法**
>
> **1　PTEの診断法**
> - 造影CT：静脈内にヨード造影剤を急速注入し，肺動脈に到達するタイミングに合わせてCTを撮る検査．最近のCT機器の進歩や汎用性によりgold standardとなる．その診断能も高い．
> - 肺血流シンチグラム：ラジオアイソトープを用いて肺血流の分布を調べる検査．
>   ・肺換気シンチグラムと組み合わせることで診断能は向上する．
>   ・以前は肺塞栓症の診断のgold standardとされたが，施行できる施設が限られること，核種の準備が必要なこと，CTの進歩や汎用性から近年は造影CTにその座を譲っている．
> - 肺動脈造影：上下肢の静脈からカテーテルを右室内または肺動脈内に進め，ヨード造影剤を注入して肺動脈を描出する検査．高い診断能を持つが，侵襲性が問題である．
> - 経胸壁エコー，経食道エコー：超音波で肺動脈血栓の存在や右心負荷の程度を確認する検査．心血流量や肺動脈圧が推定でき，機能的な検査が可能である．
>
> **2　DVTの診断法**
> - 造影CT：静脈内にヨード造影剤を急速注入し，下肢静脈に到達するタイミングに合わせてCTを撮る検査．最近のCT機器の進歩や汎用性によりgold standardとなる．その診断能も高い．またDVTの原因になるような悪性疾患や静脈圧排性疾患の同時診断が可能である．
> - 表在エコー：超音波で下肢静脈血栓の存在と範囲を確認する検査．血栓エコーそのものやmilkingなどによる血流評価が可能である．特に下腿部血栓の描出能は他の検査よりも優れている．
> - 下肢静脈造影：両足の静脈からヨード造影剤を注入して下肢静脈を描出する検査．立位を含む体位変換が必要であったり，駆血帯が必要であったり，診断には技術と経験が必要とされ

る．また侵襲性や医原性の PE 発症が問題である．
- 血栓シンチグラム：ラジオアイソトープを用いて下肢血流を調べる検査．施行できる施設が限られること，核種の準備が必要なこと，CT エコーの進歩や汎用性から近年はほとんど施行されない．

1.2 治療の概要

1.2.1 抗凝固療法

- 薬物を用いて血液を固まりにくくする治療法．ヘパリンやワーファリン®などの抗凝固薬が用いられる．血栓の増大や再発を防ぎ，生命予後を改善する．禁忌例（出血が命に関わる場合）を除きほぼ全例に行われる．副作用として出血，HIT（ヘパリン起因性血小板減少症）などがある．血栓を急速に溶かす効果はないため，重篤な PTE には他の治療法が併用される．
- 近年新規経口抗凝固薬である DOAC（direct oral anticoagulant）による治療が保険適用となり広まりつつある．抗 Xa 阻害薬であり，症例によっては IVC フィルターなし，入院治療なしでの加療が可能であり，単剤治療による完全溶解症例も報告されている．症例毎の最適と思われる治療法の選択が重要と考える．

1.2.2 血栓溶解療法

- 薬物を用いて血栓を溶かす治療法．ウロキナーゼ，組織プラスミノーゲン活性化因子（t-PA）などの血栓溶解剤が用いられる．血栓を早期に溶解させ，循環動態を改善させる．速やかな改善効果が得られる反面，重篤な出血を引き起こす危険性もあるため投与は重症例に限られるのが一般的である．なお，モンテプラーゼ（遺伝子組換え t-PA）について 2005 年より不安定な血行動態を伴う急性肺塞栓症に限り保険適用が認可された．

1.2.3 手術療法

- 手術で血栓を除去する方法．急激かつ広範囲の肺塞栓症により生命の危機に瀕している場合は，救命のため一刻の予断なく緊急開胸手術となる．また薬物療法の効果なく病状が悪化する場合も手術が検討される．

1.2.4 IVR

- 血管内カテーテルを用いて血栓を除去したり薬剤を注入する治療法．末梢からの血栓溶解療法が不可能な場合（命に関わる出血が予想される場合）や大量の血栓を早急に除去する必要がある場合に行われる．
- カテーテルから塞栓部に直接血栓溶解剤を注入し，血栓を溶解したり（経カテーテル的血栓溶解療法），カテーテルやワイヤーで血栓を細かく粉砕したり，カテーテルで血栓を吸引し除去する方法（血栓吸引療法）が行われる．

> **MEMO　PTE の治療戦術**
> - 診断された時点でヘパリン投与による抗凝固療法をスタートさせる．
> - ショック状態ならば経皮的心肺補助装置下の開胸血栓除去術が選択される．
> - ショック状態でなければ t-PA を使用した血栓溶解療法や IVR による経カテーテル血栓破砕吸引術が選択される．

- 具体的にはピッグテイルローテーションカテーテルを用いた血栓破砕術や血栓吸引カテーテルを用いた血栓吸引術が施行される．
- 近年では超音波照射により血栓を溶解できる Ekos 社の超音波カテーテルシステムの評価が欧米では高いが，日本には現時点で導入されていない．

2 IVR の実際

- IVR は，①DVT 症状の改善，②PTE の予防，③血栓塞栓後症候群（post thrombotic syndrome）の予防を目的として行われる．

2.1 適応

- 急性期（発症後 14 日以内）の腸骨大腿静脈血栓型 DVT は経カテーテル的血栓溶解療法や血栓吸引療法といった積極的 IVR のよい適応と考える．
- 一方で慢性期 DVT や下大静脈または下腿まで進展した DVT に対する IVR は困難なことが多い．
- また，膠原病などに起因する血管炎合併 DVT に対する IVR は症状や血栓を逆に増悪させることがあり注意を要する．
- また，高齢者や元々 ADL が低下していた症例，観血的手術直後症例，脳梗塞や消化性潰瘍の既往がある DVT 症例については，急性期であっても IVR 適応を慎重に考慮すべきである．

2.2 手技

- DVT に対する積極的 IVR は，日本のみならず欧米でもいまだ evidence の確立されたものはない．
- 2009 年に改定された DVT の診断・治療・予防に関するガイドラインでは，経カテーテル的血栓溶解療法および血栓吸引療法は class Ⅱb の推奨度である．
- 我々は Stanford 大学を中心とする欧米の臨床報告を元に日本の諸事情を踏まえいくつかの点で変更・改良し，実践している．
- 最も一般的な腸骨大腿下腿静脈型の急性期 DVT を例に，その具体的手技とコツを説明する．

[手順]

❶ 血管造影室でまず仰臥位で，腎静脈合流下部の下大静脈内に IVC フィルターを留置する．
  ▸ 抗凝固線溶療法や IVR 手技に伴う医原性 PTE の予防目的で IVC フィルターは必ず留置している．
  ▸ 穿刺部位の第一選択は右内頸静脈とし，全例超音波ガイド下に穿刺する．
  ▸ 我々は現時点で Günther tulip filter（COOK）を first choice としている．
  ▸ IVC フィルターの詳細については前節に譲る．
❷ 引き続き腹臥位にし，超音波ガイド下に病肢膝窩静脈を穿刺する（図 1）．
  ▸ 膝窩静脈が完全に血栓閉塞していれば逆血が確認できず穿刺困難と考えられるが，経験により容易に膝窩静脈内に穿刺到達可能である．

13　静脈のIVR

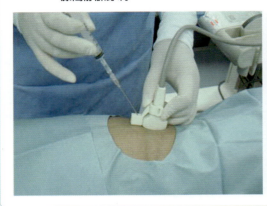

図1　腹臥位での超音波ガイド下の膝窩静脈穿刺

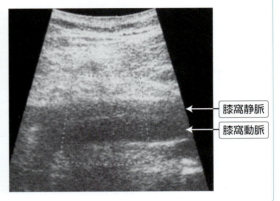

図2　膝窩動静脈の超音波像
膝窩動脈と静脈は並走している

- ▶ また膝窩静脈と動脈は並列しており，盲目的な穿刺は避けるべきで，かつ静脈の前壁穿刺を必要とする（図2）．
- ▶ 穿刺針の先端と送り出されたガイドワイヤーが正確に静脈内に存在するかを超音波像で確認することがコツである．
- ▶ 膝窩静脈には6Fのショートシースを順行性に留置しておく．

❸ 続けて4Fの多側孔のマルチパーパス型カテーテル（テルモクリニカルサプライ）とアングル型ガイドワイヤーを併用し，血栓閉塞部を慎重に進める．
- ▶ 生理的血流方向でかつ新鮮血栓側である病側膝窩静脈からのアプローチであることから，比較的容易に血栓閉塞した腸骨静脈領域を通過し，IVCまでたどり着くことが多い．
- ▶ この時先端がアングル型のマルチパーパスカテーテルを使用することでカテーテルおよびガイドワイヤーの方向性をコントロールでき，血栓閉塞部の通過を容易にさせる．
- ▶ まず確認静脈造影で全体像を把握する．
- ▶ ここで5Fのパルススプレーカテーテルによるpharmacomechanical thrombolysis（薬力学的血栓溶解療法）を積極的に併用している．
- ▶ 線溶療法時にウロキナーゼを使用するがその血栓溶解効果は，多量プラスミンがプラスミンインヒビターを消費後に発現するといわれている．
- ▶ つまり初期大量投与が必要であり，初回にウロキナーゼ12〜24万単位を使用したpharmacomechanical thrombolysisを先行して施行する意義がある．

❹ 血栓がある程度軟化した状態で引き続き6Fの血栓吸引カテーテルVasplyser®（Cordis）とバックロックシリンジを併用して血栓吸引療法を施行する．
- ▶ 先端ダブルアングル型で内径も太く，血栓吸引力は強い．
- ▶ そのため血管内皮や静脈弁を損傷しないよう細心の注意は必要である．
- ▶ 通常多量の赤色および白色血栓が吸引除去される（図3）．

❺ その後血栓閉塞部位を先端に4Fの多側孔のマルチパーパス型カテーテルを留置しておき，帰室後，経カテーテル的血栓溶解療法を開始する．
- ▶ この際のコツとして，4Fカテーテルおよび6Fシースのサイドアームの両者からウロキナーゼの持続注入を開始する．
- ▶ ウロキナーゼの本邦での1日使用量は保険適応で24万単位，7日間までと制約されて

4 深部静脈血栓症と肺血栓塞栓症

図3 血栓吸引カテーテル（Vasplyser®）の外観と先端拡大図，および回収血栓

先端は，吸引目標部位に，選択的に近づけやすいアングル形状で，かつ内腔は大口径である（ⓐ）．多量の赤色および白色血栓が吸収除去される（ⓑ）．

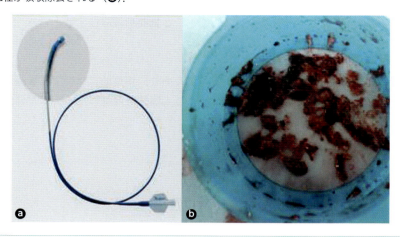

おり，我々は生理食塩水500mLにウロキナーゼ24万単位を溶解したものを1日量としてポンプで分割持続注入する．

- さらなるコツとして下腿領域と膝窩留置シース周囲の二次血栓形成を抑制し，かつ病肢の血流改善を目的として病肢足背静脈ラインからヘパリンの持続注入を併用する．1日量は1〜2万単位としている．
- また，この際弾性包帯を下肢にやや強く巻いたうえでマッサージや間欠的空気圧迫治療などの理学療法を追加することが早期再開通へのコツと考える．

❻ その後約2日毎の血管造影で血栓量を確認し，適時血栓吸引などの追加治療を行う．
- 腸骨静脈圧迫症候群が確認されれば同部にステント留置が検討される（図4）．
- 我々はeasy Wallstent（Boston Scientific）を留置している．
- 後拡張径は症例に応じて9〜12mm程度にする．
- ただし，保険適用外使用である．
- 当科では血栓がほぼ溶解し上行腰静脈や内腸骨静脈といった側副路が十分確認された

図4 腸骨静脈圧迫症候群の発症機序のシェーマ

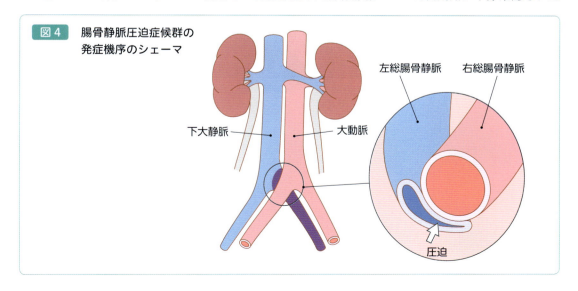

なら，あえてステント留置をせず IVR を終了している．
❼ 症状が改善し，静脈血栓の消失を確認後，カテーテルと膝窩シースを抜去し，IVR 終了となる．
❽ 引き続き膝窩下腿部残存血栓の溶解や二次血栓の予防を目的に，病側足背ラインから弾性包帯下にウロキナーゼとヘパリンを 1 〜 2 日間漸減静注する．

2.2.1 大腿静脈のアプローチ

- 仰臥位で大腿静脈からアプローチする方法もあり，体位的には楽で腸骨静脈限局型血栓症には有効と考える．血栓が腸骨静脈を越えて大腿膝窩静脈に至る症例では血栓範囲の途中からのアプローチとなり行うべきではない．

3 症例（図 5）

- 左下肢急性期 DVT に対する IVR 症例．

図 5 左下肢急性期 DVT に対する IVR 症例

ⓐ 腹臥位で膝窩静脈経由の左腸骨静脈造影．血栓によりほぼ閉塞している（矢印）．
ⓑ IVC フィルター留置（矢印）と血栓吸引術後．残存血栓が見られる．この後，病室で経カテーテル的血栓溶解療法を施行する．
ⓒ 2 日後の確認造影．血栓はほぼ溶解している（矢印）．しかし腸骨静脈圧迫症候群（矢頭）が明瞭化している．
ⓓ 同部に Wallstent を留置（矢印：ステント両端）後．求心性血流が見られる．

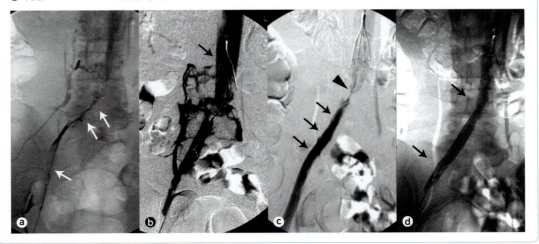

5 深部静脈血栓症（ヒラメ静脈限局）

1 基本事項

1.1 疾患概念

- 深部静脈血栓症（DVT）は本邦では欧米と比較しまれな疾患とされてきたが，近年生活習慣の欧米化に比例するように患者数は増加傾向にあり，社会的認識も高まっている．DVT は治療の有無に関わらず肺血栓塞栓症（PTE）を続発することがあり，一部の症例では致死的である．
- 下腿型 DVT の多くはヒラメ静脈血栓症が原因とされる．
- ヒラメ静脈は下腿ヒラメ筋内の静脈であり，中央枝，内側枝，外側枝に分かれている．ヒラメ静脈は足関節運動に関与し，もともとうっ滞傾向で，また静脈弁不完全形態が多いために血栓形成を起こしやすい．
- ヒラメ静脈内で緩徐に形成される一次血栓は非可動性のことが多いが，一方で中枢側に進展する二次血栓は急速に生じ，浮遊血栓となり遊離しやすく PTE の原因になりやすい．つまりヒラメ静脈血栓症による下肢 DVT の症状はないか比較的軽微であるが，血栓は遊離しやすく PTE に移行する危険性が逆に高いことが知られている．

1.2 画像診断

- 超音波検査：
  - 下腿部 DVT の画像検査は，下肢静脈超音波検査が基本である．
  - 血栓エコー自体の描出や milking による血流信号欠損の同定が重要である．
  - 血栓量や膝窩静脈から中枢側への進展の有無をチェックする必要がある．
- 造影 CT：静脈内に血栓による造影欠損が認められるが，もともと血流の少ない下腿部で静脈血栓があればさらに造影剤還流不良となり，筋肉や静脈の造影不良やコントラスト不良により血栓自体の診断が困難であることが少なくない．
- 診察の際の注意点と対策
  - 無症候性のことが多く，症状だけでの診断が困難であることを認識しておく．超音波検査が有用かつ必須と考える．
  - 病変の理解を周知し，早期診断，治療，後療法の体制をとることが求められる．

1.3 治療の概要

- 下腿部ヒラメ静脈の血栓のみならば遊離しにくく，血栓量も少量であることから通常 IVR 適応とはならない．そのため IVC フィルターでさえ留置されないことが多い．

> **MEMO　ヒラメ静脈の血栓**
> - ヒラメ静脈単独の血栓は小さいため遊離しPTEを生じたとしても，無症候性となる可能性が高い．
> - ただし，無治療では膝窩静脈から大腿腸骨静脈に大きな二次血栓を形成する可能性があり，これらは重篤なPTEの原因になりうる．
> - そこで有症候性のPTE発症予防のため下腿静脈を包帯などで圧迫下に線溶療法を行う場合がある．

- 急性期（発症後14日以内）の血栓であれば病肢足背静脈からのヘパリンやウロキナーゼの持続静注での完全溶解が期待できる．ただし，薬剤が血栓部をすり抜けて表在静脈から流出する可能性が高く，弾性包帯を巻き用手的マッサージを行ったり，器械的間欠的空気圧迫治療などで血栓部へより多くの薬剤を到達させる工夫が重要である．
- 近年は直接作用型経口抗凝固薬（direct oral anti coagulant: DOAC）単剤投与による血栓の完全消失も期待されている．この際は入院加療の必要がない場合が多い．

> **MEMO　抗凝固療法**
> - ワーファリン®については，コントロールに時間がかかるため治療初日から3mg／日の服用を開始し，IVR終了後に退院に向けた至適量の最終調整をする．
> - PT-INRを2.0程度に調節し，かつ弾性ストッキングを着用させ退院となる．
> - 術後フォローは血栓症外来での観察と血液検査，超音波検査を適時施行して行う．
> - ワーファリン®服用は禁忌でない限り全例に服用させ，IVCフィルター留置症例では終身投与，それ以外は6か月間投与を基本とする．

- 一方，ヒラメ〜膝窩〜大腿腸骨静脈に進展する血栓症患者では症状によりIVCフィルター留置術および経カテーテル治療（経カテーテル的血栓溶解療法，血栓吸引療法など）の適応となる．

2　IVRの実際

2.1　適応

- 適応：DVTの症状（発赤，熱感，疼痛など）のある症例
- 非適応：高齢者やADL不良例．
  ▶ 抗凝固線溶療法の禁忌症例などについても，積極的治療の可否を慎重に考慮する．

2.2　手技

- IVCフィルター留置術や経カテーテル治療（経カテーテル的血栓溶解療法，血栓吸引療法など）を行う〔参照：13章3（294頁），13章4（298頁）〕．

6 深部静脈血栓症（腸骨静脈由来）

1 基本事項

1.1 疾患概念

- 下肢深部静脈血栓症（DVT）は左側に多いことが知られている．その理由として右総腸骨動脈により左総腸骨静脈が腹側から圧排される腸骨静脈圧迫症候群（iliac vein compression syndrome）が挙げられる．
  ▸ 腸骨静脈圧迫症候群：1908 年に McMurrich が右総腸骨動脈による左腸骨静脈圧迫の解剖形態を発表後，1957 年に May と Thurner が DVT 発症の原因としてその臨床的意義を強調し，May-Thurner syndrome とも呼称される．近位型 DVT が左下肢に多い主因として注目されている．
- その他の原因となるものには腰仙椎の椎体の骨棘形成や椎間板突出による背側からの圧排，子宮巨大筋腫などの骨盤内腫瘤や腫大リンパ節による圧排が挙げられる．

1.2 治療の概要

- 左腸骨静脈と大腿静脈の血栓症が併存する場合，（13 章 4）のごとく経カテーテル的血栓溶解療法や血栓吸引療法を施行する．
- その結果，腸骨静脈圧迫症候群の病態が判明することがある．圧排が高度でその解消が DVT 再発予防に必須ならば同部に経皮的血管形成術（percutaneous transluminal angioplasty: PTA）が考慮される．ただし一時的な PTA はその原因から無意味とされ，同部へのステント留置が効果的と考えられる．
- 急性期（発症後 14 日以内）の腸骨大腿静脈血栓型 DVT が腸骨静脈ステント留置のよい適応と考える．
- 慢性期 DVT 症例でしばしば見られる腸骨静脈の完全閉塞の場合は，同静脈のひも状の狭小化と周囲の十分な側副路の発達が認められることが多く，同部へのカテーテル挿入自体にリスクもあり，ステント留置の必要性は低いと考える．

> **MEMO** 左腸骨静脈血栓症に血栓溶解・吸引療法を提供する場合の安全性の配慮
>
> - 抗凝固療法，線溶療法の禁忌例でないかどうかの確認が必須と考える．
> - 血栓溶解・吸引といった積極的な IVR 治療を施行する際，同部血栓量は多いために医原性 PTE の予防目的で前もって IVC フィルターを留置しておく必要性がある．
> - ただし，腸骨静脈の完全閉塞例で末梢側の静脈血栓を溶解吸引する目的ならば PTE 発症の危険性は低く，IVC フィルター留置は必ずしも要さない．

2 IVRの実際

2.1 手技

- DVTに対する経カテーテル的血栓溶解・吸引療法後に腸骨静脈圧迫症候群の存在部位が判明する．高度の狭窄が見られれば，ステント留置を考慮する．
- 血栓が存在する部位へのステント留置は早期の血栓閉塞をきたすため，ステント留置予定の狭窄部位の血栓を消失または可能な限り減量させておくことが重要である．
- 我々はeasy Wallstent（Boston Scientific）を留置し，拡張径は症例に応じて9〜12mm程度にする．

3 治療効果

- 腸骨静脈圧迫症候群が確認された急性期および慢性期DVTに対して，経カテーテル的血栓溶解・吸引療法，PTA，ステント留置を組み合わせて治療した場合，再開存率87％，1年後開存率79％と比較的良好であったという報告がある[1]．

4 ステント留置の弱点

- ステント自体が異物であり，ステント留置患者では血栓化予防のための投薬が必須となる．
- DVTに対する抗凝固療法（PT-INRを確認したうえでの至適量のワーファリン®投与）とともに追加で抗血小板薬の投与が必須となる．
- 静脈内ステントの開存に関しては，血流のない場所にステントを留置しても早期閉塞が予測され，内部血流のinflowとoutflowを保つ必要がある．
- 日本では静脈ステント留置は保険適用外であるため，血栓がほぼ溶解し上行腰静脈や内腸骨静脈といった側副路が十分確認されたならば，ステント留置をせずIVRを終了することも少なくない．
- 悪性進行性病変をもつDVT患者では悪性腫瘍における凝固異常による易血栓性（トルソー症候群）に注意する必要がある．さらに腸骨静脈自体が悪性進行性病変により圧排されている場合，静脈側にステントを留置したとしてもその効果は一時的であることも多い．

5 今後の発展性

- 現時点での最適なステントはエピック（Boston Scientific）と考える．
- 3種の太さ長さが異なるストラットによる拡張力と柔軟性，2種のハイブリッドセル構造によるステント両端での拡張力とステント中央部の柔軟性をあわせもっているのが特徴とされるステントである．
- また欧米では，Sinus-Venous stent®（OptiMed）やZilver Vena®（COOK）といった腸骨静脈圧排症候群に特化したステントが使用されはじめている．
- 将来的には薬剤溶出型ステントや生体吸収型ステントが開発され応用できると期待している．

6 症例（図1）

- 左下肢急性期DVTと無症候性PTEを発症した．
- 腸骨静脈に完全閉塞が認められ，IVCフィルター留置後，左膝窩静脈経由で経カテーテル的血栓溶解・吸引療法を施行．
- 血栓溶解・吸引療法後，腸骨静脈圧迫症候群の残存が見られ，Wallstentを留置した．

図1 腸骨静脈圧迫症候群に対するステント留置
ⓐ 右腸骨静脈造影．右腸骨静脈に完全閉塞が認められ，側副血管の発達も見られる．
ⓑ 血栓溶解吸引術後に腸骨静脈圧迫症候群が見られ，Wallstentを留置し，血流の改善が得られた．

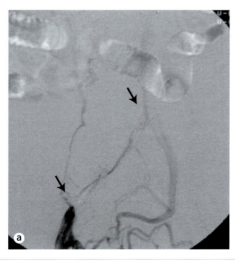
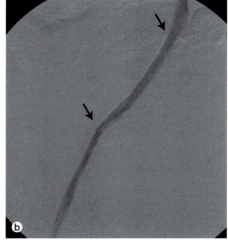

文献

1) O'Sullivan GJ, et al. Endovascular management of iliac vein compression (May-Thurner) syndrome. JVIR 2000; 11:823-836.

7 経皮的血管内異物除去術

1 基本事項

- 血管内異物の原因のほとんどは医原性で，何らかの原因で迷入した離断カテーテルやガイドワイヤーである．
- 血管内に異物を放置すれば，血栓生成の要因となり，また心臓内へ迷入すれば不整脈，肺動脈へ迷入すれば肺動脈塞栓症を引き起こす危険性がある．
- 血管内異物は可能な限り，早期に除去することが望まれる．

2 治療の実際

2.1 器具

- 異物除去用の器具は主に下記の2種類が使用される（図1）．
  - ▶ ループスネア型：Goose Neck™ Snare（コヴィディエン／メドトロニック），EN Snare®，One Snare®（メリットメディカル），血管内異物除去カテーテル バスケット型®（クック）など
  - ▶ バスケット鉗子型：血管内異物除去カテーテル バスケット型®（クック）など

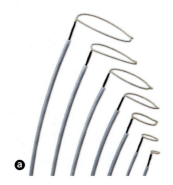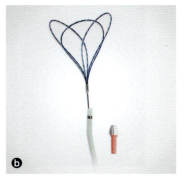

図1 異物除去用の器具

ⓐ Goose Neck™ Snare（コヴィディエン）：90度アングルの1つのスネアタイプ．
ⓑ EN Snare®（メリットメディカル）：3つのスネアが一体となっているタイプ．
（メドトロニック社，メリットメディカル社の許可を得て資料より転載）

2.2 手技

2.2.1 一般的な離断カテーテル除去術の方法

- 離断カテーテルの先端が遊離している場合（図2，3）はこの方法を用いる．

［手順］
❶ X線写真やCT像で離断カテーテルの部位と遊離している先端の向きを把握する．

7 経皮的血管内異物除去術

❷ 大腿静脈あるいは内頸静脈から異物除去用デバイスを挿入する．
❸ 離断カテーテルの遊離端付近にロングシースと異物除去用外套カテーテルを挿入し，外套カテーテルを引くことでループスネアあるいはバスケット鉗子を露出する（図2）．
❹ 離断カテーテルの遊離端をループスネアあるいはバスケット鉗子に通し，その状態を保ちつつ，ループスネアあるいはバスケット鉗子を固定したまま外套カテーテルを挿入し，ループスネアあるいはバスケット鉗子を外套カテーテル内に収納していく．
❺ 離断カテーテルを外套カテーテル内に引き込むか把持した状態にし，さらにシース内に回収する．

図2　ループスネアの露出の仕方

ループスネアを固定し（ⓐ），外套カテーテルを引き抜いて，ループスネアを露出する（ⓑⓒⓓ）．

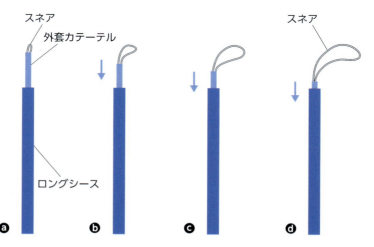

図3　一般的な離断カテーテル除去術の方法

離断カテーテルの先端が遊離している場合，離断カテーテル（緑）の遊離端にループスネアを通した状態（ⓐ）でループスネアを収納カテーテル内に引き入れ（ⓑⓒ），離断カテーテルを把持する（ⓓ）．さらに引き抜くと離断カテーテルはシース内に回収できる（ⓔ）．

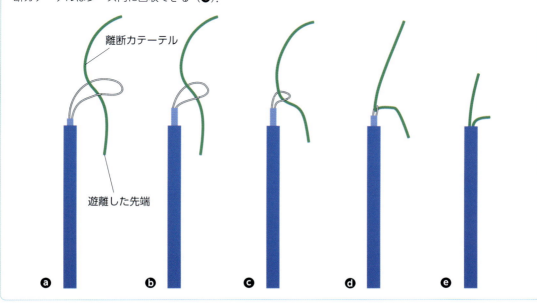

311

2.2.2 離断カテーテル除去術の応用法

- 離断カテーテルの先端を把持できない場合（図 4）はこの方法を用いる．

[手順]
1. X 線写真や CT 像で離断カテーテルによって形成される閉鎖孔を把握する．
2. 大腿静脈あるいは内頸静脈から異物除去用デバイスを挿入する．
3. 離断カテーテルによって形成される閉鎖孔付近にまでロングシースと異物除去用外套カテーテルを挿入する．
4. RC2 カテーテルをロングシースから挿入し，離断カテーテルによって形成される閉鎖孔内にガイドワイヤーを通す．
5. 次にガイドワイヤーの先端部分をループスネアで把持することによって，RC2 カテーテルとガイドワイヤーからなる新たなループスネアを作成する．
6. その後，RC2 カテーテルとガイドワイヤーからなる新たなループスネアを固定したままロングシースを挿入し，ガイドワイヤーを把持した外套カテーテルと RC2 カテーテルをロングシース内に引き入れ，離断カテーテルを把持回収する．

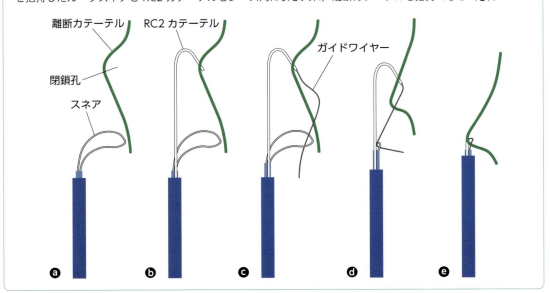

図 4 離断カテーテル除去術の応用法

離断カテーテルの先端を把持できない場合，離断カテーテル（緑）が形成する閉鎖孔（ⓐ）に，RC2 カテーテル（白）を用いてガイドワイヤーを通す（ⓑⓒ）．次にガイドワイヤーの先端部分をループスネアで把持することによって，RC2 カテーテルとガイドワイヤーによる新たなループスネアを作成しうる（ⓓ）．ガイドワイヤーを把持したループスネアと RC2 カテーテルをシース内に引き入れ，離断カテーテルを把持できる（ⓔ）．

3 有害事象

- デバイス先端による血管壁損傷，心壁損傷，不整脈の報告がある．
- デバイス先端は外套カテーテルから露出した状態では単独で先進させないように心がける．外套カテーテルからデバイス先端を出す時も，デバイスを固定し，外套カテーテルを引き抜いて露出する．

8 精索静脈瘤に対する精巣静脈塞栓術

1 基本事項

1.1 疾患概念

- 精索静脈瘤とは，睾丸表面に蔓状の静脈の怒張，蛇行をみる疾患である．
- その原因の背景は，次のとおりである．
  - 右精巣静脈は下大静脈に直接流出するのに対し左精巣静脈はほぼ直角に左腎静脈に流出する．
  - 腎静脈血流は精巣静脈と比べて血流が多く，したがって左精巣静脈はうっ滞しやすい．特に直立歩行時に精巣静脈内血流はうっ滞する環境にある．
  - うっ滞は両側に起こりうるが左側に圧倒的に多い．
  - 左精巣静脈弁の作用は腎静脈の精巣静脈への逆行を遮断し，圧上昇に伴う精巣静脈から腎静脈への流出を助成する点にある．
  - 精巣静脈弁の欠損あるいは機能不全に伴い，腎静脈から精巣静脈に逆流し精索静脈瘤が発症する．

1.2 分類

- 立位での鈴木の分類（図1）

図1 鈴木の分類を元にした Grade 分類

Grade Ⅰ：陰嚢に精索静脈瘤の存在が見られるが睾丸上極に至っていないもの．
Grade Ⅱ：静脈瘤が陰嚢被膜を引き延ばして下がり睾丸両極間のいろいろの高さにまで下降するもの．
Grade Ⅲ：静脈瘤が精巣と共に降下し陰嚢底部にまで達するもの．

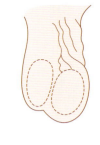
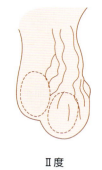
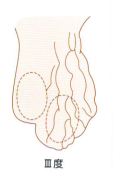

Ⅰ度　　Ⅱ度　　Ⅲ度

1.3 診断

- 次の場合，精索静脈瘤が疑われる．
  - 睾丸周囲の腫脹不快感，疼痛．
  - 静脈瘤の血流のうっ滞に伴う睾丸の温度上昇により，二次的に精子産生障害が原因の不妊．

1.4 治療の概要

- 精巣静脈塞栓術の治療の目的は，左腎静脈（右の場合，下大静脈）から精巣静脈への非生理的な血液逆流を遮断して蔓状静脈瘤の血流を精巣静脈と吻合する骨盤，大腿静脈へ流出させることである．
- 睾丸周囲の静脈を精巣静脈経路とは別の側副路を介して体循環に流出させるために IVR 治療がなされる．

2 IVR の実際

2.1 手技

- 精巣静脈のカテーテル挿入には大腿静脈経由と右頸静脈経由がある．
- 両経由ともに精巣静脈へのカテーテル挿入が可能である．
- 右精巣静脈へのカテーテル挿入は右頸静脈経由が有利である．
- 左精巣静脈への挿入には簡便な右大腿静脈からアクセスする（図2）．

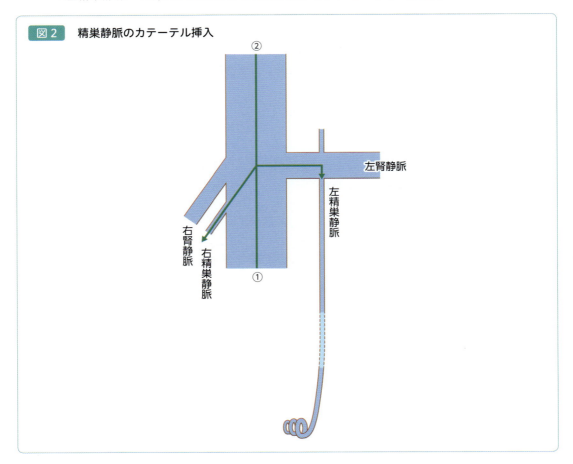

図2 精巣静脈のカテーテル挿入

8 精索静脈瘤に対する精巣静脈塞栓術

[手順]
1. 具体的にはシース挿入後にコブラカテーテルをガイドワイヤーに沿わせて腎静脈末梢部まで進めて引き戻しながら呼吸の吸気を利用して精巣静脈起始部に挿入する．
2. 精巣静脈造影を行い，精巣静脈と並走する側副路の出入り口を確認する．
3. そのままJワイヤーに沿わせて骨盤近くまでカテーテルを進めて再び造影する．
4. 精索静脈瘤とその並走する側副路を確認する．
5. 精巣静脈本幹と側副路の両方を遮断する部位を確認し，恥骨上縁から精巣静脈流出まで何か所かに分けてマイクロカテーテルを用いて金属コイルで塞栓する（図3）．
   ▶ より塞栓性を高める必要のある場合は5%EOI，エタノールあるいはNBCA-リピオドール混合液を用いる（図4）．

図3 精索静脈瘤に対する精巣静脈塞栓術症例①
ⓐ 左精巣静脈造影（近位部）．ⓑ 左精巣静脈造影（遠位部）．
ⓒ マイクロコイル塞栓（遠位部）．ⓓ マイクロコイル塞栓（近位部）．

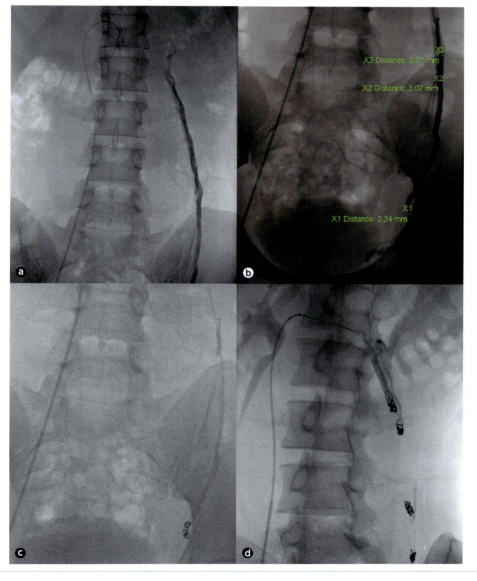

13 静脈のIVR

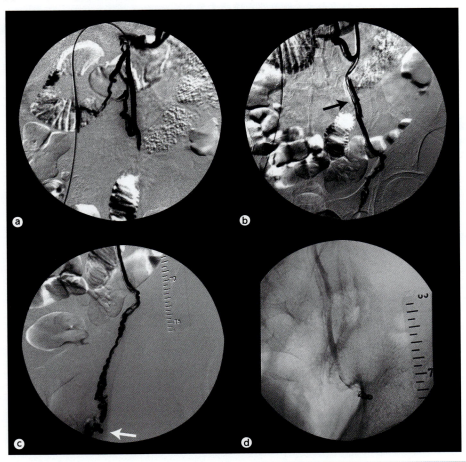

図4 精索静脈瘤に対する精巣静脈塞栓術症例②
ⓐ 左腎静脈へ流出する精巣静脈の逆行性造影．
ⓑ 精巣静脈造影，精巣静脈と併走する側副路（矢印）．
ⓒ 精巣静脈と精索静脈瘤（矢印）．
ⓓ マイクロコイルと液体塞栓物質（EO）による塞栓後，精巣静脈は消失している．

2.2 精巣静脈塞栓術の注意点

- 塞栓部位は精巣静脈本幹であるが，並走する細い側副路の出入り口を遮断する必要があるため，出入り口となる2～3か所を金属コイルで塞栓することになる．
- 金属コイルを留置するとスパスムあるいは内腔が狭くなるため，睾丸側から留置していく．
- 2～3つ留置する場合は，コイルのサイズを小さめにすることが多い．
- 精巣静脈と並走する側副路の塞栓性を高めるために，エタノールやNBCA-リピオドール混合液を用いる場合がある．
- エタノールを用いる場合は，1：1の割合でリピオドールで希釈する．エタノールの動態を観察するためである．

3 治療効果

- 文献上，精索静脈瘤の縮小効果は 85％前後である．
- 精液検査では 65 〜 83％の頻度で精子数，精子の運動性，活動精子数の上昇がみられる．
- また，挙児を希望する場合，39 〜 60％で配偶者に妊娠を見たとの報告がある．
- 我々の施設では不妊を主訴とした 10 例中 3 例で，妊娠に至った経験がある．

4 有害事象

- 塞栓部位が精索静脈瘤に近すぎたり，エタノールが精巣表面の精索静脈瘤に到達すると陰嚢の腫大する可能性がある．
- ただし，精索静脈瘤そのものとその周囲の精巣静脈の閉塞を治療戦略とするなら，試みた経験はないがバルーンカテーテルを用いてマイクロカテーテルを進めて 5％EO を挿入してバルーン部にマイクロコイルを留置するのがいいかもしれない．

5 今後の発展性

- 睾丸の皮膚温度と精索静脈瘤治療前後の変化
- 塞栓物質による治療効果の差異

文献

1) Zuckerman AM, et al. Percutaneous Varicocele Occlusion: Long-term Follow-up. JVIR 1994; 5: 315-319.
2) Dewire DM, et al. Clinical outcome and cost comparison of percutaneous embolization and surgical ligation of varicocele. J Androl 1994: 15: 38-42.

9 副腎静脈サンプリング

1 基本事項

- 原発性アルドステロン症は，高血圧の原因の5～10%を占めると報告されている．
- 原発性アルドステロン症は，以前は比較的まれな疾患と考えられ，十分な高血圧の精査がなされずに，多くの症例が本態性高血圧と診断され薬物療法が行われてきた．
- 原発性アルドステロン症の治療方針の決定で最も重要なのが，病変が片側性か両側性か，また片側性であれば左右どちらなのか診断することである．
- 片側性であれば，外科的に摘出することで高血圧の改善が見込める．
    - しかし，アルドステロン産生腫瘍は小さな腺腫であることが多く，形態的に同定が困難な場合もある．
    - また，画像上同定できる副腎腺腫の対側副腎に機能性の微小腺腫が存在する場合もある．
    - したがって画像診断のみでは，治療方針の決定に不十分といえる．
- 副腎静脈サンプリング（adrenal venous sampling: AVS）は，左右副腎のアルドステロン分泌能を直接評価できる検査であり，外科的治療を考慮する場合に非常に有用な検査である．

2 AVSの実際

2.1 適応

- 原発性アルドステロン症患者で外科的治療を考慮する場合．

2.2 術前画像診断

- AVS前に造影CTを施行し，thin slice再構成画像で副腎静脈の解剖学的検索を行う（図1）．
- 右副腎静脈は破格が多く，解剖の把握は，右副腎静脈へのカテーテル挿入を効率的に進めAVSの手技的成功のために非常に重要である．
- 以下を把握しておく．
    - 右副腎静脈の下大静脈開口部の位置と向き
    - 近傍の副肝静脈の位置
    - 副腎静脈と副肝静脈の共通幹
    - 右腎被膜静脈，後腹膜の静脈，肝内門脈枝との吻合の有無　など
- 左副腎静脈は通常，左下横隔静脈との共通幹を形成し左腎静脈へ開口する．
- 破格としては，左腎被膜静脈との吻合，左副腎静脈が単独で左腎静脈に開口するものがある．

> **図1** 造影CT
> 右副腎静脈が下大静脈後面に合流しているのがわかる．

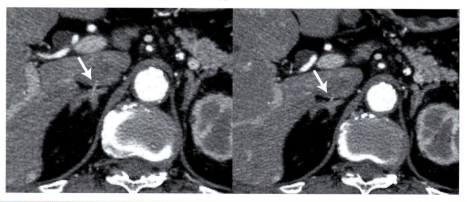

2.3 使用するカテーテル（図2）

- 右副腎静脈：3〜5Fの右副腎静脈用カテーテルやミカエルソン型カテーテル，シェファードフック型カテーテルなどを用いる．
- 左副腎静脈：左副腎静脈用カテーテルを用いる．

> **図2** 使用するカテーテル
> ⓐ 右副腎静脈用カテーテル．
> ⓑ 左副腎静脈用カテーテル．

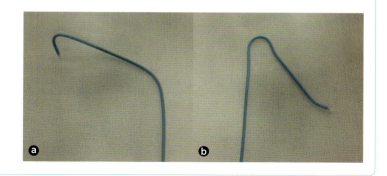

2.4 手技

[手順]

1. 両側大腿静脈を穿刺し，3〜5Fシースを挿入．
2. 次いで上述のカテーテルをそれぞれ左右副腎静脈に挿入する．
    - 左副腎静脈用カテーテルは形状をつくるために，ガイドワイヤーを用いて対側の腸骨静脈へいったん先端を挿入する方法が安全である．
    - ガイドワイヤーのみで対側腸骨静脈へ挿入できない場合は，まず選択できるカテーテル（右側で用いるミカエルソン型カテーテルやシェファードフック型）を用いて，対側の大腿静脈までガイドワイヤー先端を挿入し，カテーテル交換法で挿入する．
3. 続いて先端を左腎静脈へ挿入し，カテーテルを引くことで，左副腎静脈と下横隔静脈との共通幹の開口部へかけることができる．
4. さらに，左副腎静脈へマイクロカテーテル（ハイフロータイプが採血には容易である）

13 静脈のIVR

> **図3** 副腎静脈のテスト造影
> ⓐ 右副腎静脈造影．ⓑ 左副腎静脈造影．

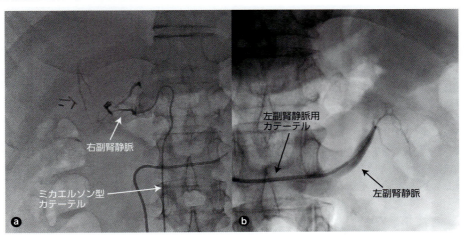

> **図4** 手技中の単純CT
> カテーテル先端が左右の副腎静脈内に位置していることが確認できる．

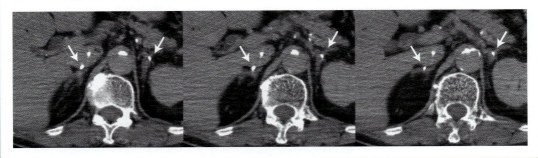

を挿入する．

❺ 左右副腎静脈にカテーテルが挿入されているか確認するために，低圧で少量の2倍程度に希釈した造影剤を用いてテスト造影を行う（図3）．

▶ 右副腎静脈に挿入する際に，誤って副肝静脈を選択してしまうことがある．造影すると肝実質は副腎実質に比べ造影剤の洗い出しが遅いことや，副肝静脈の場合は他の肝静脈との吻合が複数描出されることが鑑別点となる．

❻ IVR-CTがあればCTにてマイクロカテーテルの先端位置が副腎に一致していることを確認する（図4）．

❼ カテーテルが挿入できれば，①左右腎静脈合流部より下方の下大静脈，②左副腎静脈と左下横隔静脈との合流部，③左副腎静脈，④右副腎静脈の計4ポイントで採血を行う．

❽ 続いてACTH静注後，15分後に負荷後の採血を行う．

▶ 採血前に呼吸変動により右副腎静脈のカテーテルが外れている場合もあるので注意する．

❾ 右副腎静脈はカテーテルの挿入ができたとしても，カテーテル先端が血管壁に当たり採血が困難なことがある．その場合の工夫として以下のものなどが挙げられる．

▶ 陰圧を掛け過ぎずに緩徐に採血する．

- ▸ カテーテルの向きや挿入の深さを変えてみる．
- ▸ マイクロカテーテル先端にハサミで割をいれてみる．
- ▸ 先端が 2.0F 以下の細径のマイクロカテーテルを使用してみる．
- ▸ 先端にスリットの入ったマイクロカテーテルを使用してみる．

3 サンプリングの判定

3.1 副腎静脈へのカテーテル挿入の適否

- 副腎静脈中のコルチゾール濃度が ACTH 負荷前で 40 μg／dL 以上，負荷後で 200 μg／dL 以上．
- 副腎静脈中のコルチゾール濃度÷下大静脈中のコルチゾール濃度．
  - ▸ ACTH 負荷前＞ 3
  - ▸ ACTH 負荷後＞ 5

3.2 アルドステロン症責任病変の局在判定

- ACTH 負荷後の値で判定する．
- 副腎静脈中のアルドステロン濃度が 1,400ng／dL 以上の場合は異常と判断する．
- 片側性の病変の場合はアルドステロン濃度の左右比が 4 倍以上となる．あるいは，高値側のアルドステロン／コルチゾール（A／C）比が低値側の A／C 比の 4 倍以上，かつ低値側の A／C 比÷下大静脈の A／C 比が 1 未満となる．
- 両側の副腎静脈中のアルドステロン濃度が 1,400ng／dL 以上あり，左右比が 4 倍未満，あるいは，左右副腎静脈の A／C 比÷下大静脈の A／C 比が 1 以上の場合は両側性の病変と判断する．
- ACTH 負荷前の値での"参考値"として，アルドステロン濃度 200ng／dL 以上，または，その左右差が 3 倍以上なら，片側性の病変を疑う判定材料とする．

4 有害事象

- 大腿部の穿刺部血腫，静脈損傷，副腎出血，造影剤アレルギーなど，IVR 手技に一般的なものが挙げられる．

10 インスリノーマの局在診断のための選択的カルシウム負荷肝静脈血サンプリング

1 基本事項

- 選択的カルシウム負荷肝静脈血サンプリング（selective arterial calcium injection test：SACI test，arterial stimulation and venous sampling：ASVS）は次のようなケースで，その症状の責任結節の局在と有効な切除範囲を決定するうえで有用である．
  - ▶ インスリノーマを疑ったが各種画像診断では局在不明であった症例
  - ▶ インスリノーマと他の多血性腫瘍との鑑別が困難な症例
  - ▶ インスリノーマの多発症例

2 SACIの実際

2.1 手技

[手順]

1. マイクロカテーテルを胃十二指腸動脈（PSPDA，ASPDA に入れ分けることもある），上腸間膜動脈〔第一空腸動脈（IJA）や IPDA，PIPDA，AIPDA に入れ分けることもある〕，腹腔動脈あるいは総肝動脈（背側膵動脈に入れることもある），脾動脈の遠位と近位（大膵動脈や膵尾動脈に入れ分けることもある）に順次挿入し，カルシウム負荷を行う（図1）．
2. カルシウム負荷は，それぞれの動脈からグルコン酸カルシウムを約 0.025mEq／kg 注入する．
3. 肝静脈血サンプリングは，肝静脈に 4～6F カテーテルを留置し，カルシウム負荷前と負荷後 30 秒毎に 3 分間，5mL ずつの採血を行い，血中インスリン濃度と血中 C-ペプチド濃度を測定する．
4. それぞれの動脈の負荷試験は，10 分以上の間隔を空けて行うようにする．

10 インスリノーマの局在診断のための選択的カルシウム負荷肝静脈血サンプリング

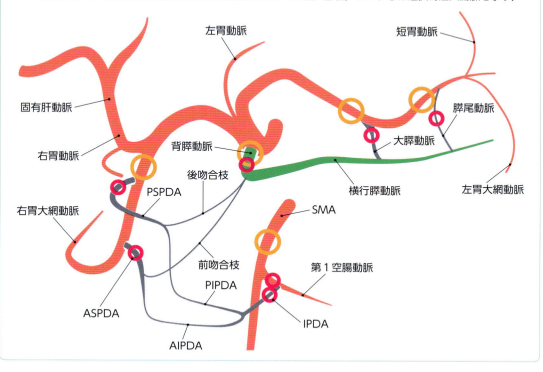

図1 ASVSでの選択的カルシウム負荷を行う動脈

胃十二指腸動脈（あるいはPSPDA，ASPDA），上腸間膜動脈（あるいは1JA，IPDA，PIPDA，AIPD），腹腔動脈あるいは総肝動脈（あるいは背側膵動脈），脾動脈の遠位と近位（あるいは大膵動脈，膵尾動脈）からカルシウム負荷を行う．黄色〇は非選択的な負荷試験のカルシウム注入部位，ピンク〇は選択的注入動脈を示す．

2.2 判定

- カルシウム負荷後の血中インスリン濃度，血中C-ペプチド濃度が，負荷前の2倍以上に上昇した場合を陽性と判断し，その領域に責任結節が局在すると判断する．
- ただし血中インスリン濃度の最高値が100μU／mL，血中C-ペプチド濃度の最高値が5ng／mL以下の場合は偽陽性である可能性が高いと考えられる．

非血管系のIVR 14

1 画像下穿刺：超音波ガイド下穿刺

1 基本事項

- 超音波検査を行いながら穿刺を行う手技．
- 超音波検査により，腫瘍や脈管などの穿刺ターゲットと周囲の正常組織の詳細な位置関係を観察しながら，リアルタイムに穿刺針が描出できるため，誤穿刺が少なく，安全な穿刺ができる．
- 腫瘍の内部の状態も把握でき適切な部位の組織採取も行いやすい．

2 超音波ガイド下穿刺の実際

2.1 適応

- 超音波で穿刺ターゲットと穿刺ルートとなる正常構造が描出でき，穿刺ルート内に危険臓器が存在しない場合，手技的適応となる．

2.2 手技

[手順]
1. 超音波で穿刺ターゲットと穿刺ルートとなる正常構造を観察する．
2. CTやMRIなどの他の画像との比較検討も行う．
3. 患者を穿刺しやすい体位にし，穿刺部の皮膚を洗浄，消毒する．
4. 超音波プローブを清潔状態にし，穿刺用のキットを装着する．
5. 穿刺する皮膚や必要に応じて穿刺ルートを1％リドカイン液で局所麻酔する．
6. 超音波を観察し，穿刺ターゲットと穿刺針（特に針先端）を観察しながら針を慎重に先進させて穿刺する．

3 弱点と対策

3.1 弱点

- 超音波での描出が不良（不可能）な場合，穿刺は困難（不可能）で，誤穿刺する危険性が高くなる．
    - 骨，空気（肺や腸管ガス）が穿刺ターゲットの手前に重なっている場合
    - 穿刺ターゲットの手前の正常組織の描出が不鮮明な場合
    - 穿刺ターゲットが深部に存在する場合

- ▸ 肥満症例の深部臓器の穿刺の場合
- ▸ 穿刺ターゲットと正常臓器のコントラストが不明瞭な場合

3.2 対策

- 肝腫瘍などで腫瘍が不明瞭である場合にはソナゾイド造影によりコントラストを付けたうえで穿刺する方法がある．ただしその場合には深部が描出不良となる．
- 超音波で腫瘍が不明瞭な場合には，いったん23Gほどの細径針でターゲットと思われる部位を穿刺し，エタノール-リピオドール混和液（エタノール：リピオドール＝7：3）でマーキングする方法がある．
  - ▸ エタノール-リピオドール混和液を0.1mLほど注入することで，超音波上はエタノールにより高輝度，CT上はリピオドールにより高吸収のマーキングがなされる．
  - ▸ その後CTを撮影し，ターゲットにリピオドールが貯留していることを確認し，穿刺が正しければ，改めて本来の目的の針でマーキングした部位を参考に本穿刺を行う．
- 超音波ガイド下穿刺が困難な場合は，CTやMRIなど他の画像を参考に穿刺ルートを考えるか，CTガイド下穿刺などへの変更を考慮する．

2 画像下穿刺：CTガイド下穿刺

1 基本事項

- CTガイド下穿刺には，CT透視下穿刺とCT補助下穿刺がある．
- CT透視下穿刺：リアルタイムで撮像中のスライス画像を観察しながら穿刺する方法．
- CT補助下穿刺：目測や透視下などで針を進める毎に，CTを撮像して針の進行を確認する方法．

2 CTガイド下穿刺の実際

2.1 適応

- 超音波や透視などの画像では穿刺ターゲットと穿刺ルートとなる正常構造が十分には観察できない場合の穿刺

2.2 手技

[手順]
1. 患者の穿刺側の皮膚表面に市販のCT用ストライプマーキングシートを貼り付ける．
2. CTを撮像し皮膚の穿刺点と穿刺ルートを決定する．多くの場合は同一横断内で穿刺ルートを決定する．
3. CT透視下穿刺は，ほぼリアルタイムにスライス画像が表示されるため，画像を見ながらその断面に沿って針を先進させる．針の角度の微調整は手動で行う必要がある．
    - CT補助下穿刺は，針の先進自体は目測で，IVR-CTシステムを用いる場合は透視下で行うことが多い．針の先進とCTでの位置確認を反復し，ターゲットにまで針を到達させる．
    - 透視下穿刺を行う場合は，椎体や骨盤骨の構造，あるいは胆石，腎結石などの石灰化があれば参考となる．また後述するが対側の体表に針金で作成した模様のマーキングを貼り付けて穿刺方向の参考にすることができる．

3 弱点と対策

3.1 CT透視下穿刺

- 針の角度の微調整は現在では手動で行う必要があり，熟練を要するとともに，術者被曝が課題となっている．

- また穿刺は単純CTで行われることが多く，正常臓器と穿刺ターゲットのコントラストが不良であることもあり，術前に造影CTでターゲットや脈管の位置を把握しておく必要がある．

3.2 CT補助下穿刺

- 針の先進自体は目測，あるいはIVR-CTシステムを用いる場合でも透視下に行うため，立体的な針の向きが不正確となりうるため，針先進角度にずれが生じる可能性がある．
- また患者の体動や呼吸により位置関係にずれが生じる可能性を念頭に，慎重に進めて行く必要がある．
- 危険臓器が傍にあれば，確認のためのCT撮影の回数が増え，患者被曝が増えることになる．

3.3 対策

- CT補助下穿刺の際の針の先進は前述の通りX線透視下に行うことが多く，皮膚穿刺点から穿刺ターゲットに向かう針の方向が不正確になることを経験する．
- そこでMDCT搭載IVR-CTシステムを使用する場合には，対側の体表に模様マーキングを貼り付け，針の先進の参考にすると正確な穿刺方向の目安となる（図1）．

[手順]
❶ まず患者の穿刺側の皮膚表面に市販のCT用ストライプマーキングシートを貼り付ける（図1 ❺）．
❷ その対側の体表にメタリックモール（芯材：ステンレス）で作成した模様マーキングシートを貼り付ける（図1 ❻）．
❸ 次にCTを撮像し，腫瘍を穿刺する皮膚の穿刺点を決定する（図1 ❼）．
❹ マーキングシートと皮膚穿刺点，腫瘍，骨のみをカラー表示した3D-CT像を作成する（図1 ❽）．
❺ 3D-CT像を皮膚穿刺点と腫瘍が一致するように回転させ，その時の対側体表のマーキングシートの模様を観察する（図1 ❾）．
❻ そしてCアームを3D-CT像と同じ角度に回転させ，透視像でも皮膚穿刺点と対側体表の模様が3D-CT像と一致することを確認する．透視像では当然腫瘍はみえない．
❼ 患者の呼吸や体動に注意しながら，絵文字マーキングシートの模様を目指し針を進める．針を進める際は術者被曝を低減するため鉗子を用いる必要がある．
❽ 穿刺距離は3D-CT像を参考とするか必要に応じ側面透視や斜位像で骨陰影や側部の体表模様マーキングを参考に先進させ，適宜CTを撮像し確認する（図1 ❿, ⓫）．
❾ 穿刺後，3D-CT像を撮像し，穿刺の状態を確認する（図1 ⓬, ⓭, ⓮, ⓯）．

- この方法は穿刺の方向が明瞭に視覚化され，手技的成功率の向上，手技のストレスと時間の軽減に寄与する．

14 非血管系のIVR

> **図1** 右副腎転移症例
>
> 小線源治療目的で穿刺を依頼された．
> ❶ CTでは右副腎に腫瘤が認められる．
> ❷ 患者の穿刺側の皮膚表面に市販のCT用ストライプマーキングシートを貼り付ける．
> ❸ その対側の体表に模様マーキングを貼り付ける．
> ❹ その状態でCTを撮像し，皮膚の穿刺点（赤丸）を決定する．
> ❺ ストライプマーキングシート（青），模様マーキングシート（緑），骨（白），腫瘍（茶），皮膚穿刺点（黄，赤丸）のみをカラー表示した3D-CT像を作成する．
> ❻ 3D-CT像を皮膚穿刺点と腫瘍が一致するように回転させ，その時の対側体表の絵文字と骨を観察．
> ❼❽ CアームをCT3D像の回転角度と同じ角度に回転させ，透視像でも皮膚穿刺点（赤丸）と対側体表の絵文字がCT3D像と一致することを確認し穿刺する．透視では当然腫瘍は見えない．穿刺後の透視像（側面，正面）穿刺の深さは，側面透視での椎体を参照にできる．
> ❾❿⓫⓬ 穿刺後の3D-CT像．2本の小線源用穿刺針の先端部は副腎腫瘍に一致している．

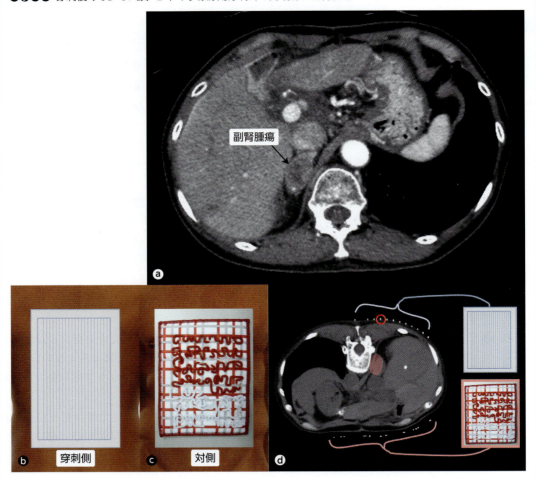

2 画像下穿刺：CTガイド下穿刺

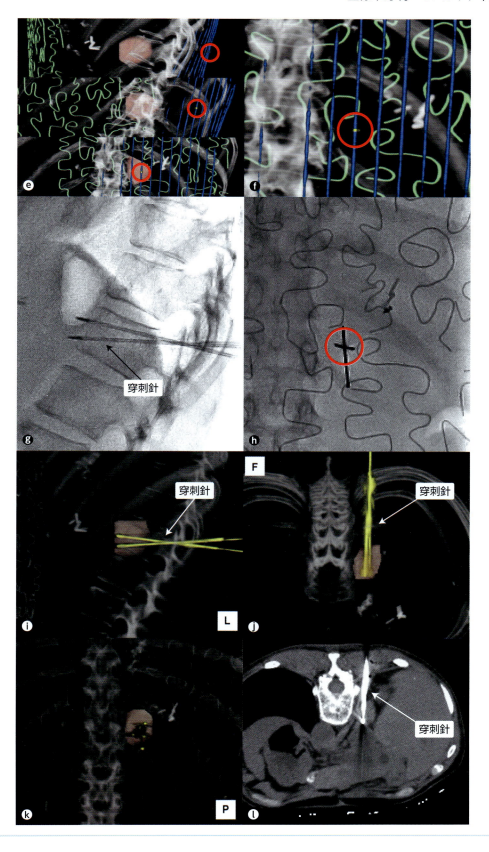

331

4 症例

4.1 心臓背側のリンパ節転移に対する小線源治療症例

- 患者の穿刺側の皮膚表面に市販の CT 用ストライプマーキングシートを貼り付け，対側の体表に金属クリップで作成したマーキングを貼り付けた（図 2 ⓐ）．
- 次に CT を撮像し，皮膚の穿刺点を決定．
- マーキングと皮膚穿刺点，腫瘍，骨，心臓をカラー表示した 3D-CT 像を作成する．
- 3D-CT 像を皮膚穿刺点と腫瘍が一致するように回転させ，その時の対側体表のマーキングを目指して，穿刺した．
- 穿刺後，CT を撮像し，腫瘍穿刺を確認した（図 2 ⓑ，ⓒ）．

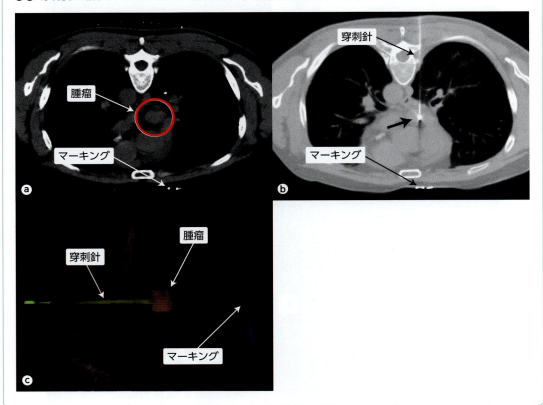

図 2　心臓背側のリンパ節転移に対する小線源治療症例
ⓐ 穿刺する対側の体表にマーキングを貼り，CT を撮影．CT 補助下，透視下に腫瘍（赤丸）を穿刺した．
ⓑⓒ 穿刺後の確認 CT とその 3D-CT 像を撮像し，腫瘍穿刺（矢印）を確認．

4.2 下大静脈背側のリンパ節転移に対する小線源治療症例（図 3 ⓐ）

- 背臥位で，椎体穿刺の要領で，椎体を参考に透視下の穿刺を検討した．
- 適宜 CT で針先を確認しながら小線源用穿刺針を進めた．
- 2 本の小線源用穿刺針を穿刺後，CT を撮像し，腫瘍穿刺を確認した（図 3 ⓑ，ⓒ，ⓓ）．

2 画像下穿刺：CTガイド下穿刺

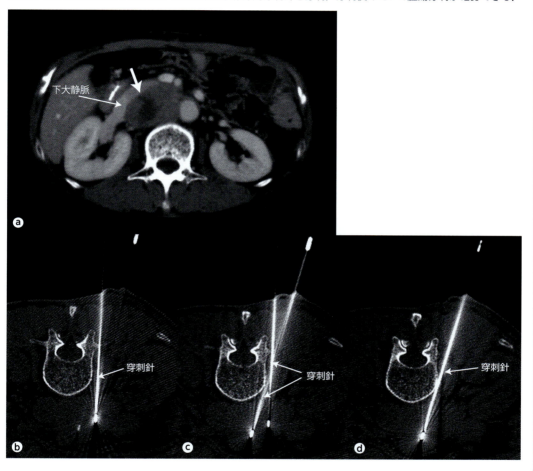

図3 下大静脈背側のリンパ節転移に対する小線源治療症例
ⓐ CTで下大静脈背側，椎体右前方に腫瘤（矢印）が認められる．
ⓑⓒⓓ 椎体穿刺の要領で椎体を参考に2本の小線源用穿刺針を穿刺．穿刺後のCTで腫瘍穿刺が確認できる．

4.3 直腸腹側（膀胱背側）の再発腫瘍に対する小線源治療症例（図4 ⓐ）

- まず，背臥位にして，イオパミロン®300を3倍に希釈して注腸すると，直腸に腫瘤による弧状の圧迫像が見られる（図4 ⓑ）．
- また膀胱内に尿道バルーンカテーテルを留置した．
- CTを撮影し，腫瘍（茶），直腸（青），膀胱（黄）のカラー表示をした3D-CT像を作成した（図4 ⓒ）．
- 多方向から観察し，坐骨背側からの穿刺が安全である判断．
- CT補助下に8本の小線源針を穿刺した（図4 ⓓ，ⓔ）．
- 穿刺後，CTを撮像し，腫瘍穿刺を確認した（図4 ⓕ）．

14 非血管系のIVR

> **図4** 直腸腹側の再発腫瘍に対する小線源治療例
> ⓐ MRI（T2強調画像）．直腸腹側に再発腫瘍が認められる（矢印）．
> ⓑ イオパミロン®300を3倍に希釈して注腸すると，直腸（矢頭）に腫瘤による弧状の圧迫像（矢印）が見られる．
> ⓒ 腫瘤（茶），直腸（青），膀胱（黄）のカラー表示をした3D-CT像を作成．
> ⓓ 右坐骨背側から，CT補助下に8本の小線源用穿刺針を挿入後の側面透視像．
> ⓔ 同正面透視像．
> ⓕ 穿刺後のCT．腫瘍穿刺（矢印）を確認できる．

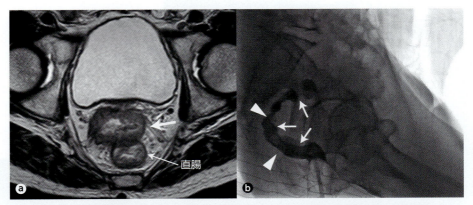

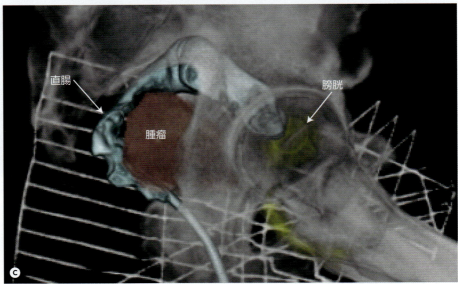

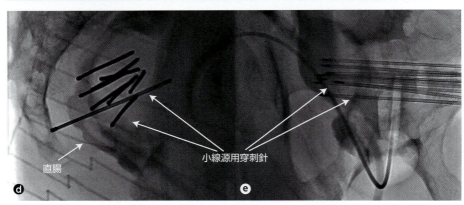

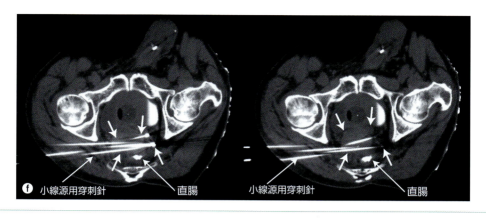

4.4 MDCTを用いた穿刺方向誘導システムや自動穿刺システムの開発

- 今後，IVR装置の発達により，ターゲットの位置情報，危険臓器の位置情報を元に，穿刺誘導システムや自動穿刺システムの開発が進むと考えられる．
- また3D-透視が実現すれば，透視でありながら立体把握が可能となり，腫瘍までの奥行きが把握でき，日常で爪楊枝で豆を突くように腫瘍穿刺が可能となってくると期待される．
- 自動穿刺システムでは，IVR装置自体がロボット化され，CTあるいはC arm CTの像のターゲットと正常臓器の座標データと，体動監視や呼吸同期による補正が加えられることにより，より精密に座標上の点を穿刺できるロボット化が期待される．

14 非血管系のIVR

3 直接穿刺塞栓術・硬化療法

1 基本事項

- 近年，穿刺術の手技の進歩に伴い，動脈瘤や血管奇形に対して，直接穿刺による塞栓術・硬化療法が行われることが多くなっている．

2 直接穿刺術の実際

2.1 塞栓物質

- 塞栓物質と使用される疾患は以下の通り．
    - NBCA-リピオドール混合液：動脈瘤，動静脈奇形
    - エタノール-リピオドール混和液：血管奇形，多血性腫瘍
    - トロンビン：動脈瘤
    - オルダミン®・エトキシスクレロール®：静脈奇形や静脈瘤
- 我々はX線透視での可視性の点からNBCA-リピオドール混合液とエタノール-リピオドール混和液を用いることが多い．

2.2 NBCA-リピオドール混合液の直達注入による塞栓術

- カテーテル的にアプローチが困難である場合で，直接穿刺が可能である場合には，穿刺針によりターゲットとなる動脈瘤や動静脈奇形を直接穿刺し，NBCA-リピオドール混合液で塞栓することができる．
- ターゲットの状況によってはバルーンカテーテルによる血流遮断や用手的圧迫による血流コントロールの併用が有用となる．
- NBCA-リピオドール混合液の針内での重合を防ぐために，注入前に穿刺針内を5%グルコースで満たしておく．
- NBCA-リピオドール混合液を注入時は，針の血管壁への接着に注意する．

3 症例

- NBCA-リピオドール混合液の直達注入による塞栓術症例．
- 膵体部癌にて膵体尾部切除，門脈・腹腔動脈合併切除術施行．
- 術後1か月に膵液瘻に伴う仮性動脈瘤破裂．上腸間膜動脈経由で総肝動脈結紮部の瘤に対し金属コイルで塞栓した．塞栓方法は，固有肝動脈から胃十二指腸動脈にかけて，長区域にisolationを行った．

- その6か月後に，肝門部に留置された金属コイルの腹側に20mm大の瘤が認められた（図1 ⓐ, ⓑ, ⓒ）．
- 固有肝動脈はコイル塞栓後であり，経動脈的アプローチは不可能であった．そのため超音波ガイド下穿刺を試みたが，胃内ガスのため観察不可能であった．そこで金属コイルを頼りに透視下に瘤を穿刺することとした．透視下に胃を貫通して，金属コイルの腹側をPEIT針で直接穿刺し，NBCA-リピオドール混合液（1:1）を0.5mL注入し塞栓した（図1 ⓑ）．NBCA-リピオドール混合液は瘤内に充満し停滞した．
- 治療後，再出血は見られず，1日後の単純X-pと3か月後のCTで，瘤に一致してリピオドールの貯留が確認された（図1 ⓔ, ⓕ）．

図1 NBCA-リピオドール混合液の直達注入により塞栓した肝門部仮性動脈瘤症例

膵体部癌にて膵体尾部切除，門脈・腹腔動脈合併切除術後．さらに術後膵液瘻に伴う総肝動脈結紮部の仮性動脈瘤破裂に対して以前に固有肝動脈から胃十二指腸動脈にコイル塞栓術後であり経動脈的アプローチは不可能であった．また腹側に胃が存在するため超音波下の穿刺も不可能であった．

ⓐⓑⓒ 造影CT．肝門部のコイルの腹側に新たな仮性瘤が認められる（ⓐの矢印）．MPR像では瘤は，以前の塞栓術で留置された金属コイルの腹側に位置していることがわかる（ⓑの赤丸，ⓒの矢印）．

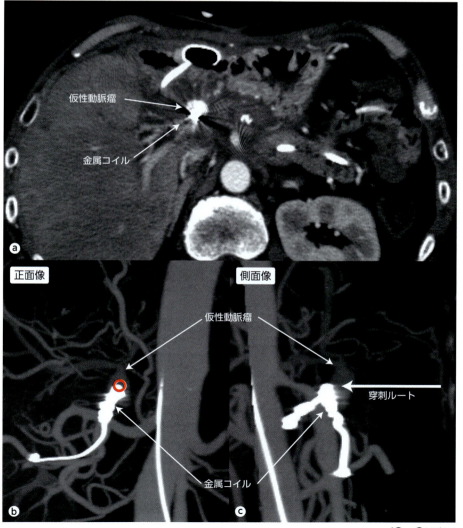

（ⓓ～ⓕは次ページ）

14 非血管系のIVR

d 金属コイルを目印に，正面・側面2方向の透視下に経皮経胃的にPEIT針で動脈瘤を直接穿刺し，NBCA-リピオドール混合液（1:1）を注入し塞栓した．
e 塞栓術1日後の単純X-p．瘤に一致して，リピオドールの貯留が見られる．
f 塞栓術から3か月後のCT．瘤に一致しリピオドールの貯留が確認できる．

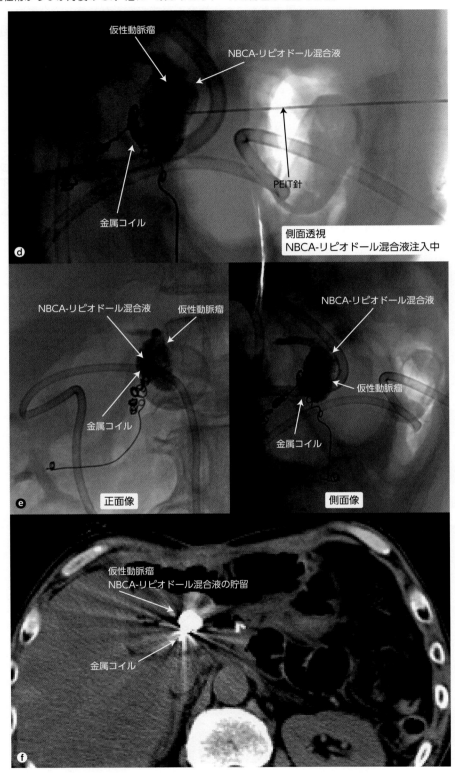

4 ドレナージ術

1 基本事項

- 胆管閉塞に対するドレナージ，急性胆嚢に対するドレナージ，腎瘻造設，膀胱瘻造設，膿胸や腹壁膿瘍・腸腰筋膿瘍・術後縫合不全よる膿瘍に対するドレナージ，膵仮性嚢胞に対するドレナージなどがある．

2 ドレナージ術の実際

2.1 手技

[手順]
1. ターゲットを穿刺し，ガイドワイヤーを挿入．
2. 穿刺部位やカテーテルの径によっては穿刺孔をダイレーターによって拡張する．
3. 各種の専用ドレナージチューブを挿入する．

2.1.1 穿刺の工夫

- 穿刺したいターゲットの手前に，重要臓器や骨などの穿刺できない構造が存在する場合を経験する．
- その場合には，CT補助下にその構造を避けうる穿刺角度を考慮するが，それでも不可能な場合には，穿刺針自体に緩やかなカーブを作成する方法がある（図1）．
  ▶ 曲線化された穿刺針はカーブを描き先進する（図1 ⓐ）．
  ▶ 深部でカーブさせたい時には，まず太めの直線針をガイド針としてターゲットの近傍にまで穿刺し，その後，直線針内を通して曲線化された穿刺針で穿刺する（図1 ⓑ）．

図1　穿刺針にカーブを作成する方法

ⓐ 穿刺したいターゲットの手前に重要臓器や骨などの穿刺できない構造が存在する場合には穿刺針に緩やかなカーブを作成し穿刺する方法がある．曲線化穿刺針はカーブを描いて進む．
ⓑ 深部でカーブさせたい時には，まず太めの直線針をガイド針としてターゲット近傍まで穿刺し，その直線針を介して曲線化穿刺針でターゲットを穿刺する．

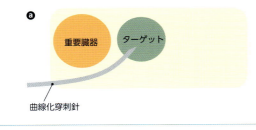
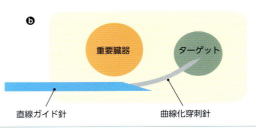

2.1.2 ドレナージカテーテルの自然抜去時の対応

- 膿瘍や腎瘻，胃瘻などのドレナージカテーテルが自然抜去してしまった場合，その直後や抜去後12時間ほど経過している場合でも，アングル型のガイドワイヤーで瘻孔を通過できることが多い．
- 新たな穿刺による手間や危険性を考えると一度試してみる価値はある．

2.2 腸腰筋膿瘍ドレナージ

- 腸腰筋膿瘍ドレナージは発生部位によって，穿刺ラインが異なってくる．
- 腎下縁より上か下か，腸骨稜より上か下かで穿刺ラインに影響が出る（図2）．

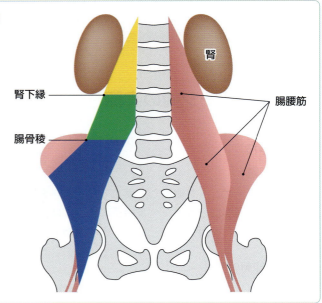

図2 腸腰筋膿瘍ドレナージの模式図
①腎下縁より上（黄），②腎下縁から腸骨稜（緑），③腸骨稜より下（青）のそれぞれの高さで穿刺ラインは異なってくる．

2.2.1 腎下縁より上の腸腰筋膿瘍（図2の黄の領域）

- 背側から穿刺する．
- カテーテル留置後の仰臥位時のカテーテル挿入部の疼痛が必発となる．

2.2.2 腎下縁より下で腸骨稜より上の腸腰筋膿瘍（図2の緑の領域）

- 背側からのルートのみではなく，側方寄りからの穿刺が可能となる．すなわち上行結腸の背側から腸腰筋を穿刺でき，自由度が高く最も容易である（図3）．
- カテーテル留置後の仰臥位時の痛みを軽減できる．
- ただし，痩せた患者では背部後腹膜の脂肪織が少なく上行結腸が背側に位置するので，2.2.1と同様に背側からの穿刺となってしまう（図4）．

4 ドレナージ術

> **図3** 腎下縁から腸骨稜の間に位置する腸腰筋膿瘍の穿刺例

背側から穿刺するライン〜上行結腸の背側を水平に穿刺するライン（赤矢印）などが選択できる．

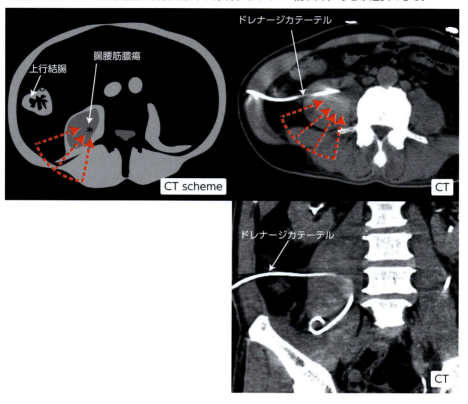

> **図4** 痩せた症例

腎下縁から腸骨稜の間に位置する腸腰筋膿瘍であっても痩せた症例は，背側の後腹膜の脂肪が少なく，背側からしか穿刺ライン（○）をとれない．

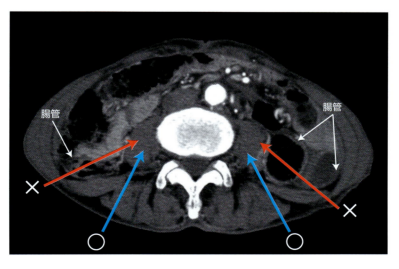

2.2.3 腸骨稜より下の腸腰筋膿瘍（図2の青の領域）

- 腸骨が障壁となり，最も穿刺が難しい．
- 結腸の背側を腸骨前面に沿って穿刺する（図5 青矢印）．
- 2.2.1と同様の要領で背側からやや下方を向けて穿刺する方法もある．
- あるいは閉鎖孔から斜めに上方に向かって穿刺することもある（図5 緑矢印）．

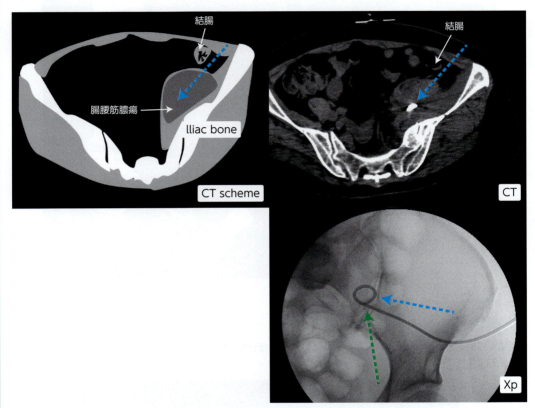

図5 腸骨稜より下に位置する腸腰筋膿瘍の穿刺例
結腸の背側を腸骨前面に沿って穿刺する方法（青矢印）や閉鎖孔から斜めに上方に向かって穿刺する方法（緑矢印）などがある．

2.3 膵仮性囊胞に対するドレナージ

- 膵仮性囊胞は再発する症例が多く，仮性囊胞を胃に内瘻化するドレナージ方法を考える必要がある．
- したがって，ドレナージカテーテルを挿入する際には，最終的に仮性囊胞と胃の間に内瘻チューブを置くことを前提に，経皮経胃的あるいは経皮経肝経胃的に仮性囊胞を穿刺してドレナージカテーテルを留置する（図6，7）．
    - 近年，内視鏡的経胃ドレナージによる内瘻チューブ留置が広がりつつある．

4 ドレナージ術

> **図6** 膵仮性囊胞に対するドレナージのシェーマ
>
> 最終的に仮性囊胞と胃の間に内瘻チューブ（緑）を置くことを前提に，経皮経胃的（左）あるいは経皮経肝経胃的（右）に仮性囊胞を穿刺してドレナージカテーテルを留置しておく（青矢印）．

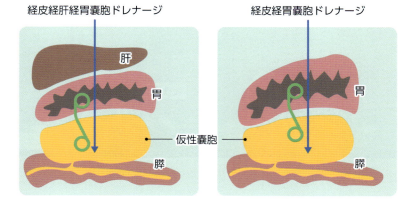

> **図7** 膵仮性囊胞に対するドレナージ症例
> ⓐ CT．胃の背側に巨大な膵仮性囊胞が認められる．
> ⓑ 側面透視．経皮経胃的に膵仮性囊胞にドレナージカテーテルを挿入．
> ⓒ ドレナージカテーテル挿入後の CT．胃壁を介して膵仮性囊胞にドレナージカテーテルが挿入されている．

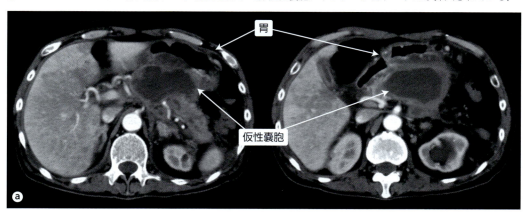

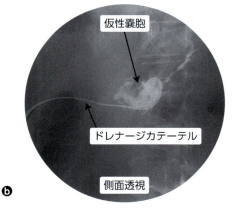

（ⓒは次ページ）

14 非血管系のIVR

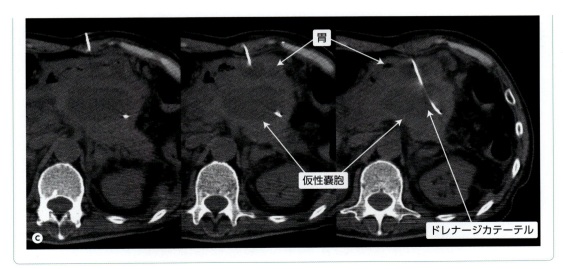

3 症例

3.1 内視鏡による手技中に生じた十二指腸穿孔例（図8）

- CTにて十二指腸の腹側や腎背側に膿瘍が広がっており，それぞれに対してドレナージカテーテルを挿入することとなった．
- CT補助下に18G針を右側腹部から後腹膜経由で穿刺し，ガイドワイヤー挿入後，ピッグテイル型のドレナージチューブを挿入した．

図8 内視鏡による手技中に生じた十二指腸穿孔例
ⓐ CT．十二指腸腹側や右腎背側に膿瘍が広がっている．右側腹部からそれぞれの膿瘍を穿刺した．
ⓑⓒ ドレナージカテーテル留置後の透視像（正面と側面）．十二指腸腹側と右腎背側の膿瘍それぞれにピッグテイル型のドレナージカテーテルが挿入されている．
ⓓ ドレナージカテーテル留置後のCT．十二指腸腹側や右腎背側の膿瘍内にドレナージカテーテル（矢印）が挿入されている．

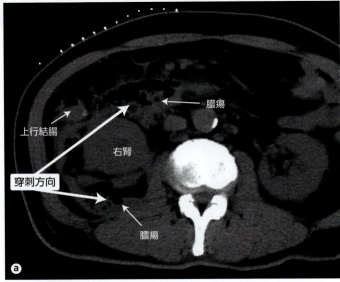

4 ドレナージ術

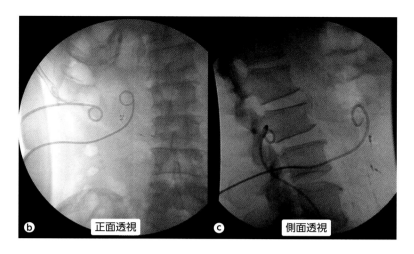

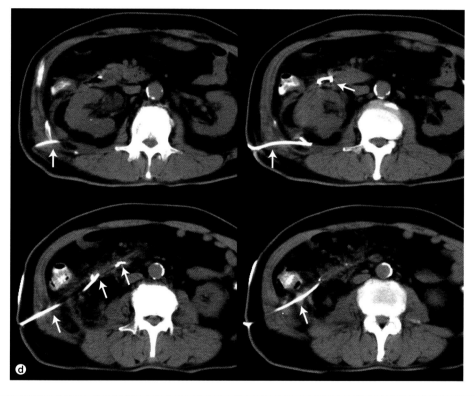

5 経皮的エタノール注入療法

1 基本事項

- 経皮的エタノール注入療法（percutaneous ethanol injection therapy: PEIT）とは，先端近く3方向（120°毎）に3個の穴がある専用のPEITニードル（21G Hakko）で腫瘍を穿刺し，エタノールを注入することで肝細胞癌をはじめとする悪性腫瘍を凝固壊死させる治療法である．
- 血管内に注入して血管自体を破壊する方法は"硬化療法"と呼ばれる．
- 疼痛の原因となる神経に対してブロック目的で行われることもある．

2 PEITの実際

2.1 適応

- 肝細胞癌で根治的治療の適応は腫瘍径3cm・腫瘍数3個以下とされる．
- 肝細胞癌の局所療法（経皮経肝治療）の第一選択は経皮的ラジオ波焼灼療法（radiofrequency ablation：RFA）であり，RFAが行いにくい場合にその代用として行われることが多くなった．たとえば肝外へ突出し結腸や胃などに密接する肝細胞癌，肝表面近くの肝細胞癌で肝と結腸などと癒着が予測される症例，尾状葉の肝細胞癌などに行われる．
- 悪性腫瘍の転移巣（リンパ節転移・血行性遠隔転移），肝囊胞，副甲状腺過形成・腺腫などに対しても，応用されている．

2.2 PEITの禁忌

- エタノールアレルギー，多量の腹水，高度の凝固障害．

2.3 手技

- 超音波やCTをはじめとする画像ガイド下にターゲットを穿刺し，エタノールを注入する．

[手順]
1. 穿刺する皮膚表面からターゲットへのルート上の肝表面までを1%リドカイン液により十分に局麻する．
2. 画像ガイド下にPEITニードルを腫瘍に穿刺する．
3. エタノールを緩徐に注入する．超音波ではエタノールの広がりが高輝度として観察される（図1）．

- エタノールの注入量は腫瘍体積の約2倍を要するとされている．
- 1分間に1mLほどのスピードで緩徐に注入する方が腫瘍外への流出が少なく，痛みや発熱などの有害事象を低下しうる．

5 経皮的エタノール注入療法

- エタノールが多量になる場合には急性アルコール中毒の発症防止のため，日を改めて数回に分けて行う．
- 注入後に単純CTでエタノールの広がりをある程度評価するために，エタノールにリピオドールや水溶性造影剤を混和して用いることもある（図2）．
- エタノールは約70％以上で組織障害性を有することから水溶性造影剤を混和する場合には20％ほどにとどめることが望ましい．
- リピオドールは油性であるため，エタノールを希釈しない．
- ただしリピオドール量が多い場合は，エタノールがリピオドール内で粒状のエマルジョンとして含有されてしまい即効性が減弱するため，エタノールを70％以上にする．

図1 超音波検査でのエタノールの観察
超音波検査では，エタノールはその広がりが高輝度として観察される（矢印）．

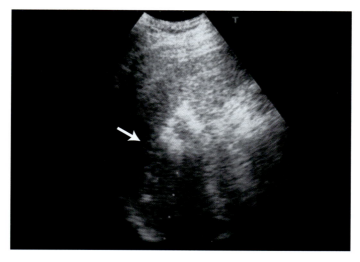

図2 肝S3から肝外へ突出する肝細胞癌症例
ⓐ PEIT前のCT．肝S3から突出する腫瘤が見られる（矢印）．
ⓑ PEIT後のCT．エタノールに混和したリピオドールの集積によって高吸収となっている（矢印）．

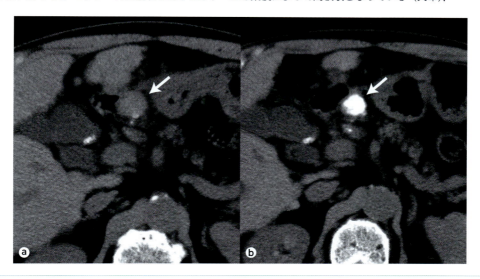

3 PEITの弱点

- 線維化の高度な肝細胞癌や被膜外浸潤巣ではエタノールの広がりに制限が掛かり，均等な分布が得られない．
- したがって，分布の不良な部位には，複数回の追加の穿刺注入を要することになる．

4 PEITの応用

- 肝細胞癌以外の悪性腫瘍のリンパ節転移巣や血行性転移巣に対する抗腫瘍効果や除痛効果（神経ブロック）を目的としたPEITがなされる．
    - ▶ 甲状腺乳頭癌の頸部リンパ節転移（Lewis et al, 2002 AJR）
    - ▶ 胃癌の傍大動脈リンパ節転移（黒瀬ら，2002，日医放）
    - ▶ 膵悪性ガストリノーマの傍大動脈リンパ節転移（西尾ら，2005，臨床放射線）などの報告がある．
- その他に，副甲状腺腺腫，副甲状腺過形成による二次性副甲状腺機能亢進症に対するPEITは行われている．
- またエタノール局所注入は，巨大肝囊胞吸引後の再増大防止，腹腔神経ブロックなどに行われている．

5 傍大動脈リンパ節転移による神経根痛に対するPEIT

5.1 手技

[手順]
1. まず，PEIT針で腫瘍内の神経根近傍を穿刺する．
2. 1％リドカイン5～10mLでtest injectionを行い，疼痛の緩和や脱力を確認する．
3. 脱力が出現しても，本人の希望が強く，QOL向上に寄与すると思われれば，手技を実施する．
4. エタノール1～5mLを緩徐に注入する．

5.2 大腸癌術後の傍大動脈リンパ節転移症例（図3）

- 大腸癌術後に傍大動脈リンパ節転移が認められ，左下肢の安静時疼痛，不全麻痺が出現し，放射線治療目的で紹介された．
- CTでは，左側の傍大動脈に巨大な軟部腫瘤が認められた．
- 放射線治療前に除痛目的でPEITを提供することとなった．
- PEIT：背臥位とし，CTガイド下に腫瘍の椎間孔近くを穿刺した．1％リドカイン10mLでtest injection後，症状の緩和と下肢しびれの程度を確認した後，エタノール4mLを注入した．
- PEIT施行直後の造影CTでエタノール注入部に凝固壊死が確認された．
- その後，放射線治療（46Gy）を追加し，12か月後，症状の著明な改善が認められ，CTで

5 経皮的エタノール注入療法

> **図 3** 大腸癌術後の傍大動脈リンパ節転移症例
> ⓐ PEIT 前造影 CT. 左傍大動脈に巨大な軟部腫瘤が認められる（矢印）.
> ⓑ PEIT 施行直後造影 CT. PEIT 施行部に凝固壊死が認められる（矢印）.
> ⓒ PEIT と放射線治療施行 12 か月後造影 CT. 腫瘤の著明な縮小が認められる（矢印）.

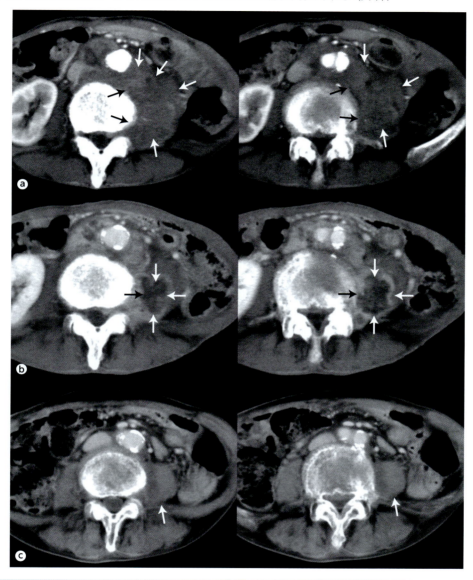

も腫瘤の著明な縮小が確認された.

5.3 子宮体癌にて加療中の傍大動脈リンパ節転移症例（図4）

- 子宮体癌にて加療中に傍大動脈リンパ節転移が認められ，左下肢安静時疼痛が出現し，除痛目的でPEITを行うこととなった．
- CTでは，左側の傍大動脈に椎体の破壊を伴う巨大な軟部腫瘤が認められた．
- PEIT：左側臥位とし，CTガイド下に腫瘍の椎間孔近傍を穿刺した．1%リドカイン10mLでtest injection後，症状の緩和を確認した後，エタノール3mLを注入した．

図4 子宮体癌にて加療中の傍大動脈リンパ節転移症例
ⓐ PEIT前CT．左側中心に傍大動脈に巨大な軟部腫瘤が認められる（矢印）．
ⓑ PEIT施行中のCT．腫瘤の神経根近傍に穿刺針が挿入されている（矢印）．ブロック目的でPEITが施行され，短期間ではあったが除痛が得られた．

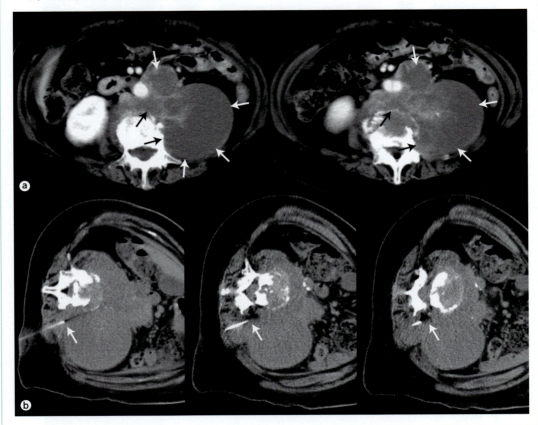

6 経皮的ラジオ波焼灼療法

1 基本事項

- 経皮的ラジオ波焼灼療法（radiofrequency ablation：RFA）とは，電極針を腫瘍に穿刺し，ラジオ波により発生するジュール熱により腫瘍を凝固壊死させる治療法である．

2 RFAの実際

2.1 RFAの一般的適応

- 肝細胞癌で以下の基準を満たす症例に行われる．

> - 外科的切除不能例あるいは拒否例
> - 腫瘍径 3cm 以下，腫瘍数 3 個以内
> - 血小板 5 万／mm^3 以上
> - プロトロンビン時間 50％以上
> - 総ビリルビン 3.0mg／dL 以下

- 腫瘍径の大きいものや同一区域に複数の結節が存在するものは，経カテーテル的動脈化学塞栓術（transcatheter arterial chemoembolization：TACE）を先行させる．
- 肝機能不良例や肝外病変例，門脈浸潤例，胆管浸潤例でも RFA 以外には治療法がなく，有効であると判断される場合には適応拡大されうる．

2.2 機器の種類

- Cool-tip RFA システム（コヴィディエンジャパン）：1本針型の電極針を腫瘍に穿刺し，針の周囲に熱凝固壊死域を形成する．
- LeVeen ニードル（ボストン・サイエンティフィック）：展開型電極針により，針の位置が固定されやすく，腫瘍を捉えた状態で凝固壊死域を形成する（図1）．
- リタ 1500 シリーズ（RITAMEDTCALSYSTEMS）：展開型のニードル電極針を穿刺・展開して熱凝固壊死域を形成し，針先端部に温度センサーがあり，温度をモニターでき，また針先端部から液体を注入できる．
- バイポーラ RFA システム CelonPOWER（オリンパス）：先端に2つの電極を有するバイポーラ方式のアプリケータを採用することによって対極板が不要であり，複数のアプリケータの穿刺での同時焼灼による治療時間の短縮と広範囲の同時凝固が可能となっている．
- VIVARF SYSTEM（STARmed.メディコスヒタラ）：1本の針型の電極針を腫瘍に穿刺し，針の周囲に，熱凝固壊死域を形成する．VIVARF Elecyrode は1本の電極針で針先端部分の焼灼径を，5mm から 30mm まで調節できるように工夫されている．

> **図1** LeVeenニードル　穿刺・焼灼中の透視像
> 以前のLip-TACEによるリピオドールが集積する腫瘍に一致して穿刺され，電極針が展開されている．

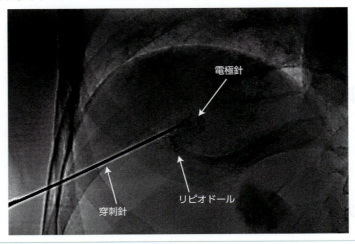

2.3　手技

- 超音波やCTをはじめとする画像ガイド下にターゲットを穿刺し焼灼する．

[手順]
1. 穿刺する皮膚表面からターゲットへのルート上の肝表面までを1％リドカイン液により十分に局麻する．
2. 画像ガイド下にガイドニードルを肝表面にまで穿刺し，次いでRFA専用針で腫瘍を穿刺する．
3. 焼灼アルゴリズムに従って焼灼を行う．
   - 焼灼アルゴリズムはRFA機器によって異なる．
   - 焼灼が進み腫瘍内に蒸気が発生し始めると高輝度として観察される．
   - この高輝度は凝固範囲とは異なることに注意する．

2.4　注意点

- 焼灼中は腫瘍内圧が上昇する．そのため，同一腫瘍を2回穿刺した場合，腫瘍内圧の上昇により，他方の針穴から液体が流出することが知られている．
  - したがって腫瘍細胞が流出する可能性がある．
  - すなわち腹腔内播種，門脈を介する肝内転移，肝静脈を介する肺転移などの血行性転移などをきたす可能性を念頭に置く．
  - 1個の腫瘤に対して穿刺は1回とし，1回で焼灼可能な腫瘍であればこの危険性は低くなると考えられる．
  - そこで近年は，バイポーラRFAシステムCelonPOWER（オリンパス）を用いて腫瘍自体を穿刺せずに焼灼する方法も行われている．
- PEITを行った直後に同一腫瘍にRFAを施行した場合，エタノールの存在によりその焼灼範囲が極端に小さくなってしまうことが実験的に示されている．それとは対照的に生理食塩水を緩徐に注入しながらRFAを行えば焼灼範囲が顕著に拡大することが示されている．

3 有害事象

- 出血：皮下，腹腔内，胸腔内，胆道
- 胆管障害（胆管狭窄・胆管拡張・胆汁嚢胞）
- 肝梗塞，肝膿瘍
- 消化管穿刺・消化管焼灼，消化管穿孔・穿通
- 播種

7 経皮的椎体形成術（骨セメント注入療法）

14 非血管系のIVR

1 基本事項

- 経皮的骨セメント注入療法は，骨折や骨腫瘍による不安定な骨に対して，経皮的に穿刺針を通して骨に骨セメントを注入し，疼痛を緩和する低侵襲治療である．
- 特に，椎体に対する治療は経皮的椎体形成術（percutaneous vertebroplasty：PVP）といわれる．

2 治療の実際

2.1 適応

2.1.1 椎体

- 圧迫骨折（骨粗鬆症，外傷，転移性骨腫瘍）．
- 圧迫骨折の発症時期や椎体の状態によって適応が異なる．

①急性期，亜急性期の圧迫骨折（図1）
- 椎体の圧迫骨折をきたして間もない扁平化のないか軽度の症例で，**骨のきしみ**による骨痛（背部痛，腰痛）に治療効果がある．

> **図1** 急性期，亜急性期の圧迫骨折
> ⓐ 急性期．
> ⓑ 扁平化が進行したような亜急性期．

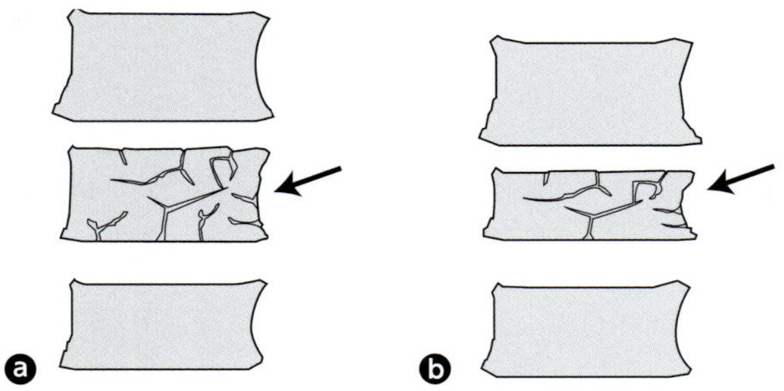

②陳旧性圧迫骨折（図2）
- 椎体の扁平化が高度な症例でも椎体内壊死病変，偽関節形成による体動時痛（背部痛，腰痛）には治療効果がある．

③注意すべき症例
- 椎体の扁平化と突出が高度な症例で神経根の圧迫による痛み（胸痛，腹痛，下肢痛）が認められる場合，PVP施行後も痛みが残存する．また骨セメント注入により突出がひどくなり神経圧迫を助長する可能性もあり注意を要する（図3）．

7 経皮的椎体形成術（骨セメント注入療法）

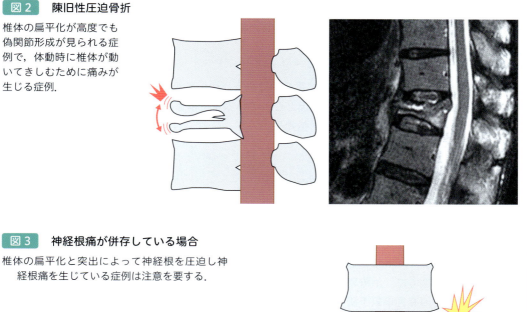

図2 陳旧性圧迫骨折
椎体の扁平化が高度でも偽関節形成が見られる症例で，体動時に椎体が動いてきしむために痛みが生じる症例．

図3 神経根痛が併存している場合
椎体の扁平化と突出によって神経根を圧迫し神経根痛を生じている症例は注意を要する．

- 脊柱管の狭小化や後方成分の骨破壊像が認められれば，狭小化の増悪や骨セメントの脊柱管内への漏出をきたすことがあり注意を要する（図4）．

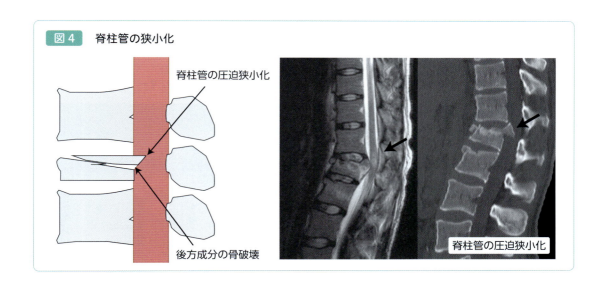

図4 脊柱管の狭小化
脊柱管の圧迫狭小化
後方成分の骨破壊
脊柱管の圧迫狭小化

2.1.2 椎体以外

- 転移性骨腫瘍に対する除痛効果目的．
- 長管骨の転移性骨腫瘍に対する除痛効果の報告はあるが，骨折の予防効果はない．

2.2 術前のチェック項目

- 臨床所見，X-p，CT，MRI にて総合的に以下についてチェックする．
  - 痛み，症状の種類と程度，原因となっている骨折椎体のレベルの確認
  - 骨折椎体の信号強度，造影増強効果
  - 扁平化の程度
  - 椎体内の壊死，偽関節
  - 脊柱管の狭小化，骨折線の方向
- 痛みの判定法
  - Visual analogue score（VAS 値）：患者自身で主観的に 10（激痛）から 0（無痛）で評価する．
  - PS（performance status）grade：0 〜 4 で評価する．
- それらを参考に，治療効果予測，骨セメントの分布予測，骨セメントの漏出や神経根痛の増強などの有害事象予測を行い，穿刺部位と骨セメントの注入量をおおむね決定する．

2.3 材料

2.3.1 穿刺針

- オステオ サイト（Cook 社）（図 5）
  - 針径：11G，13G
  - 針長：10cm，15cm の穿刺針がある．

2.3.2 骨セメント

- 骨セメントとして，我々は，オステオボンド コポリマー ボーンセメント（Zimmer 社）を用いている（図 6）．
- 透視による可視性をより向上させるために，バリウムを混和して用いることが望ましい．10g のバリウムを混和する際には乾熱滅菌（我々は 190℃，2 時間）を施行する．骨セメント内に抗生物質を添加する報告もあるが，我々は混和していない．

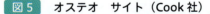
図 5　オステオ サイト（Cook 社）

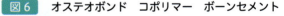
図 6　オステオボンド コポリマー ボーンセメント

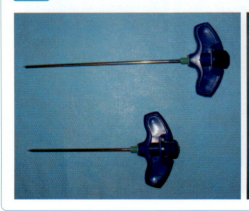

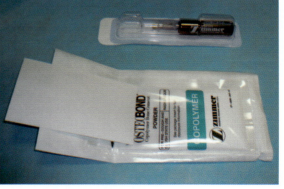

7 経皮的椎体形成術（骨セメント注入療法）

2.4 手技

[手順]
1. X線透視とCTを用いて椎弓根への穿刺ラインを決定する（図7）.
2. 穿刺ポイントとなる皮膚表面，皮下〜骨表面までの穿刺ラインに1%キシロカイン液約10mLを用いて局所麻酔する.
3. 穿刺ポイントの皮膚をメス刃で3mmほどカットした後，穿刺針を進める.
4. 針先を椎弓根の外側にて骨に当て，5mmほど骨を穿刺した時点でいったんCTにて確認することが望ましい（図8）.
5. 椎弓内を針が通過するように針の進路方向を微調整し，針を進めて行く.
6. 側面透視で椎体の前縁近く（前1/3が目安）にまで進める.
7. 骨セメント注入前に1%キシロカイン液を3mLほど注入する．骨セメント注入中の痛みを緩和するために有用である.
8. 骨セメントを注入する（図9）.

- 骨セメント注入は側面透視あるいは2方向の透視下に行い，脊柱管内や椎骨静脈，椎間腔などへの流出がないことを確認しながら2.5mLシリンジを用いて緩徐に注入していく.
- 注入する骨セメントは撹拌を続けていると液状化するが，さらに粘調度がやや上昇しペースト状となってから用いるのが椎体外への流出を防ぐために重要と思われる.
- また後方部骨折があれば脊柱管に流出しやすくなるため，把握は重要である.
- 後方部骨折があれば，より前方にまで針先を進め，骨セメントの注入量は少なめにする.
- 注入後はCTを撮像し，骨セメントの分布と脊柱管などへの流出の有無を確認しておく.

図7 椎弓根への穿刺ラインを決定

穿刺ポイントとなる皮膚表面，皮下〜骨表面までの穿刺ラインに1%キシロカイン液約10mLを用いて局所麻酔.

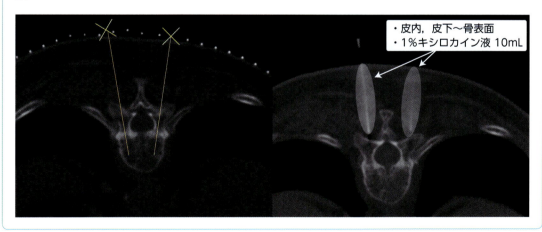

14 非血管系のIVR

図8 椎体の穿刺の実際

ⓐⓑ 針先を椎弓根の外側（×印）で骨に当てて，少し進めたところでいったんCTで確認．
ⓒⓓ 椎弓内を針が通過するように針の進路方向を微調整し，針を進めて行く．椎体内を進める時は側面透視で椎体の前縁近く（前1／3を目安）にまで進める．
ⓔ 骨穿刺針の椎体穿刺後のCT．針先端は，椎体前縁から約1／3に位置している．
ⓕ 骨穿刺針の椎体穿刺後の外観．

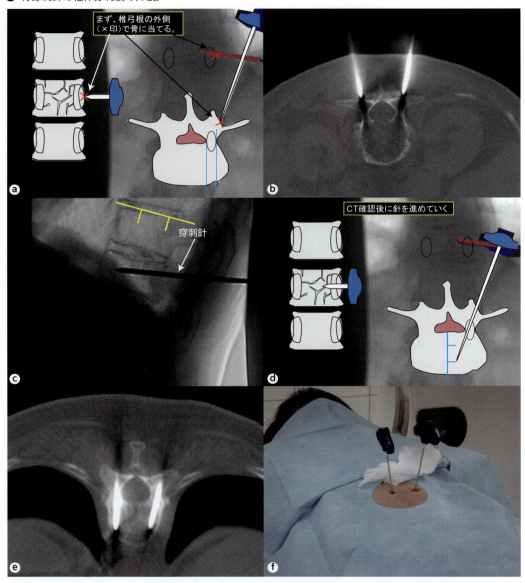

7 経皮的椎体形成術（骨セメント注入療法）

> **図9** 骨セメント注入後の透視像と CT 像
> ⓐ 透視像：椎体に一致して骨セメントが注入されている（矢印）．3 椎体上位の椎体には，以前に注入された骨セメントが見られる（矢頭）．
> ⓑ CT: 椎体の前方優位に骨セメントが注入されている（矢印）．脊柱管などへの流出がないことが確認された．

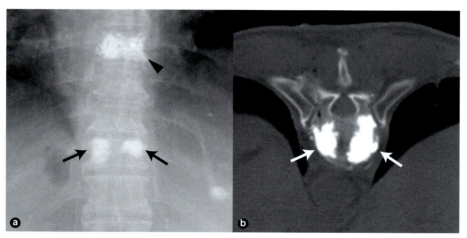

3 治療効果

- 医師，家族が患者の行動や PS の変化から治療効果 CR，PR，NC，PD を評価する．
- 術後早期の除痛効果（CR，PR）は 70～97% と報告されている．
- 1～2 か月後の除痛効果は良性骨折では 75～90%，悪性骨折では約 70% と報告されている．

3.1 抗腫瘍効果

- 局所の発熱による抗腫瘍効果の報告があるが，外照射や小線源治療などの放射線治療の併用が有効と思われる．

3.2 治療効果の限界

- 脊髄の圧迫による症状が出現している患者では，骨セメントの注入により圧迫が増強し症状が増悪する可能性があり基本的には禁忌となる．同様に神経根圧迫による痛みがある場合には腰痛緩和には結びつかず，また増悪する可能性があり禁忌といえる．その場合は神経ブロックの適応となる．
- 長管骨においては除痛効果は示されているものの，骨折予防効果は認められない．また骨折時の外科的手術の妨げになってしまうこともあり適応決定は慎重であるべきである．

4 有害事象

- 一過性の発熱の他，重篤なものとして骨セメントの椎体外への流出による神経障害（下肢運動障害，膀胱直腸障害）や肺梗塞，アナフィラキシーショックの報告がある．

5 課題

- 悪性腫瘍に対しては，骨セメント注入により播種をきたす可能性もあり，小線源治療などの放射線治療を先行するなどの適切な併用療法を提案していく必要性ある．

6 症例

- 椎体以外への骨セメント注入症例を示す．

6.1 乳癌の左側寛骨臼部転移症例（図10）

- 左側の寛骨臼部の転移巣に対して骨セメントを注入し，除痛が得られた．

図10 乳癌の寛骨臼部転移症例

背臥位で右側寛骨臼部の溶骨転移巣を穿刺し（ⓐ），骨セメントを注入した．セメント注入後CT（ⓑ），単純X線写真（ⓒ）でセメントの分布（矢印）を確認．

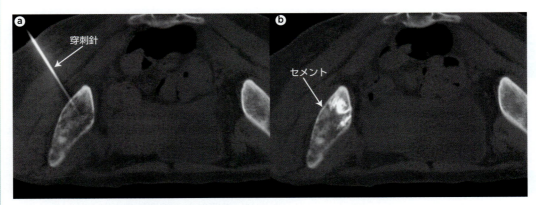
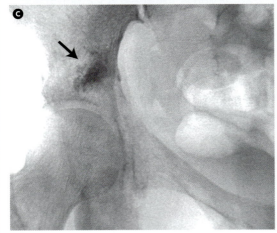

7 経皮的椎体形成術（骨セメント注入療法）

6.2 肝細胞癌の右側腸骨転移症例（図11）

- 右側の腸骨転移による病的骨折にて緊急入院．骨折の中心部を穿刺して骨セメントを注入し，著明な除痛効果が得られた．

6.3 肝細胞癌の左側上腕骨転移症例（図12）

- 左上腕骨近位骨幹への転移巣と骨折が認められ，保存的には痛みのコントロールが不可能であったため，骨セメント注入療法を施行することとなった．複数の側孔を作成したPTCD用の7Fカテーテルを軸として骨髄内に挿入し，骨セメントを注入した．注入によって骨折部の不安定性の軽減と除痛が得られ，QOL向上に貢献できた．

図11　肝細胞癌の腸骨転移症例

ⓐ CTにて腸骨に溶骨性腫瘍と骨折が見られる（矢印）．
ⓑ 腫瘍内の骨折の中心部をCT補助下に穿刺した．ⓒ X線透視下に骨セメントを注入した．ⓓ CTで骨セメントは骨折中心部に分布しているのが確認できる（矢印）．

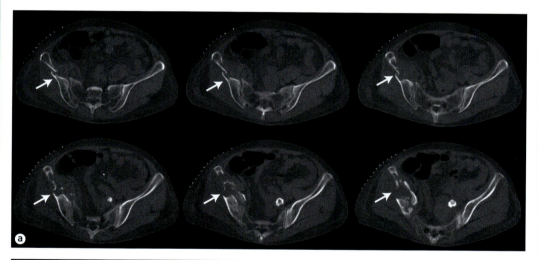

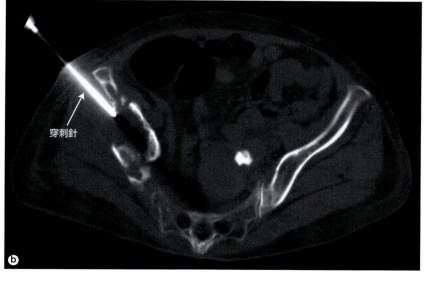

（ⓒⓓは次ページ）

14 非血管系のIVR

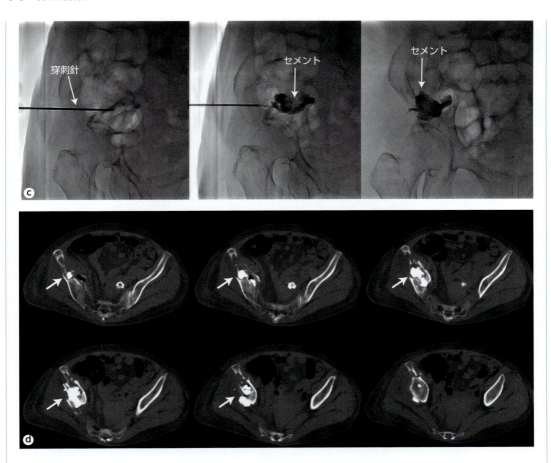

図12　肝細胞癌の上腕骨転移症例

上腕骨の近位骨幹に溶骨性転移が見られ，その両端に骨折（黄矢印）が見られた（ⓐ）．骨穿刺針を遠位から穿刺し，ガイドワイヤーを骨髄内へ挿入し，腫瘍を超え近位端にまで先進させた後，複数の側孔を作成したPTCD用の7Fカテーテルを追従させた．その後，骨セメントを注入し，PTCDカテーテルをカットし，軸として残して皮下に埋め込んだ（ⓑ）．骨折部の不安定性の軽減と劇的な除痛が得られ，QOL向上に貢献できた．

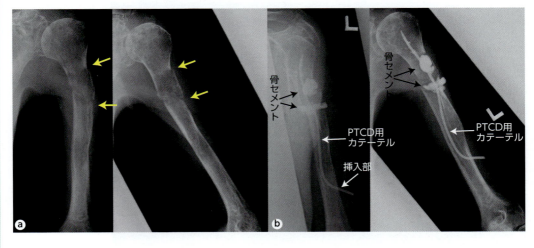

8 卵管開通術

1 基本事項

1.1 疾患概念
- 卵管は子宮と腹腔をつなぐ内径1mm前後，長さ10〜15cmの細長い管でその閉塞は不妊の原因になる．
- 女性不妊の原因の30％は卵管性不妊で，卵管性不妊の80％は卵管間質部（卵管起始部で子宮筋層に挟まれた狭窄部）閉塞とされる．
- 卵管の閉塞の原因として卵管炎，子宮内膜症がある．閉塞の程度は粘液栓（amorphous material, debris），血栓，炎症生産物，線維化と種々みられる．

1.2 疾患分類
- 閉塞部位による分類
  - 間質部閉塞：粘液栓，血栓による場合が多い．
  - 狭部閉塞：線維化による閉塞のことが多い．
  - 膨大部閉塞：内径が大きいため，閉塞することが少ない．
  - 采部閉塞：癒着による閉塞である．

1.3 治療の概要
- 卵管開通術の適応は子宮卵管造影で卵管間質部に閉塞の見られた症例である．
- 本治療により粘液栓や血栓の閉塞で開通し，造影剤がDouglas窩まで到達できれば妊娠の可能性が望める．しかし，造影剤が滞留しDouglas窩に到達せず，癒着のみられる場合には，卵管が開通しても排卵後卵管に受け止められない可能性が高く，妊娠に至らない可能性が高い．

2 治療の実際

2.1 手技

- 基本的に外来治療である．産婦人科医との共同作業となる．

[手順]

❶ 術前処置として血管確保と鎮静剤を投与する．
- 産婦人科医に局所の消毒と経腟的にカテーテル挿入を行ってもらう．
- 先端が軽度上向きのバルーンカテーテル（図1）を経腟的に内子宮口にまで挿入してもらう．
- IVRist はバルーンを拡張させ，造影剤のテストインジェクッション（子宮卵管造影）で卵管閉塞部を確認する（図2）．
- バルーンカテーテル内に4あるいは5F カテーテルを挿入する．ストレートカテーテル先端に緩やかなカーブをあらかじめつけておき，それを卵管開口部に挿入し造影剤で圧入する．
- 卵管開口部に固定が困難な場合は preshaped catheter を開口部近くまで進める．preshaped catheter の中では RC カテーテルがよい．

❷ マイクロカテーテルとマイクロワイヤーを用いて卵管間質部に進めて造影剤を圧入する（図3，4）．造影剤が腹腔内に流入の有無を確認して終了する．
- IVRist にとっては手技的に容易である．術後，経口の抗生物質を投与する．

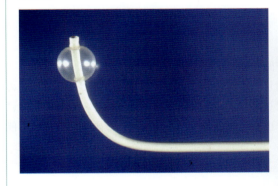

図1 卵管開通用のバルーンカテーテル

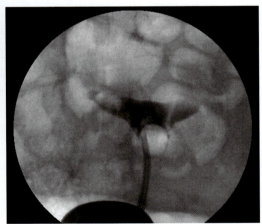

図2 術前の子宮卵管造影
バルーン拡張後の子宮卵管造影で両側ともに卵管の描出が見られない．

図3 術中の選択的左卵管造影	図4 術中の選択的右卵管造影
選択的に左卵管にマイクロカテーテルを挿入し造影剤で圧入するとダグラス窩まで造影剤が到達（矢印）している．	右卵管にマイクロカテーテルを挿入して造影剤で圧入すると造影剤は局所に貯留しダグラス窩が描出されない．卵管采癒着による．

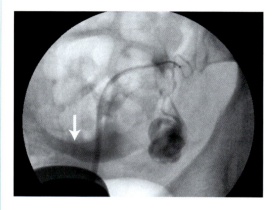
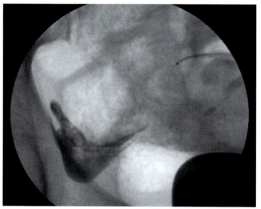

2.2 注意点

2.2.1 適応について

- 上述のように卵管は間質部，狭部，膨大部，采部からなる．間質部に次いで多いのが狭部の閉塞である．
- マイクロカテーテルを狭部にまで挿入し圧入することは可能だが開通する確率は我々の経験では25％以下であった．痛みを伴うことが多い．
- これは内腔の閉塞の原因が線維化によるものと考えられ，開通しても卵管妊娠につながる恐れがあるため，適応を間質部閉塞に限局するのがよい．

2.2.2 産婦人科医との共同作業について

- 卵管開通直後の数日は妊娠する可能性が高い．しかし，卵管開通後，挙児を得る症例のみられる一方で卵管妊娠に陥った症例もあった．
- 産婦人科医にあらかじめ，開通してもベースに閉塞する誘因があるので，卵管妊娠に陥る場合のあることを説明してもらい，その承諾のもとで行われるべきである．
- 開通後も産婦人科医の監視を必要とする．
- したがってIVRistの役割は産婦人科医のお手伝いをさせていただくという立場である．

放射線治療とIVR

15

15 放射線治療とIVR

1 SPECT-3DRTの併用

1 基本事項

- 肝細胞癌（hepatocellular carcinoma: HCC）は放射線に感受性のある腫瘍であるが（図1），HCC原発巣の放射線治療（radication therapy: RT）には，特異な治療条件が2点ある．
- 第一条件：肝切除とIVRの両者とも限界に達した進行症例がRTに紹介されることが多い点である．これには，癌病巣の進行に加えて，合併肝硬変の悪化もしばしば加味される．
- 第二条件：他治療と異なり呼吸性移動の影響を受けるという点である．癌病巣のサイズに肝の呼吸性移動のmarginを加えた照射野の設定が必要であり，病巣周囲の硬変肝がそれだけ大きく破壊されることとなる．

図1 肝細胞癌
ⓐ 腫瘍径15cmの肝細胞癌がみられた．造影CTでの最大axial image.
ⓑ 照射ビームによるリニアックグラム．
ⓒ 14年後の造影CTでの最大axial image. 腫瘍縮小が著明である．

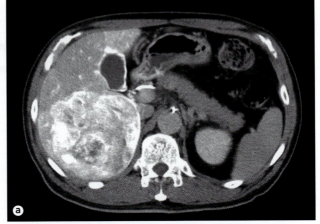
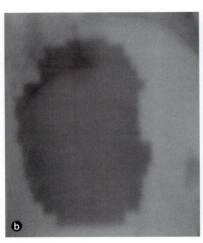
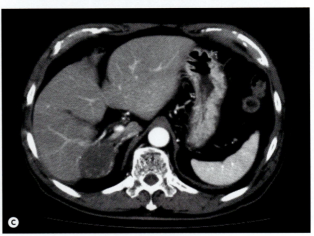

1 SPECT-3DRT の併用

- このような厳しい条件下で RT を提供するため，欧米では治療法として十分な評価が得られていない．
- 本項目では，工夫を重ねルーチン化して提供している single photon emission computed tomography（SPECT）-based 3 dimension conformal radiation therapy（SPECT-B-3DCRT）について解説する．

1.1 三次元放射線治療

- 施設数やコスト面で有利であるが，前述の厳しい治療条件のもとで致死的 radiation induced liver disease（RILD）が頻発するため，危険な治療法とみなされている．
- 対処法として，何らかの呼吸性移動の管理が必要とされ，また，治療関連局所の肝機能を可及的に温存する治療計画が望ましい．
- このような局所肝機能の精密な評価方法の具体例として，他治療ではあるが，肝切除や IVR（門脈塞栓術）における GSA-SPECT の応用が参考になると我々は考えた．

1.2 集学化の共通項—GSA-SPECT

- GSA-SPECT との集学化において，内科学，外科学および放射線医学に共通して，何らかの定義づけを伴う functional liver（FL）という「受け皿」を用いている．
- したがって，この FL という共通項で集学化が可能と考え，研究を進めてきた．
- FL を利用して X 線三次元治療を安全に実用化するとともに function そのものをもっと学術的に解析する手法について述べる．

2 SPECT-B-3DCRT[13, 14]

2.1 治療方針

- HCC の RT による局所制御には，線量依存性が指摘されている．
- そのため，後述の体幹部定位照射や粒子線では，1 回 2Gy 換算で 80 ～ 90Gy もの大線量が投与されている．
- しかし，X 線三次元治療では，治療対象が肝切除と IVR の両者とも限界に達した進行症例であって，サイズも大きい．
- したがって，上記のごとき大線量が投与された場合，肝臓のみならず，透過してきた X 線によって隣接諸臓器も重篤な障害を受ける危険がある．
- この問題に対する我々の対策は数項目に上るが，治療方針と直接関わるのは以下の 2 項目である．
    - ▶ 総線量を減らす：
        - ◇ 1 回 2Gy 換算で 50Gy 程度でも，門脈腫瘍栓（PVTT）局所だけならば良好な制御が認められている．
        - ◇ そこで，一応 50Gy 程度まで総線量を減らす．
    - ▶ IVR 併用：
        - ◇ しかし大きな HCC ともなると，粒子線の報告に照らして，30 ～ 40Gy 程度の線量不足が明瞭である[21]．
        - ◇ この不足分を IVR 併用で補うとの治療方針である．

15 放射線治療とIVR

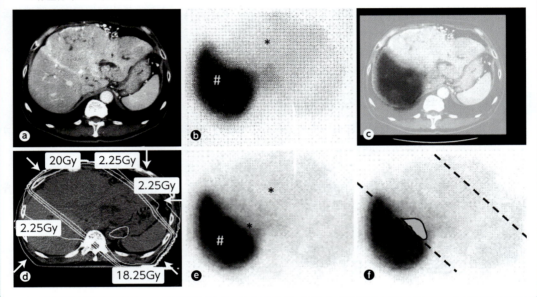

図2 最大径 18cm 大の肝細胞癌
- ⓐ 造影 CT．
- ⓑ 放射線治療前 Tc-99m-galactosyl human serum albumin を用いた SPECT（GSA-SPECT）．
- ⓒ 両者の合成画像．GSA 集積のない部位（ⓑの＊）は左葉の主腫瘍と一致する．高集積部（ⓑの#）は機能肝に相当する．
- ⓓ CT simulation における線量分布．
- ⓔ GSA-SPECT（2か月後）．＊の部分は 2 つの high-dose beams に沿って集積が低下しているが low-dose beams に沿っては機能肝が維持されている（#）．
- ⓕ 放射線ビームによって生じた dysfunctional liver は gray area として描出されている．その境界は 20Gy の線量分布に一致する．

- ◇ この点については，IVR の専門家にも考えていただく必要がある．
- ◇ たとえば，小型の孤立した HCC に対する TACE や RFA の効果を RT で換算すると 80〜90Gy 程度に相当するのではないだろうか．
- ◇ それが，HCC 病巣の進行につれて効果が低減していき，やがて限界に直面するとの考え方はいかがであろうか．
- ◇ したがってその効果の低減分を RT で補うのである．
- ◇ IVR と RT で立場は対等であり，IVR から見ても脈管腫瘍栓や腫瘍サイズの壁を乗り越えて，治療適応が拡大するのである．
- ◇ Meng らの meta-analysis は，これらの事実を証明している．

2.2 適応

- IVR と RT との集学化により，脈管腫瘍栓や腫瘍サイズの壁を乗り越えることが可能となった．
- したがって，SPECT-B-3DCRT ＋ TACE の適応は，脈管浸潤については，重複状態まで拡大し，また腫瘍サイズは制限なしである．
- 合併肝硬変は，一応 Child-Pugh 分類で A および B としているが，一部，C 症例も含めている．

2.3 手技（放射線診断医との協力）

- Total radiological treatment：SPECT-B-3DCRT + TACE は，放射線治療医と IVR 専門医のみならず，SPECT 活用のために放射線診断医との協力が不可欠であり，radiology の総力を結集した治療法である．その手技の特殊性は，SPECT 活用に集約される．
- SPECT 画像の CT-シュミレーター画像（CT-s）への写し取り：SPECT-B-3DCRT の準備として，まず，RT 開始前の 2 週以内に，GSA-SPECT と CT-s をそれぞれ 5mm 厚で撮影し，その後，FL を確定する．
    - 我々の FL の定義は，「肝内で同症例の HCC 部分よりも集積の強い領域」という簡潔で実践本位の定義である．これを例示すると，図 2 および図 3 のごとくとなる．
    - それぞれ，肝の左葉および右葉を占拠する巨大 HCC 症例であり，それぞれ図 2 ⓐ が診断用の造影 CT，図 2 ⓑ が RT 前の GSA-SPECT である．
    - 対応する図 2 ⓐ と図 2 ⓑ の画像を fusion した画像が図 2 ⓒ である．診断的にはこの図 2 ⓒ の画像で FL を十分に確認できる．
    - しかし，RT の治療計画のためには，この図 2 ⓒ の画像を参照しながら，対応する図 2 ⓓ の CT-s 画像へ，FL を書き込んで確定する必要がある．
    - なお，図 2 ⓔ と図 2 ⓕ はそれぞれ RT 終了 2 か月後の GSA-SPECT であり，それぞれ図 2 ⓑ と fusion することにより，RT による FL の障害部分を図 2 ⓕ に表示している．
    - また，合併肝硬変は，図 3 の症例で Child A であり，集積部をそのまま FL と見ることができる．
    - しかし，図 2 の症例は Child B であり，GSA receptor の減少に随伴して，GSA の一部の HCC 領域や脾臓への漏れ出し集積が認められる（図 2 ⓑ）．
    - この漏れ出し集積は，肝機能の低下とともに強まり，図 9 の Child C 合併 HCC 症例では，HCC 内部や脾臓への漏れ出し集積がさらに明瞭化している（図 9 ⓒ，9 ⓓ）．
    - 我々は，このような事象を踏まえて，我々の FL の定義に基づき，FL を可及的に温存する治療計画を作成する．
    - 現時点では FL のうち 20Gy 以上の被曝体積率が 20％ 以下（$_{FL}V_{20Gy} \leq 20\%$）を一応の安全基準としている（図 4，5）．

2.4 照射方法

- SPECT-B-3DCRT の照射に関して，SPECT 画像の取り扱い以外の特徴として，呼気終末の息止めによる呼吸性移動の制御がある．
    - 自由呼吸下では，肝は 2cm 程度の呼吸性移動がみられ，これに対応したマージンを設定した文献がみられる．
    - しかし，マージン設定に伴い巻き込まれる硬変肝の体積の大きさも前述したとおりである．
- 我々は患者に対して呼気終末の息止めの訓練を施行し，息止め誤差 5mm 以内を目標としている．
    - これに set up error などを 5mm 見込んで，マージン設定を計 1cm に減量設定している．
    - また，線量については 1 回 2Gy 換算で 50Gy 程度としたが，我々の対象とする HCC 症例は，門脈本幹閉塞例や，図 2 または図 3 のごとき巨大病巣例が多くを占めており，5 週を要する治療での脱落を懸念し，4 週未満の 18 回 45Gy（2.5Gy／回）と設定した．
- 治療ビームの設定は図 2 または図 3 のごとき巨大病巣例が多いため，ビームの設定が以下

図3 最大径 16.5cm の HCC

ⓐ 放射線治療前造影 CT.
ⓑ 放射線治療前 GSA-SPECT.
ⓒ ⓐとⓑの合成画像．RI 集積のない部位（ⓑの＊）は右葉の主腫瘍に一致する．高集積部（ⓑの #）は機能肝と一致する．
ⓓ CT simulation による線量分布．
ⓔ 放射線治療 2 か月後 GSA-SPECT で 2 つの high-dose beams に沿って RI の集積のない部位（＊）がみられ他の部位は機能肝が保たれている．
ⓕ 放射線治療によって生じた dysfunctional liver は，ⓑ，ⓔと比較して gray area とみなすことができる．

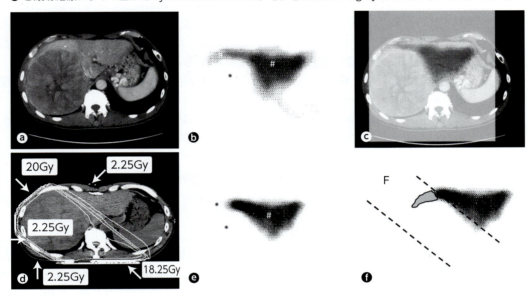

図4 Logistic regression analysis での見積もり概算図

機能肝に 20Gy 照射領域が 20％を超えると Child-Pugh score（CPS）が 1 以上悪化することを示唆する．

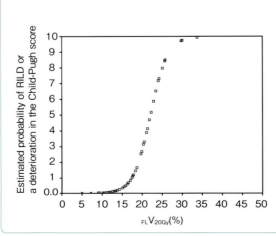

図5 Receiver-operating characteristic（ROC）解析での機能肝の 20Gy

照射領域が 20％を超えると Child-Pugh score of ≧1 point になる cutoff value での sensitivity, specificity は各々 0.867，0.857 で ROC curve 面積比率は 0.923（p＜0.001）であった．

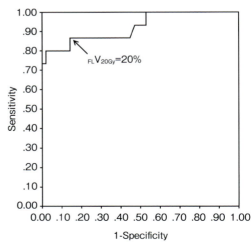

のごとく定型化してきた.
- すなわち HCC 主病巣と胃腸あるいは脊髄を巻き込む主要 2 ビームがほぼ対向で 40Gy 弱，残りの 2〜3 本の補助ビームが胃腸や脊髄を避けて主病巣に設定され，これらの臓器の被曝が耐容線量以下になるように設定された（図 1 または図 2 d）．
- また，腎被曝については，$V_{20Gy} \leq 30\%$ に抑えるべく，Couch 角調整を 90°までの範囲で施行した．

2.5 治療計画（DVH と DFH）

- DFH（dose function volume histogram）を治療計画に組み込む試みは，Marks らが医学物理の領域で検討しているようであるが，本邦の臨床では採用されず，三次元 RT，粒子線あるいは諸種 IMRT など先進医療技術と宣伝される機器すべてが，そのデータ処理を DVH（dose volume histogram）で行っている．反語的に物言えば，DVH は完璧な代物である．
- 解剖学的形態と volume という DVH 固有の「静的」世界に埋没していると，たとえば死体から撮影した CT-シュミレーター画像でも，臓器の形態と volume が判別できれば治療計画が作成できてしまう．
- したがって，粒子線であろうが Tomotherapy であろうが，ハード面でいくら進歩がみられても，これに対応できるデータ処理のソフト技術の革新を伴わなければ，放射線治療の未来に確信は持てないであろう．
- 将来的に DFH を治療計画に組み込むことがあるとしても，それは何も GSA-SPECT に限られた話ではなく，唾液腺シンチ，腎シンチ MRI-EOB にも期待してよいのではないだろうか．
- また，Marks らは，肺癌の RT の治療計画において，Tc-99m-macroaggregated albumin（MAA）すなわち肺血流シンチの SPECT から DFH を創始して，RT の肺機能への影響評価を試みた．
- 臓器の血流は，どの程度の精度で臓器機能を反映するのであろうか．この件は，本稿の中でも重要な point である．

3 TACE との併用

- 病変の勢いを止めるために門脈，肝静脈，胆管腫瘍栓を有する HCC に対してはまず，放射線治療を提供する．
- その後に主腫瘍と門脈腫瘍栓に TACE を中心とした IVR を行う．
- 放射線治療前に TACE を行うと腫瘍崩壊症候群が生じるが放射線治療後ではいまだ経験がない．
- SPECT-B-3DCRT の照射範囲は腫瘍栓と主腫瘍である．
- 放射線がカバーできない主腫瘍の一部や肝内転移に対して積極的に TACE を行う．

4 有害事象とその防止策

- 有害事象の防止策は以下の3点に集約される.

第1点：総線量を45Gyへ減量すること

- また，補助ビームを用いて，隣接した消化管や脊髄の被曝線量を40Gy以下に抑えること.
- この策により，隣接諸臓器の有害事象ばかりでなく，HCC周辺の硬変肝の被曝線量も低減され，何よりも硬変肝の有害事象，致死的RILDが防止される.

第2点：患者を訓練し，呼気終末の自発的息止め下で，HCC周囲のマージン1cmをPTVとする治療計画で照射すること.

- 前述のごとく，肝の中央に径5cmの球状のHCCの存在を仮定すると，HCC周囲のマージン2cmをPTVとする治療計画で照射することで，PTV内部に315cm^{3}の硬変肝が巻き込まれる.
- このマージンを1cm減らすことにより上記の巻き込みが114cm^{3}に減量される.
- なお，呼気終末の自発的息止め訓練が困難でRTを断念した患者はまれで数例経験したが，これらの患者には，肝性脳症による意識混濁がみられた.

第3点：GSA-SPECT画像をCT-シュミレーター画像へ写し取り，FLを確定し，このFLを可及的に温存すること.

- この処置の有用性は，非癌部肝であるnormal liver（NL）とFLとの乖離の度合いに左右される.
- 図6は，図6 @ のごとく肝右葉内に右一次分枝まで浸潤したPVTTを有するHCC症例である. 図6 ❺ のRT前のSPECTと対比すると，FLが右葉前区域付近に集中し，NLとの乖離が著明である.
- 我々はこのFLの集中部分を温存する目的で図6 ❻ のような治療計画を立て，実施した. RT終了2か月後のSPECTの図6 ❹ では，FLの集中部分の温存に成功していることが確認できた.
- ところで，もしSPECT（図6 ❺）なしで治療計画を立てる場合を仮定すると，NLだけが判断根拠となるため，困難に直面する. 図6 ❻ のごとく，実施プランの主要ビームの中心軸を破線で表示した. SPECT情報がない状況でこの中心軸をみると，NL内を最長距離で通過しており，いささか大胆な印象を受ける.
- 代案として，仮想プランの主要ビームの中心軸を実線で表示した（図6 ❻）. この実線は右葉のみを最短距離で通過している. この仮想プランの線量分布図を図6 ❼ に表示した.
- 決め手はやはりDVHである. 図7 @ は，この両プランのNLのDVH比較である. 全体に仮想プランのNL（破線）の方が被曝線量が少なく，優れたプランに見える.
- さて，この時，治療医の頭に「PVTTが右一次分枝まで浸潤しているから，右葉の機能は落ちているだろう. やはり左葉機能を温存できるこのプランで行こう」との考えが浮かんでも，SPECT情報のない状況では，無理のない考えであろう.
- しかし，SPECT情報を駆使した我々の評価法によると，両プランによるFLへの影響は，図6 ❺ と図6 ❼ の対比のごとく，FLへの破壊的影響において実施プランに軍配が上がる. この事実は，図7 ❺ のFLのDVH比較でさらに明瞭化する. 我々が重要な指標と考える

1 SPECT-3DRT の併用

図6 門脈腫瘍栓を有する肝細胞癌の機能肝と放射線治療計画

Child-Pugh grade A の肝硬変を併存していた．
ⓐ 造影 CT で右門脈後区域枝に腫瘍栓がみられる．
ⓑ 放射線治療前の GSA-SPECT で機能肝（#）の分布は一様でなく主に腫瘍栓の外側と前側に存在する．＊は非機能肝．
ⓒ 主ビームが左前から右後の方向で 20Gy 右後ろから左前へ 18.25Gy 照射された．
ⓓ 放射線治療 2 か月後の GSA-SPECT で右前亜区域の機能肝（#）が維持されていることを示す．また，非機能肝（＊）が右後区域と内側区域で増加している．
ⓔ 非機能肝の増加は主ビームの走向と一致している．
ⓕ～ⓘ：仮想放射線治療計画．
ⓕ 仮想の主ビームを右前から左後ろの報告に設定する（実線）．現実には点線で照射された．
ⓖ 仮想主ビームは右前から左後ろへ 20Gy，左後ろから右前へ 18.25Gy に設定された．CT シュミレーションでは正常肝のみの破壊の見積もりは可能だが機能肝の破壊の見積もりは困難である．
ⓗ 仮想主ビームと GSA-SPECT image．
ⓘ Gray area は仮想主ビームで破壊されるであろう機能肝の領域を示す．ⓔとⓘの比較で実際の主ビームと仮想の主ビームでは機能肝の破壊の程度がかなり異なる．

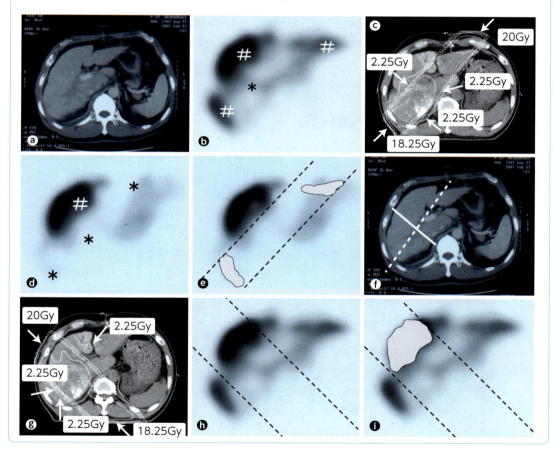

FLV20Gy において，実施プランの 23.8% に対して仮想プランは 43.7% となり，図7 ⓐ の NL と比較して逆転がみられる．進行 HCC の局所肝機能は，NL や PVTT に関する推測だけでは計量不可であることを示す典型例である．

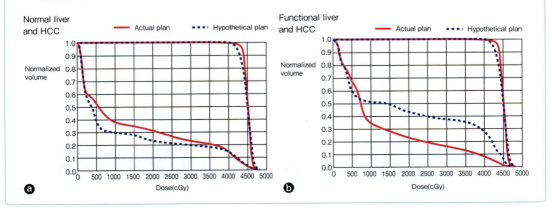

図7 実際の治療計画（solid lines）と仮想の治療計画（dotted lines）の dose-volume histograms（DVH）の比較

ⓐ 正常肝の DVH の比較．≧ 20Gy（$_{NL}V_{20Gy}$）は仮想の治療計画では正常肝の 23.1％．実際の治療計画では 30.8％であった．

ⓑ 機能肝の DVH の比較．≧ 20Gy（$_{FL}V_{20Gy}$）は仮想の治療計画では機能肝 43.7％であったのに対し実際の治療計画では 23.8％であった．機能肝の照射は実際の治療計画では少なくえた．$_{NL}V_{20Gy}$ と $_{FL}V_{20Gy}$ の違いは機能肝の非均一性による．

5　肝硬変合併患者への適応

- 合併肝硬変は，一応 Child-Pugh 分類で A および B としているが，胆管浸潤の症例などでは，Child C 症例も含めている．
- これらの症例で本治療後の 3 か月以内での重篤な副作用は経験していない．
- 集積したデータから $_{FL}V_{20Gy}$＜20％を 1 つの安全の指標としている．
- これは functional liver が 20Gy 以上照射されたものが functional liver の 20％を境界として，Child-Pugh score が 1 点悪化する分岐点であるという指標である．

6　IVR との併用による治療効果

- 本治療法は，有害事象を防止するため総線量を低減しており，それを補うための IVR 併用は必須の要件である．
- また，RT＋TACE は，Meng らの meta-analysis によって，その有用性が証明されている．
- それにもかかわらず，RT があまり用いられないのは，繰り返しになるが，進行 HCC の局所肝機能が，NL や PVTT に関する推測だけでは計量困難であり，致死的 RILD 発症防止の決め手を欠くからと思われる．
- 我々は，FL の解析を通して，この難問を一応解決できたと確信している．
- その直接の成果として，肝機能と HCC サイズとの関係が分離可能となり，粒子線治療が困難な，最大径 14cm 以上の巨大 HCC 症例でも治療成績を呈示できるようになった（図8）．
    - いずれも RT 前に肝内転移を伴っていた．
    - これら巨大 HCC 症例の局所制御率は 78.6％，2 年生存率は 33.3％であった．
- なお，最大径が 5cm 以上 14cm 未満の HCC 症例の本治療法での成績は，局所制御率

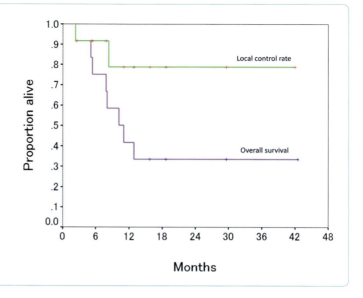

図8 14cmを超える肝細胞癌12例のSPECT-B-3DCRT後のKaplan-Meier analysisによる照射部局所制御率と累積生存率を示す．

92.2％，1年および2年生存率が44.4％および30％であった．
- また，当施設ではIVRが熱心に行われている影響でサイズ5cm未満のHCC症例のRT経験は皆無に近い．

7 放射線治療の弱点

- 圧倒的多数の放射線治療医はDVHに執着する．臓器の解剖学的形態と被曝体積率の世界に固着している現状こそが最大の弱点と思われる．
- 人体のような生命体は，変幻自在な機能変化こそがその本質である．
- 我々は，肝硬変合併HCCのRTという困難なテーマに挑戦し，上記の「静的」世界から抜け出すために，まず，DVHとGSA-SPECTを利用しながらFLを確定し，さらに下記のDFHに進もうとしている．
- 着想から現時点まですでに10年を要した．その点で肝のIVRは当初から「血流動態」という動的世界で開始された治療法であり，我々治療医の参考とするところである．

8 今後の放射線治療の発展性

- CT-シュミレーター画像からSPECT画像への逆転写：
  - 前述のごとく $_{FL}V_{20Gy} \leq 20\%$ のような安全基準もできている．
  - しかしこの基準は被曝体積率として算出したものであり，dose volume histogram（DVH）に基づいている．
  - FLという形態を想定し，しかもその内部の機能がほぼ均一と想定しているが，これは一種の仮説にすぎない．
  - 実際には，非癌部肝のうち，HCCと同程度まで機能の低下した領域を分離して，機能評価の精度を多少改善しただけである．

15 放射線治療とIVR

図9 放射線治療によって生じた非機能肝の量的解析
ⓐ 造影CTで肝切除後に生じた門脈本幹腫瘍併存の肝細胞癌が認められる.
ⓑ 治療計画による線量分布.
ⓒ F_{20Gy} は20Gyの等線量分布内のRI countとentire liverのRI countから導かれる.
ⓓ F_{20Gy} はTc-99m GSA-SPECT imageから下記の式で導かれる. $F_{20Gy} = 100 \times$ (GSA count in the area of the liver within the 20Gy isodose curve) ／ (GSA count for the entire liver).
ⓔ 本症例では, F_{20Gy} は22.2%であった.

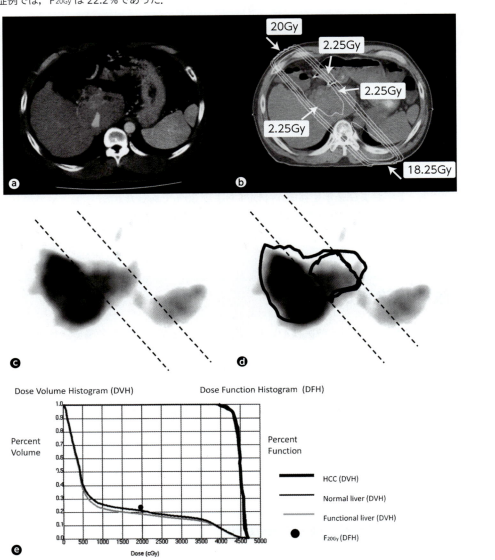

- FL内部の機能は当然のことながら, 様々な不均一さを有するし, 前述のごとく, 脾臓などFL外への漏れ出し集積もまた厄介な問題である.
- SPECT-B-3DCRTの肝機能への影響評価をさらに改善する目的で, 現在, 我々が注目しているのが, dose function histogram (DFH) である.
- これは, DVHの横軸のDoseをそのままにして, 縦軸をpercent volumeからpercent functionに置き換えたものである (図9ⓔ). 前述の20Gy以上の被曝体積率の代わりに, 20Gy以上の被曝部の機能count率を用いようとする試みである.

▶ 具体的には，図9 ⓓのごとく，図9 ⓑのCT-s線量分布図から全肝の輪郭と20Gy iso-dose curveをSPECT画像へ逆転写し，肝内の20Gy isodose curveに囲まれた領域の機能countを全肝の機能countで除した値をF_{20Gy}と定義する．

▶ これにより，SPECT撮像条件，FLの定義のあり方，画像読影の恣意性あるいはFL内部の機能の不均一さなどの問題を克服し，より精度の高い肝機能の影響評価が可能になる．しかし，我々のこのF_{20Gy}の調査はまだ始まったばかりである．

- 前述の「静的」世界からの脱却こそが，放射線治療学の発展の鍵であると思われる．

▶ そのために動的世界の「IVRの知恵」が参考となる．

▶ 歴史を振り返れば，かつて草創期のIVRは，肝硬変合併HCCという複合疾患に挑戦してTACEという治療法を創始し，その地位を不動のものとした．

▶ 今，同じその複合疾患に挑戦して，我々放射線治療医が「動的」発展を遂げられるかどうかの瀬戸際である．

▶ 草創期のIVRとは異なり，現在の放射線治療学はかなり老化した印象をぬぐえない．次々と発展を遂げていく外科学や，分子標的薬を筆頭に革新を続ける化学療法部門に伍して競合してゆけるのか．

▶ 変革を続けてゆかねばならないのはどの部門も同じである．すなわち"change or die"なのである．

9 既存の治療法の問題点

- 以下，未経験であるが，体幹部定位放射線治療と粒子線治療の問題点について述べる．

9.1 体幹部定位照射

- 対象症例は転移のない，サイズ約5cmまでの病巣である．これは，基礎知識で述べた特異条件の第一条件の例外である．問題は第二条件である．
- 自由呼吸下では，2cm程度のmarginの設定は常態である．サイズ5cmの球状のHCCが，肝の中央に位置すると仮定し，全周に2cmのmarginを設けたplanning target volume（PTV）を設定すると，このPTV内部の硬変肝の体積は315cm^{3}となる．
- また，このPTV周囲の20Gyあるいは30Gy以上の被曝硬変肝もリスクを負う．したがって，サイズ5cmであっても，margin減量目的の呼吸管理は必要である．また，肝辺縁HCCの場合は，様々な近接リスク臓器に対応した線量制約が必須となる．

9.2 粒子線治療

- X線定位照射の限界を，荷電粒子のBragg's peakで乗り越えようとする試みは成功しつつある．サイズ5cm以上のHCC症例で，局所制御率および生存率で良好な成績が得られている．
- 留意点は以下の3点である．

▶ 第一にHCCサイズの増大につれて転移が増加し，粒子線治療の反復にも限界を生じ，IVRが併用されている事実である．

▶ 第二に治療可能サイズで，最大14cm付近に限界を有するという事実である．

▶ 第三にX線治療に比べて施設数が極限され，コストが高額という事実も，前述のHCCの疫学的特性に照らして留意事項である．

10 今後の展開

- RFA と組織内照射は，当初の専用針での刺入という手技が共通しており，その後，ラジオ波を出すか，放射線を出すかで違いを生ずる．このように同根の手技であるから，刺入の巧みな IVR 医の組織内照射への参加は大歓迎である．
- HCC 以外の肝内腫瘍は肝硬変の合併がまれであるため，1 回 2Gy 換算で 80 ～ 90Gy の高線量照射が可能である．
- しかし，肝門部で十二指腸との距離がとれない場合など，主として消化管との位置関係が制約因子となる．
- そこで 50Gy 程度までを三次元 RT で施行し，残りの 30 ～ 40Gy を刺入による組織内照射で補う手法が浮上する．
- 特に転移性肝癌などは必ず合計 80 ～ 90Gy が必須であり，高線量の外部照射が困難な症例では三次元 RT ＋小線源治療はおそらく残された将来性のある治療手技である．

文献

1) Szmuness W. Hepatocellular carcinoma and the hepatitis B virus: evidence for a causal association. Prog Med Virol 1978; 24: 40-69.
2) Ikai I et al. Surgical intervention for patients with stage IV-A hepato-cellular carcinoma without lymph node metastasis: proposal as a standard therapy. Ann Surg 1998; 227: 433-439.
3) Kaibori M, et al. Usefulness of Tc-99m-GSA scintigraphy for liver surgery. Ann Nucl Med 2011; 25: 593-602.
4) Llovet JM, et al. Barcelona Liver Cancer Group. Arterial embolisation or chemoembolisation versus symptomatic treatment in patients with unresectable hepatocellular carcinoma: a randomised controlled trial. Lancet 2002; 359 (9319): 1734-1739.
5) Lo CM, et al. Randomized controlled trial of transarterial lipiodol chemoembolization for unresectable hepatocellular carcinoma. Hepatology 2002; 35: 1164-1171.
6) Nanashima A, et al. Relationship between CT volumetry and functional liver volume using technetium-99m alactosyl serum albumin scintigraphy in patients undergoing preopera-tive portal vein embolization before major hepatectomy: a preliminary study. Dig Dis Sci 2006; 51: 1190-1195.
7) Li JQ, et al. Randomized study of chemoembolization as an adjuvant therapy for primary liver carcinoma after hepatectomy. J Cancer Res Clin Oncol 1995; 121: 364-366.
8) Kudo M, et al. Phase III study of sorafenib after transarterial chemoembolisation in Japanese and Korean patients with unresectable hepatocellular carcinoma. Eur J Cancer 2011; 47: 2117-2127.
9) Llovet JM, et al. SHARP Investigators Study Group. Sorafenib in advanced hepatocellular carcinoma. N Engl J Med 2008; 359: 378-390.
10) Cheng AL, et al. Efficacy and safety of sorafenib in patients in the Asia-Pacific region with advanced hepatocellular carcinoma: a phase III randomized double-blind, placebo-controlled trial. Lancet Oncol 2009; 10: 25-34.
11) Shirai S, et al. The safety indicator of radiotherapy for advanced hepatoma with liver cirrhosis. Journal of Gastroenterology and Hepatology Research 2013; 2: 730-736.
12) Peters NA, et al. Bowel perforation after radio-therapy in a patient receiving sorafenib. J Clin Oncol 2008; 26: 2405-2406.
13) Shirai S, et al. Single photon emission computed tomogra-phy-based three-dimensional conformal radiotherapy for hepatocellular carcinoma with portal vein tumor thrombus. Int J Radiat Oncol Biol Phys 2009; 73: 824-831.
14) Shirai S, et al. Feasibility and efficacy of single photon emission computed tomography-based three-dimensional conformal radiotherapy for hepatocellular carcinoma 8 cm or more with portal vein tumor thrombus in combination with transcatheter arterial chemo-embolization. Int J Radiat Oncol Biol Phys 2010; 76: 1037-1044.
15) Cheng JC, et al. Biologic susceptibility of hepatocellular carcinoma patients treated with radiotherapy to radiation-induced liver disease. Int J Radiat Oncol Biol Phys 2004; 60: 1502-1509.
16) Liang SX, et al. Radiation-induced liver disease in three-dimensional conformal radiation therapy for primary liver carcinoma: the risk factors and hepatic radiation tolerance. Int J Radiat Oncol Biol Phys 2006; 65: 426-434.

17) Choi BO, et al. Fractionated stereotactic radiotherapy in patients with primary hepatocellular carcinoma.Jpn J Clin Oncol 2006; 36: 154-158.
18) Andolino DL, et al. Stereotactic body radiotherapy for primary hepatocellular carcinoma. Int J Radiat Oncol Biol Phys 2011; 81: e447-453.
19) Kim TH, et al. Dose-volumetric parameters predicting radiation- induced hepatic toxicity in unresectable hepatocellular carcinoma patients treated with three-dimensional conformal radiotherapy. Int J Radiat Oncol Biol Phys 2007; 67: 225-231.
20) Hata M, et al. Proton beam therapy for hepatocellular carcinoma with portal vein tumor thrombus. Cancer 2005; 104: 794-801.
21) Sugahara S, et al. Proton beam therapy for large hepatocellular carcinoma. Int J Radiat Oncol Biol Phys 2010; 76: 460-466.
22) Sugahara K, et al. Separate analysis of asialoglycopro-tein receptors in the right and left hepatic lobes using Tc-GSA SPECT. Hepatology 2003; 38: 1401-1409.
23) Marks LB, et al. Incorporation of functional status into dose-volume analysis. Med Phys 1999; 26: 196-199.
24) Meng MB, et al. Transcatheter arterial chemoembolization in combination with radiotherapy for unresectable hepatocellular carcinoma: a systemic review and meta-analysis.Radiother Oncol 2009; 92: 184-194.
25) Park HC, et al. Dose-response relationship in local radiotherapy for hepatocellular carcinoma.Int J Radiat Oncol Biol Phys 2002; 54: 150-155.
26) Shirai S, et al. SPECT-based radiation therapy and transcatheter arterial chemoembolization for unresectable hepatocellular carcinoma sized 14 cm or greater. Cancer and Clinical Oncology 2012; 1: 65-76.
27) Park W, et al. Local radiotherapy for patients with unresectable hepatocellular carcinoma. Int J Radiat Oncol Biol Phys 2005; 61: 1143-1150.
28) Ishikura S, et al. Radiotherapy after transcatheter arterial chemoembolization for patients with hepatocellular carcinoma and portal vein tumor thrombus. Am J Clin Oncol 2002; 25: 189-193.
29) Arata S, et al. Risk factors for recurrence of large HCC in patients treated by combined TAE and PEI. Hepatogastroenterology 2001; 48: 480-485.
30) Mohan R, et al. A technique for computing dose volume histograms for structure combinations.Med Phys 1987; 14: 1048-1052.
31) Yamada R, et al. Hepatic artery embolization in 120 patients with unresectable hepatoma. Radiology 1983; 148: 397-401.

2 小線源治療の併用

1 背景

- 同じ radiologist なのに全世界的にみても interventional radiologist と radiation oncologist の collaboration は行われていない．
- その理由のひとつに学問的にまったく異なるものとの認識がある．また，別の理由として，両者とも各科からの依頼に応じて縦割りに医療を提供しているため患者さんが横割りに流れない構造となっている．
- しかし，各科から依頼されて両者とも治療に限界を感じる症例がある．
- たとえば，radiation oncologist は，照射した範囲での再発の追加の外部照射は原則できないと答える．周囲への危険臓器への過剰照射を危惧するためで正しい選択である．また，抗癌剤が大多数の病変に奏功していても一部病変に奏功せず，その部分の根治照射を依頼される場合，危険臓器を考慮して十分な根治線量を処方できない場合がある．
- 一方，interventional radiologist にも経口あるいは静脈経由抗癌剤抵抗性かつ手術や放射線治療困難な再発病変に抗癌剤の局所動注や塞栓を依頼される場合がある．しかし，効果は一時的あるいは徐々に無効となる．
- 患者さんに従来の治療法が存在しない場合に小線源治療の適応となる場合がある．その際，両 radiologists の collaboration が必要となる．

2 基本事項

- 穿刺は interventional radiologist が，照射線量は radiation oncologist が担当する．穿刺の方法については超音波と CT を用いる．CT の穿刺方法については別稿を設けた．ここでは穿刺に関する注意点と穿刺ニードルと穿刺カテーテルと小線源治療を提供するための radiation oncology の最小限の基礎知識について述べる．
- 本邦での小線源治療はその手法で大きく3つの方法がある．
    - 最も普及しているのは前立腺に対する永久小線源埋め込み療法 LDR-BT（low dose rate brachytherapy）で I^{125} シード線源を用いる．
    - ついで普及しているのは高線量率小線源治療 HDR-BT（high dose rate brachytherapy）である．前立腺に対する組織内照射，子宮頸癌に対する腔内照射に用いられ，線源としては Ir^{192} または Co^{60} が用いられる．
    - さらに Au^{198} グレインなどを用いた永久刺入法が知られている．
- ここで述べる小線源治療とは Ir^{192} を用いた高線量率組織内照射をいい，誘導針や誘導用カテーテルを用いて腫瘍内に一時的に照射する治療法をいう．
    - 高線量率小線源治療で用いるイリジウム（Ir^{192}）からは 317 KeV の γ rays が発生する．半減期は 74 日で通常は 3〜4 か月で交換する．

- 小線源は直径約1mm長さ約5mmの円柱形である．
  - この線源は格納容器を兼ねた装置内に保管されており，照射の差異は誘導針・catheter内に遠隔操作で挿入され照射が行われる．

3 処方線量と耐容線量

- DVHとはdose volume histogramのことを指す．
  - 放射線腫瘍医が治療計画をたて，照射のゴーサインを出す際には，このDVHをみて自分の治療計画が腫瘍部に十分に処方線量が及んでいること，リスク臓器が耐容線量内であることを確認する．
  - 横軸は線量，縦軸はGTV，CTV，PTVやリスク臓器の体積率を示す（図2 d 参照）．
  - 小線源の場合はGTV＝CTV＝PTVで，腫瘍の何％にどれほどの線量が及ぶかが明示される．
- D_{2ml}，$V_{100\%}$，V_{20Gy}のデータはDVHを元に自動的に計算される．
- D_{2ml}：皮膚として設定したROI（region of interest）の2mLに最も多く照射される線量．
- $V_{100\%}$：処方された線量の100％以上をうけたplanning target volumeの体積率．
- planning target volume（PTV）：画像上から判断される肉眼的腫瘍体積（GTV: gross tumor volume）に対し微少浸潤範囲を考慮した臨床標的体積（CTV: clinical target volume）を設定し，これに設定誤差を考慮したマージンをつけた範囲．標的体積についてはICRUレポート50およびレポート62に規定されている．
  - たとえば，$V_{100\%}$＝75％とは，100％の処方線量がplanning target volumeの75％に照射されることを意味する．
- V_{20Gy}：PTVに処方された20Gyが実際に照射される体積（mL）．
- 腫瘍への処方目的線量は20Gy，皮膚の耐容線量は$D_{2ml}≤15Gy$で行う．照射歴のない部位への照射の場合$D_{2ml}≤15Gy$を皮膚耐容の安全のcutoff値として，達成できない場合は$V_{100\%}$を減少させる．

3.1 処方線量の根拠

- 処方するのは放射線腫瘍医（radiation oncologist）であるが大きな壁に当たる．そもそも放射線腫瘍医には1回照射で腫瘍を縮小させる発想が乏しい．
- 処方線量をどうするのか，危険臓器の耐用線量はいかほどなのか，情報が不足している．
- 過去には膵癌の術中照射では電子線で20～30Gyの1回照射が処方された．
- 転移性骨腫瘍の疼痛緩和目的では1回で8Gyの照射がしばしば用いられているが，これはあくまで姑息的線量である．
- またIr^{192}を用いた前立腺に対する照射では37.5Gyの外照射（2.5Gy／回×1日1回×15回）に加え1回で15Gyの照射を行った報告[1]や，外照射を行わず1回で20.5Gyの処方をした報告[2]がある．
- この情報をもとに処方線量を20Gyとした．危険臓器の耐容線量が許されるなら処方線量を増加しうる可能性がある．
- 1回で20Gyの照射は1回2Gyの照射に換算すると$α/β$比3で92Gy，$α/β$比10で50Gyの照射に匹敵する．多くの腫瘍には十分根治といえる線量ではあるがIMRTが盛んに行われている現在でもこれだけの線量を外照射で行っている例は少ない．

- しかし，筆者の経験で 20Gy 照射を行ったにもかかわらず効果の乏しかった例（膵癌リンパ節転移）もある．一部の腫瘍に対しては 20Gy でも不十分と考えられる．

3.2　皮膚耐容線量の根拠

- 一方，乳癌の術後照射や口唇癌で小線源単独治療がなされている．しかし，これらは 1 回照射でなく，4～8 回の分割照射でなされている．したがって 1 回照射での危険臓器の耐用線量のデータは不足している．
- わずかに，放射線治療でないが，過去に coronary intervention で皮膚潰瘍が生じた時期のデータ報告では 12～15Gy の皮膚線量であったと報告されている．この情報は小線源治療に参考とならないという意見がある．その根拠は以下のとおりである．
  - 診断用 X 線発生の電圧は 120kv であるのに対し，小線源治療の γ 線は 317keV でこちらの方がより透過力のあること
  - 診断用の X 線は外部照射であるのに小線源治療の場合は内部から照射されること
- 確かに違いがあるが両放射線とも原子を電離，励起させる特性は同一である．さらにいえば診断用 X 線の方がエネルギーレベルが低く小線源治療の γ 線より皮膚への影響が大といえる．
- そこで，皮膚線量が 12Gy を超えないことを一応の安全の基準とした．25 例のデータを整理し，1 例のみに数か月後，皮膚血管拡張の Grade Ⅱ の有害事象を経験した．その際の皮膚の線量が $D_{2ml} = 1564.17cGy$ であった．
- それを根拠に $D_{2ml} \leq 15Gy$ を 1 回の小線源治療の安全の指標とした．

3.3　腸管耐容線量の根拠

- 穿刺部近くに腸管が存在すると腸管の耐容線量が問題となる．
- 晩期有害事象の発生予測として LQ モデル $\alpha\beta$ ratio 3 で計算できる．たとえば腸管の耐容線量は 1 回 2Gy で 48Gy（24 回分割）程度とされる．
- これを $\alpha\beta$ ratio 3 で 1 回照射に換算すると 14Gy に相当する．

3.4　αβ ratio

- 有害事象を予測するうえで早期有害事象は $\alpha\beta$ ratio は 7～10 で，晩期有害事象は 3～5 で計算される．問題になるのは晩期有害事象であるため 3 で計算する．
- 抗腫瘍効果を示す $\alpha\beta$ ratio の値は腫瘍により異なる．大腸癌では $\alpha\beta$ ratio が 7～10 で，前立腺癌では 2～3 前後とされる．$\alpha\beta$ ratio の値が大きいほど 1 回 2Gy 換算の総線量が小さくなる．
- 我々は抗腫瘍効果を $\alpha\beta$ ratio10 で計算する．

3.5　LQ モデル

- Linear Quadratic（LQ）モデルのことである．
- 人間の腫瘍細胞である HeLa 細胞を用いて横軸に処方線量，縦軸に生存率でその生存曲線を解析すると一次関数（Linear）と二次関数（Quadratic）の和になっていることが見出された．
- 一次関数的に下がるのは α 型損傷とされビームが DNA 螺旋の 2 重鎖を損傷した場合，β 型損傷はビームが DNA 螺旋の 1 重鎖のみを損傷した場合と解釈されている．
- $\alpha\beta$ ratio とは一次関数と二次関数の交差点をいう．

- したがってαβ ratio が少ないものは回復しがたく，αβ ratio が多いものほど早期の炎症反応は強いものの回復力があることを示唆する．

4 適応

- 照射のターゲット周辺の危険臓器（皮膚や腸管）の耐容線量が許容範囲である症例であること．
- 耐容線量が許容範囲内であれば初回照射，再照射は問わない．
- 照射に要する時間と照射線量の計算に要する時間はおおむね腫瘍の体積に比例する．
- 直径が4cm前後の前立腺に対する照射では，計画と実際の照射時間を合わせて40〜60分前後である．
- 患者が安静臥床に耐えうる時間によっても異なるが，現実的には長径で7〜8cmまでの腫瘍が限界である．
- 10cmを超える腫瘍は照射時間のみで数時間を要するうえ，穿刺すべき本数も多く，現実的でない．

5 手技

5.1 穿刺方法と穿刺器具

- 穿刺針には applicator needle を用いる．Applicator needle（18G, 1.5 mm in diameter, 12, 16, or 20cm in length；Chiyoda Technol）の先端から7.5mmは閉鎖腔になっており，先端部から10.5mmの部位に最初の線源留置ポイントがある．その部から2.5mm毎に線源留置ポイントが設定されている．
- 穿刺は腫瘍部の中央を穿刺するのが線量分布上好ましいが（図1, 2），周辺に危険臓器のない場合には腫瘍を穿刺することなく辺縁でも問題ない．
- 各線源留置ポイントを中心とした同心球状に照射野が形成されその直径は線源の滞留時間によって決定される．
- この照射野を積分することで線量分布が計画装置上に示され，これが腫瘍全体をカバーするよう治療計画を立案する．
- 一方，腔内照射のできない（腫瘍の大きさなどの問題でタンデム・オボイドが挿入困難な）子宮癌，手術・ラジオ波焼灼術・肝動脈塞栓術の適応外肝臓腫瘤性病変を照射するには applicator catheter を用いる（図3）．

6 今後の展開

- 放射線に比較的感受性の高い乳癌，肝細胞癌の骨転移，リンパ節転移に穿刺して，小線源治療を提供すれば局所制御の得られる可能性がある．
- 消化癌の転移巣は放射線抵抗性のことが多いが3cm以内の転移巣であれば制御の可能性がある．

15 放射線治療とIVR

> **図1** 穿刺
> ⓐ 先端が閉鎖孔になっているため線源ポイントを腫瘍内に確保する必要がある．図のように穿刺すると線源ポイントが少なく腫瘍に多く線量を処方すると皮膚の線量が多くなるため不適切穿刺である．
> ⓑ この図のような穿刺では腫瘍内の線源ポイントが多く腫瘍に限局した多量照射が可能となる．
> ⓒ MRI．乳癌の上顎洞転移で眼窩下壁に及ぶ．頸部にはすでにリンパ節に対する外部照射がされていたため再外部照射は困難であった．
> ⓓ 小線源用ニードル．
> ⓔ 腫瘍部に7本の穿刺を行った．
> ⓕ CT-シュミレーターを用いた治療計画後の線量分布．腫瘍内に20Gyの処方がなされた．
> ⓖ 3か月後のMRIで腫瘍の顕著な消腿を認めた．

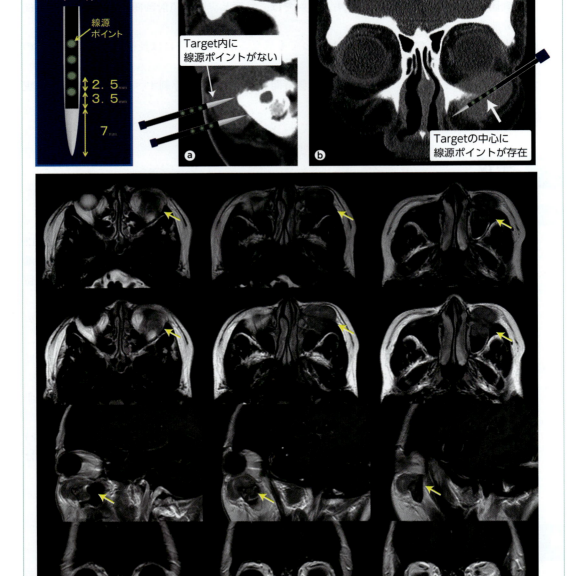

2 小線源治療の併用

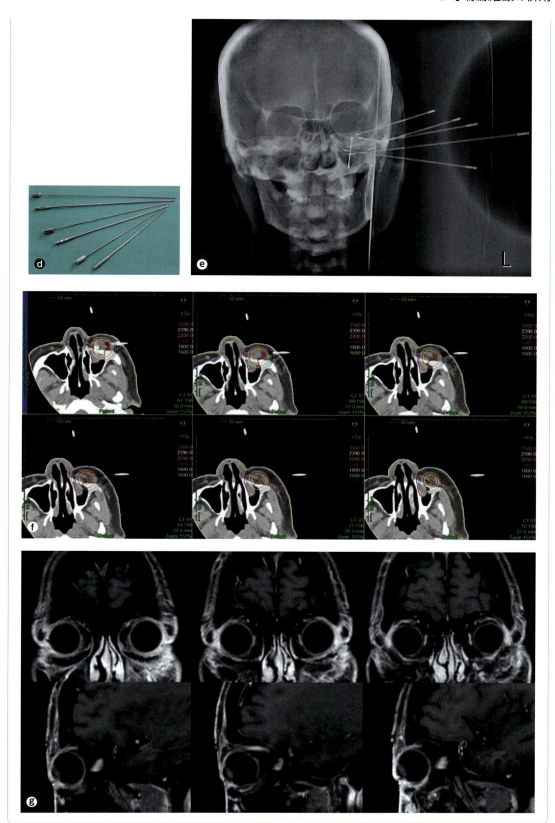

15 放射線治療とIVR

図2 膵（腺房細胞）癌．術後傍大動脈リンパ節転移（矢印）
- ⓐ 治療前造影CT．1年前に膵体尾部切除術が行われた．化学療法に抵抗性で周囲には放射線感受性の高い腸管，腎，脊髄が存在するため組織内照射を行った．
- ⓑ 穿刺後透視．4本のニードル穿刺がなされた．
- ⓒ CTシュミレーターでの治療計画後の線量分布．
- ⓓ 腫瘍と危険臓器のDVH．
- ⓔ 3か月後CT．リンパ節転移は低吸収域に陥った．

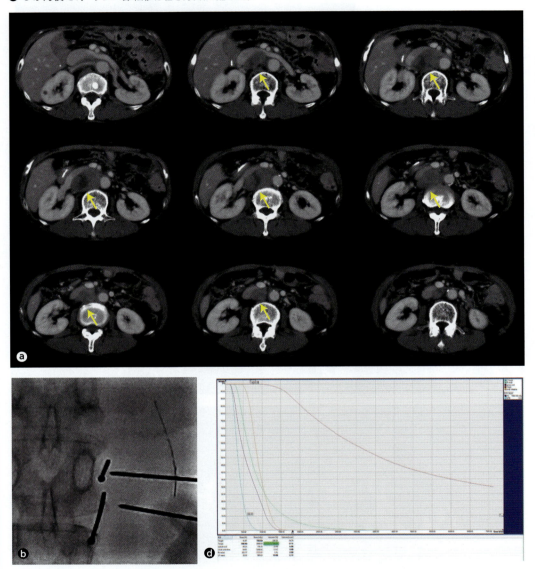

2 小線源治療の併用

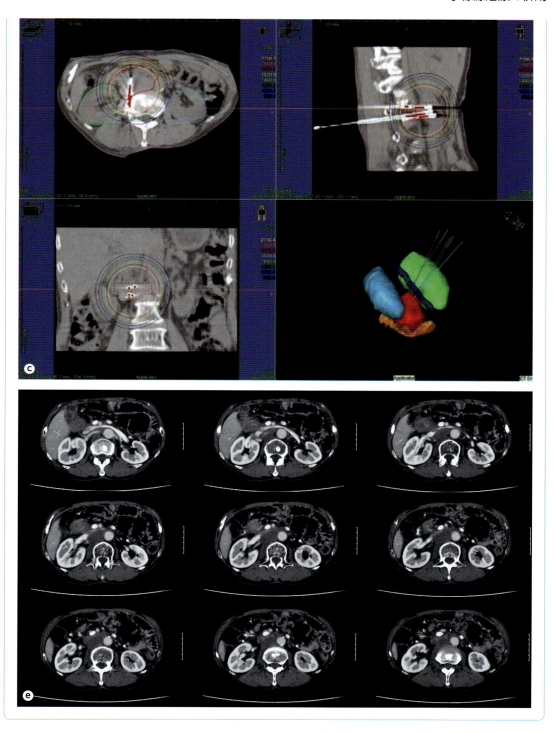

> **図 3** 胃癌切除後に生じた肝内転移
> ⓐ 術前 CT（造影）．化学療法抵抗性で肝切除を希望されず，組織内照射が提供された．
> ⓑ 小線源治療用カテーテルを 5F シースを介して挿入した．
> ⓒ 治療計画後の線量分布．
> ⓓ 3 か月後の CT で腫瘍の縮小をみた．

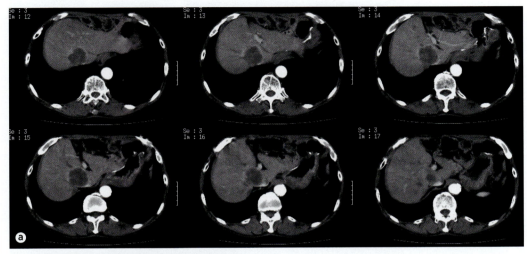

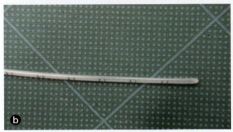

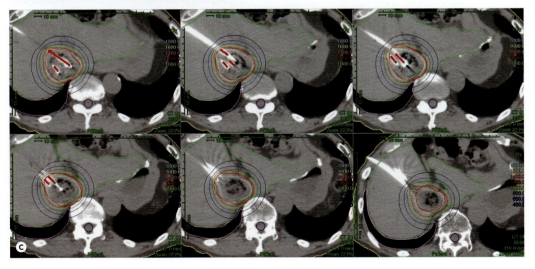

2 小線源治療の併用

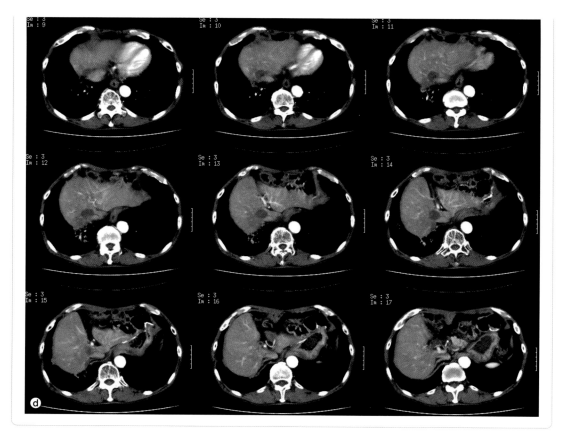

文献

1) Morton G, et al. Is single fraction 15 Gy the preferred high dose-rate brachytherapy boost dose for prostate cancer? Radiother Oncol 2011; 100: 463-467.
2) "Advances in Prostate Cancer", book edited by Gerhard Hamilton, ISBN 978-953-51-0932-7, Published: January 16, 2013.

塞栓物質 16

1 塞栓物質の種類

1 塞栓物質の種類

- 以下に挙げる塞栓物質がある．
  - 金属コイル
  - マイクロスフェア
  - ゼラチンスポンジ
  - n-butyl-2-cyanoacrylate（NBCA）
  - エタノール
  - その他（vascular plug，イミペネム・シラスタチン粒子など）
- それらの使用方法と特性，塞栓レベル，有害事象を熟知し，症例により適切に使い分けることが重要である（図1）．

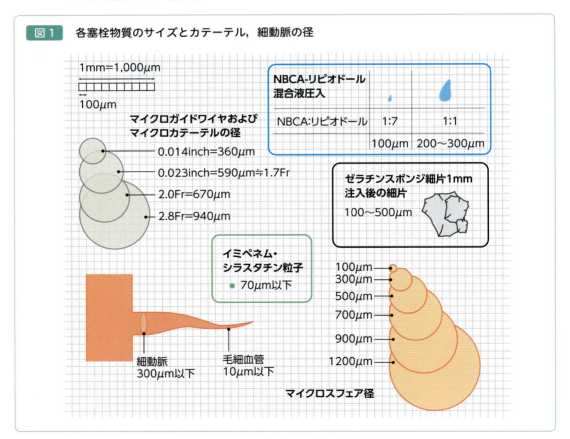

図1 各塞栓物質のサイズとカテーテル，細動脈の径

2 動脈径

- 塞栓の対象となる主な動脈の直径を表1にまとめた．

表1　主な動脈の直径

腹腔動脈	8〜16mm
上腸間膜動脈	6〜12mm
固有肝動脈	5〜10mm
右肝動脈	3〜6mm
第一空腸枝	2〜5mm
PSPDA や ASPDA	1〜3mm
腸間膜動脈の辺縁動脈	500μm〜1mm
腸間膜動脈の直動脈などの細動脈起始部	約300μm
腸間膜動脈の直動脈などの細動脈の終末	径10μmほどの毛細血管へと移行し細静脈へと抜けていく

3 マイクロカテーテルの内腔の径

- 近年我々が動脈塞栓術に用いているマイクロカテーテルの先端の内腔の径は以下の通り．
  - 0.014inch（360μm）
  - 0.016inch（410μm）
  - 0.018inch（460μm）
  - 0.019inch（480μm）
  - 0.023inch（590μm）　など
- 細動脈起始部の径よりもやや太めである．

4 塞栓物質の径

4.1 金属コイル

- マイクロコイルの直線化時のコイル径は，約0.010inch（250μm）から0.015inch（375μm）ほどで，離脱時の形状の径では20mmほどまである．

4.2 マイクロスフェア

- それぞれの製品規格を表2にまとめた．

表2　マイクロスフェアの製品規格

ディーシー ビーズ®	エンボスフィア®	ヘパスフィア® 乾燥時→膨潤後
100〜300μm 300〜500μm 500〜700μm	100〜300μm 300〜500μm 500〜700μm 700〜900μm 900〜1200μm	50〜100μm → 200〜400μm 100〜150μm → 400〜600μm 150〜200μm → 600〜800μm

4.3　NBCA

- NBCA：リピオドール＝1：7で混和したNBCA-リピオドール混合液を，マイクロカテーテルから圧入すると，100μmの細動脈にまで注入されるとされている．

4.4　ゼラチンスポンジ細片

- 1mm角のものをマイクロカテーテルから注入すると約300μm程度の動脈にも流入しうる．
- 粉砕して圧入した場合にはさらに末梢にまで到達すると考えられる．

4.5　エタノール

- 液体塞栓物質であるから毛細血管にまで流入し，血管内皮のみならず周囲の組織内にまで浸透し作用する．

2 金属コイル

1 種類

- 金属コイルはプッシャブルコイルと離脱式コイルに大別される．

1.1 プッシャブルコイル

- 特徴：直線化され収納されている金属コイルをカテーテル内に内挿し，専用のコイルプッシャーで押してカテーテルから離脱させることで留置する．
- 一度押し出された金属コイルは戻すことができないので，コイル全体が血管内に出るまでにカテーテルを操作してコイルを安定した状態に形作らなければならない．
- 比較的技術が要求され，近年では数mm径の小動脈に用いられることが多くなり，主要動脈枝に留置される時には，まず離脱式コイルをアンカーとして留置されることが多くなっている．

1.2 離脱式コイル

- 特徴：直線化され収納されている金属コイルとそれを押し出すコイルプッシャーが接合されているため，最終的に接合部分を切り離すまではコイルの引き戻しや回収が可能である．
- 離脱の方法は電気式，機械式などがある．
- コイル径，コイル長，コイルの柔軟さ，離脱時の形状など多様な種類が商品化されている．

2 利点と欠点

2.1 利点

- 計画通りの留置がなされやすい．
- 離脱式コイルは再収納や位置修正が可能である．
- 正常臓器の虚血の予測が立てやすい．
- 出血点に密に留置できれば，凝固異常の有無に関係なく確実に止血できる．

2.2 欠点

- 塞栓に比較的時間がかかる．
- マイクロカテーテルの到達性や安定性によって手技的成功が決定する．
- 近位塞栓や疎な留置になった場合には，特に凝固異常がある症例では止血不成功となりうる．
- 一度，近位塞栓をしてしまうと，出血点へのマイクロカテーテルの挿入が困難となり，金属コイルの出血点への再留置が困難となる．

3 金属コイルによる塞栓方法

3.1 内臓動脈瘤に対する塞栓方法

- ① isolation 法，② packing 法，③ packing と isolation を併用する方法の 3 種類がある（図 1）．

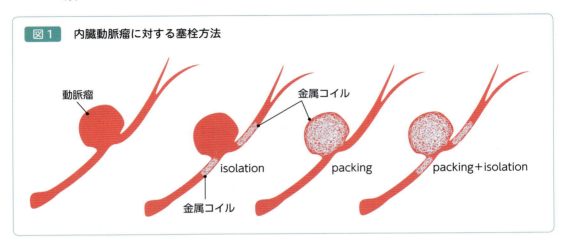

図 1　内臓動脈瘤に対する塞栓方法

① isolation 法
- 仮性動脈瘤や出血点の塞栓に主に用いられる．
- 真性動脈瘤においても瘤内充填が困難な時には選択されることがある．しかし瘤内から微細な動脈枝の分岐が存在している場合があり，術後に瘤内の血流が残存してしまう可能性がある．そこで瘤内に NBCA-リピオドール混合液や NLE（NBCA-リピオドール-エタノール混合液）が代用として充填される場合がある．

② packing 法
- 内臓動脈瘤の塞栓方法の基本である．
- 利点は親動脈が温存されることである．
- 欠点は充填不足による不完全な塞栓となる頻度が最も高いことである．

③ packing と isolation の併用
- packing 法の欠点を補う方法としてしばしばなされる．
- 親動脈は温存されないが，瘤内の血栓化については最も成功率が高いといえる．
- 欠点は多くの金属コイルが必要となることである．

3.2 内臓動脈瘤に対する塞栓へのステントの併用（図 2）

- ステントアシスト法：
動脈瘤に対して packing 法を行う際に，動脈瘤から親動脈への金属コイルの逸脱を防ぐためにステントを併用する．欠点として，塞栓術後に抗血小板薬の投与を要することが挙げられる．
- 近年は，瘤形成部の動脈にステントグラフト（ゴア バイアバーン ステントグラフト®）を

2 金属コイル

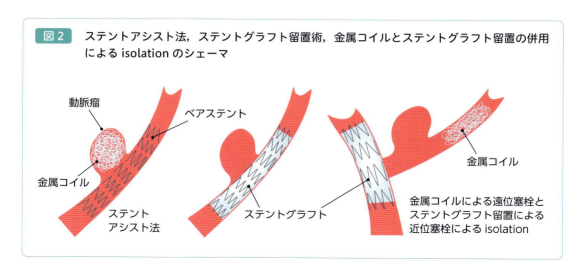

図2 ステントアシスト法，ステントグラフト留置術，金属コイルとステントグラフト留置の併用によるisolationのシェーマ

留置することによって，動脈瘤内の血流を遮断したり，瘤形成する動脈枝の末梢側を金属コイルで塞栓した後，瘤形成した動脈枝を分岐する近位動脈の分岐部にステントグラフトを留置して分枝を閉塞させisolationする方法なども行われている．

3.3 出血に対する塞栓方法（図3）

- 出血点に密に留置する．
- 粗雑な留置，出血点の近位塞栓では止血されないことがある．

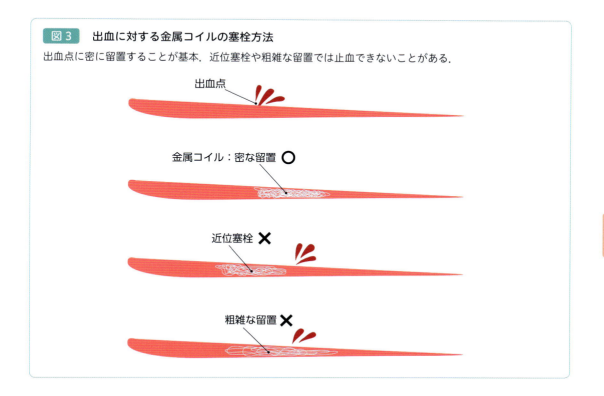

図3 出血に対する金属コイルの塞栓方法
出血点に密に留置することが基本．近位塞栓や粗雑な留置では止血できないことがある．

3.4 仮性動脈瘤に対する塞栓方法（図4）

- 仮性動脈瘤は炎症に侵された血管壁が脆弱となり形成されている．
- 炎症が及ぶ領域の血管を含めて広く isolation 法により塞栓する．

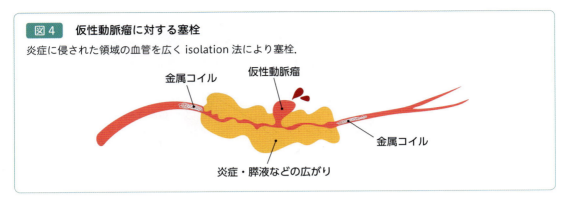

図4 仮性動脈瘤に対する塞栓
炎症に侵された領域の血管を広く isolation 法により塞栓．

3 シアノアクリレート系塞栓物質

1 種類

- n-butyl-2-cyanoacrylate（NBCA），Glubran®2 などがある．
- 本邦では n-butyl-2-cyanoacrylate（NBCA）が商品販売されているが，動脈塞栓術には保険適用とされていない．

2 n-butyl-2-cyanoacrylate（NBCA）

- NBCA は，シアノアクリレート系接着剤の一種であり，血液，生食，皮膚などの陰イオンと接すると monomer である NBCA が重合して瞬時に polymer となり，固体となり接着，閉塞機転を引き起こす．
- 皮膚創傷の止血剤や胃静脈瘤の内視鏡的血管塞栓材料として保険承認されている医療材料である．
- 近年，救急医療における経カテーテル的動脈塞栓術をはじめ，動静脈奇形や静脈系の塞栓まで，IVR において幅広く用いられる塞栓材料となっている．

2.1 使用方法

- 以下の理由により，油性 X 線造影剤（リピオドール，lipiodol）と混和して NBCA-リピオドール混合液として用いる（図1 ⓐ）．
  - X 線での可視性を出すため
  - 血液に触れてからの重合時間を延長させるため
- NBCA-リピオドール混合液は注入直後，液状であり，血液中を流れながら重合し固形化するため，塞栓は血流の影響を受けやすい．
- マイクロカテーテルが血管壁と接着し，抜去不可能となることがある．そのため，NBCA-リピオドール混合液がマイクロカテーテル先端に接して停滞した場合，マイクロカテーテルをすばやく抜去する必要がある（2.7 で詳述）．
- NBCA-リピオドール混合液の流れる速さを把握するために，リピオドール単独のテスト注入を行うことがある．
- 目的部位の遠位側の金属コイル塞栓を併用することで，塞栓範囲を限定することが可能である（図1 ⓑ）．
- NBCA とリピオドール，エタノールを混和することにより，NBCA-リピオドール混合液とは異なった重合物（NBCA-リピオドール-エタノール混合液：NLE）を作成できる．NLE はマイクロカテーテルや血管壁への接着が弱く，流入状態を観察しながら，緩徐に注入できる．

16 塞栓物質

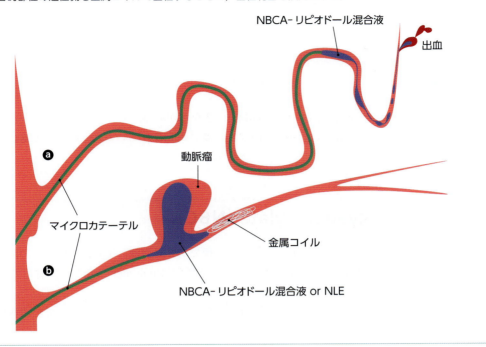

図1 使用方法
ⓐ NBCA-リピオドール混合液は注入直後，液状であり，血液中を流れながら重合し固形化する．
ⓑ 目的部位の遠位側を金属コイルで塞栓することで，塞栓範囲を限定しうる．

2.2 塞栓物質としての適応

以下のケースが挙げられる．
- 救急例のように迅速な止血術を図るべき状況
- 微細な動脈枝やコイル塞栓術後の血流残存などの金属コイルを留置できない状況
- 仮性動脈瘤や大動脈瘤術後エンドリークなどで，病変までのカテーテル到達が困難な状況
- 動静脈奇形などのように広範囲の塞栓を要する状況
- DIC 等の凝固異常により通常の塞栓術では良好な血栓形成が望めない状況　など

2.3 NBCA を用いる病変

- 出血，仮性動脈瘤
- 内臓動脈瘤
- 動静脈奇形
- 静脈瘤

2.4 NBCA-リピオドール混合液の希釈濃度

- リピオドールはNBCAと比較し粘稠度が高いため，リピオドール濃度が高くなると流速が低下するが，重合速度も低下するため，結果的に末梢枝にまで到達する．
- 希釈濃度と到達部位について表1にまとめた．

3 シアノアクリレート系塞栓物質

表1 NBCA-リピオドール混合液の希釈濃度と到達部位

NBCA：リピオドール	到達部位
1：1	細動脈にまで到達しにくく，近位塞栓に適している．カテーテルに接合する可能性が高くなる．
1：7	細動脈にまで流入しやすく，末梢塞栓に適している．組織学的に径100μm以下の細動脈にまで到達しうるため，組織の虚血性障害が生じやすい．

2.4.1 NBCA-リピオドール混合液の希釈濃度の選択基準

- 微量のリピオドール単独のテストインジェクションによって流れの状況を観察すると，NBCA-リピオドール混合液の注入時の動向の把握と濃度選択の参考になる．
- たとえば，リピオドールのテスト造影でカテーテルから目的部位まで数秒以上かかる場合には，20％以下のNBCA（NBCA：リピオドール＝1：4〜10）が選択されることが多い．
- カテーテル先端がほぼ出血点に届いている場合や非常に血流に富み血流コントロールが困難な動静脈奇形などには，50％NBCA（NBCA：リピオドール＝1：1）が選択されることが多い．

2.4.2 重合を変化させる方法

- 重合を遅くする方法
  - NBCAに対するリピオドールの混和比率を増やす
  - 無水酢酸を加え酸性化する
- 重合を早く進める方法
  - リピオドールの混和量を減らす
  - 無水エタノールを加える（参照：3 NBCA-リピオドール-エタノール混合液）

2.5 NBCAの利点

- NBCA重合物は血管内に充填しやすく，血管壁への付着性から再分布しにくいという利点を有する．また液中の陰イオンと接して重合するため凝固障害に影響を受けない．血管内皮の障害による影響もあり，止血率が高く，再出血率は低い．
- ゼラチンスポンジは塞栓後，時間の経過とともに再分布を生じ，また二次血栓に依存するため，凝固障害時の再出血の頻度が高くなる．
- 金属コイルも止血率が高く，再出血率は低いが，解剖学的事情で目的部位に十分な留置ができない場合には止血率が低くなる．また塞栓に比較的時間を要する．

2.6 NBCA塞栓後の再出血（図2）

- NBCA塞栓後の再出血率は低いものの，報告が散見される．
- その原因は以下のごとくである．
  ①低濃度のNBCA-リピオドール混合液を使用した場合にリピオドールが徐々に抜け，再出血をきたすことがある．
  ②金属コイルと同様に出血点の近位のみを塞栓してしまうと末梢からの側副血行路により再出血することがある．
  ③塞栓により止血され血圧改善に伴い動脈径が改善することによりNBCAと血管壁の間に隙間ができ再出血することがある（図3）．

16 塞栓物質

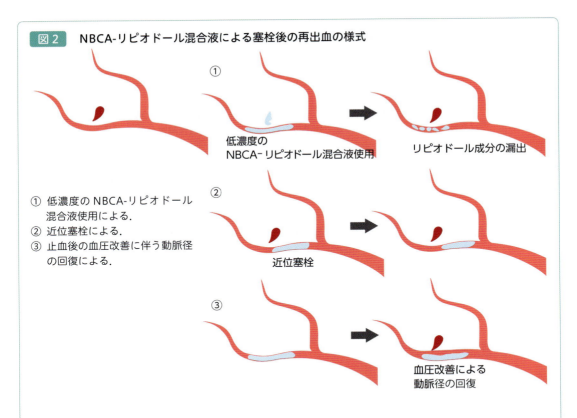

図2 NBCA-リピオドール混合液による塞栓後の再出血の様式

① 低濃度のNBCA-リピオドール混合液使用による．
② 近位塞栓による．
③ 止血後の血圧改善に伴う動脈径の回復による．

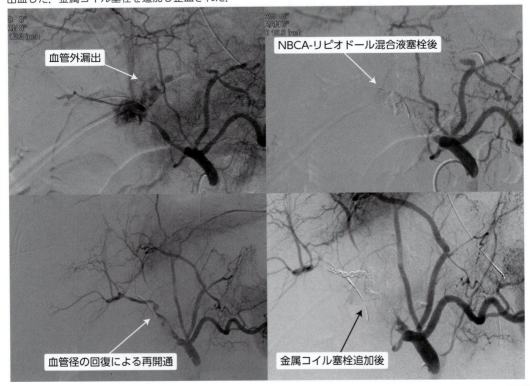

図3 NBCA-リピオドール混合液による塞栓後に再出血した症例（再出血の様式③）
NBCA-リピオドール混合液塞栓後に動脈径が改善することによりNBCA重合物と血管壁の間に隙間ができ再出血した．金属コイル塞栓を追加し止血された．

2.7 NBCA-リピオドール混合液の使用における注意点

- マイクロカテーテルから注入する前に，マイクロカテーテル内での重合防止のために3方活栓を用いてカテーテル内を5％ブドウ糖溶液で満たしておく．
- 高濃度のNBCA-リピオドール混合液を用いる場合には，注入後に固形となったNBCA-リピオドール混合液とマイクロカテーテル，あるいは，血管壁とマイクロカテーテルが接着することがある．そのため，NBCA-リピオドール混合液が停滞しマイクロカテーテルの先端と接している場合には，速やかにマイクロカテーテルを抜去する必要がある．
- 一般的には血流に乗せて注入するが，以下の方法もある．
  ▸ バルーンカテーテルやカテーテル楔入法による血流コントロール下での注入により塞栓範囲をコントロールする．その場合，血管内にまで5％ブドウ糖溶液を満たしておけば，血管壁とカテーテルの接着を軽減できる．
  ▸ 細動脈へのNBCA-リピオドール混合液の流入を防ぐために，リピオドールや二酸化炭素，血管収縮剤等を先行注入する．
- 血流に乗せない場合は，カテーテルへの接着の危険が高まるため，リピオドール単独のテスト注入により流入動態を把握することが有用である．

2.7.1 血流コントロール下の血流変化の注意点

- バルーンカテーテルによる血流遮断状態やマイクロカテーテルの血管壁へのウェッジによる血流遮断状態では，末梢での血流が大きく変わることがあり注意を要する（図4）．
- 血流遮断状態でテスト造影を行い，血流の変化が見られれば，適切なバルーン位置に変更する必要がある．

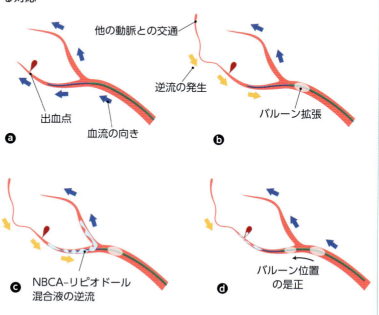

図4 血流遮断状態における対応

バルーン閉塞によって，血流が末梢から近位への逆向きに変化することがあり，NBCA-リピオドール混合液などの塞栓物質が逆流する原因となる．血流遮断状態でテスト造影を行い適切なバルーン位置に変更する必要がある．

2.7.2　NBCA-リピオドール混合液の使用量

- 消化管出血例では出血点にNBCA-リピオドール混合液を注入できれば止血できる．広範囲の末梢塞栓は組織壊死をきたす可能性が高くなるため，必要量以上の注入は避けるべきである．
- 消化管出血例では0.2 mL以下の注入を基本とする．マイクロカテーテルの先端が小動脈に楔入し血流が静止状態にある場合には5％ブドウ糖溶液で後押しすることで出血点にまで流し送ることができる．

2.7.3　その他の注意点

- NBCA-リピオドール混合液は血液と比較し比重が高いため，沈みやすく，背側へ向かう動脈枝へ流れ込みやすい．一方NLEは比重が低く，浮かぶ傾向があり，腹側へ向かう動脈枝へ流れ込みやすい．
- NBCA-リピオドール混合液により動脈枝を塞栓すると，末梢側で側副路からの逆流が生じNBCA-リピオドール混合液が中枢側へ逆流し始めることがある（図5）．

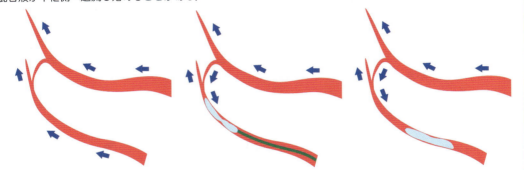

図5　NBCA-リピオドール混合液の逆流
NBCA-リピオドール混合液により動脈枝を塞栓すると，末梢側で側副路からの逆流が生じNBCA-リピオドール混合液が中枢側へ逆流し始めることがある．

MEMO　NBCA-リピオドール混合液の基礎実験データ

■ 凝固障害状態におけるNBCA-リピオドール混合液による塞栓術の有用性

- 高度凝固障害状態におけるブタの脾臓と腎臓を用いた止血率，再出血率に関する実験的検討

塞栓物質	一次止血率，再出血率
ゼラチンスポンジ細片	一次止血率が低く，再出血率は高い
NBCA-リピオドール混合液	一次止血率が高く，再出血率は低い

- NBCA-リピオドール混合液では止血率が高く，再出血率も低く，血液凝固能に依存せずに止血しえることが示されている．

■ 消化管出血に対するNBCA-リピオドール混合液による塞栓術の安全性

- 小腸：成犬の上腸間膜動脈分枝をNBCA-リピオドール混合液（NBCA：リピオドール＝1：3）で塞栓し病理学的に検討

隣接するvasa rectaの塞栓本数	小腸壊死の程度
2〜3本塞栓	粘膜・粘膜下層に限局
4本以上塞栓	全層性壊死が有意に多くなる

3 シアノアクリレート系塞栓物質

- 結腸：ブタの下腸間膜動脈分枝を NBCA-リピオドール混合液（NBCA：リピオドール＝ 1：4）で塞栓し病理学的に検討

塞栓範囲	結腸壊死の程度
動脈枝近位部に限局した塞栓	結腸壊死が認められない
vasa recta を連続 3 本までの塞栓	粘膜・粘膜下層のみの壊死が多く，全層壊死も認められる
vasa recta を連続 5 本以上の塞栓	全層性壊死が認められる

- 結腸の塞栓においては小腸以上に限局させた塞栓，すなわちより少量の NBCA-リピオドール混合液による塞栓が望まれる．

■気管支動脈の NBCA-リピオドール混合液による塞栓の安全性

- 気管支動脈の塞栓に関する実験的検討として，ゼラチンスポンジ細片と NBCA-リピオドール混合液の比較の報告

塞栓物質	塞栓 2 日後の塞栓状態	動脈枝の組織学的検討
NBCA-リピオドール混合液	動脈の完全閉塞が持続	NBCA は約 100μm 径の細動脈にまで注入されており，塞栓動脈の内腔には赤色血栓と炎症性細胞浸潤が，動脈壁には内皮細胞の消失，中膜平滑筋細胞の壊死や炎症性細胞浸潤がみられた
ゼラチンスポンジ細片	約半数に葉気管支周囲や区域気管支周囲レベルまでの再開通	NBCA-リピオドール混合液と同等

- 気管支壁や肺実質には障害は全く認められなかった．気管支壁の粘膜下や気管支軟骨間には多数の 50μm 以下の小血管が認められるが，それらの内腔には NBCA は認められず，障害が見られなかった理由と考察されている．しかし NBCA と同じシアノアクリレート系の塞栓物質を用いた気管支動脈塞栓の長期経過後に気管支狭窄をきたした 1 例の報告があり，気管支の虚血性変化をきたす可能性は否定できない．

■子宮動脈の NBCA-リピオドール混合液による塞栓の安全性

- 内腸骨動脈は非選択的な塞栓においては重篤な合併症をきたす頻度は少ないとされる．しかし膀胱や前立腺，尿管，子宮などの各動脈枝の選択的な塞栓においては，それぞれに部分的梗塞による壊死の報告がある．
- ブタの子宮動脈の塞栓の実験的検討

塞栓物質	子宮壊死の程度
1mm 角ゼラチンスポンジ細片	小さな梗塞が散在性に生じた
低濃度 NBCA-リピオドール混合液（NBCA：リピオドール＝ 1：7）	終末枝の末梢レベルにまで NBCA が注入されており，塞栓域に一致した広範囲の梗塞が生じた
高濃度 NBCA-リピオドール混合液（NBCA：リピオドール＝ 1：1）	子宮動脈の比較的中枢側の塞栓となっており，梗塞が見られなかった

- 終末枝にまで NBCA-リピオドール混合液を注入して止血する必要がある場合には，可能であれば，より選択的な塞栓とすることが望ましいと思われる．

3 NBCA-リピオドール-エタノール混合液

- NBCAとリピオドール，エタノールを混和して作用したもの（NBCA-リピオドール-エタノール混合液：NLE）は，血液内での重合の様子が，NBCA-リピオドール混合液とは大きく異なる．
- 混和比率や順序，攪拌時間などによって作成されるNLEの性状が異なる．

3.1 作成方法

- リピオドールとエタノールをシリンジ内で混和し数分間よく攪拌した後にNBCAを追加し，さらに数分間の攪拌を行って作成する．
- NBCA，リピオドール，エタノールを1：1：2，2：1：2，1：1：3，2：1：3などで混和すると，カテーテルから血液中に注出された時に，大きな塊状やペースト状の構造を形成する．
- NBCA，リピオドール，エタノールを混和し攪拌していると，シリンジ内の混合液の温度に上昇が確認できる．温度上昇を確認のうえ，マイクロカテーテルから注入する．

3.2 NLEの特徴

- 注入直後に固形化する
- 注入カテーテルやバルーンカテーテルと接着しない
- 血管内皮と接着しない　など

3.3 NLEの応用

- 接着の危険性の高いバルーンカテーテルによる血流遮断下やバルーンアシスト下の注入も可能である（図6，7）．
- 注入されたNLE塊へのカテーテルの再挿入やNLEの注入の追加も可能である．

図6　バルーンアシスト下の注入

ⓐ ブタ頸動脈に作成された動脈瘤．
ⓑ マイクロカテーテルを瘤内に挿入後，バルーンを拡張し，ネックを閉塞．
ⓒ NLEを瘤内へ注入．
ⓓ バルーンカテーテルを抜去．
ⓔ 動脈瘤は塞栓され，描出されない．

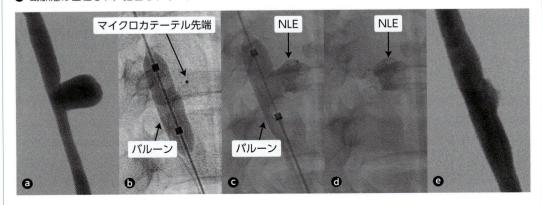

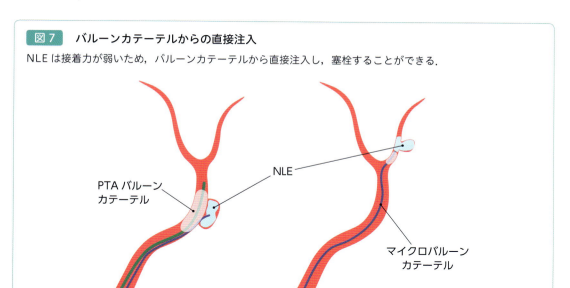

図7 バルーンカテーテルからの直接注入

NLE は接着力が弱いため，バルーンカテーテルから直接注入し，塞栓することができる．

3.4 NLE の使用の際の注意点

- NBCA-リピオドール混合液の比重は高く血液中で沈む傾向があるのに対し，NLE は比重が低いため浮き上がりやすい．
- コントロール性や血管への接着性が劣ることから，移動を防止する目的で，必要に応じて金属コイルとの併用などを考慮する．
- NLE 塞栓による血管内皮の障害は，NBCA-リピオドール混合液と比較し弱いが，金属コイルと比較し高度である．

3.5 NLE の利点（金属コイルとの比較）

- より迅速で，高密度な塞栓・充填を達成．
- 費用の削減に貢献しうる．
- 以上の特性を生かして，NLE は今後，動脈性出血，内臓動脈瘤，動静脈奇形などに対する塞栓・充填材料としての臨床応用が期待される．

4 Glubran® 2

- 血管障害が少ないという利点がある．
- 重合時間は NBCA と比較してやや長い．
- NBCA と同様にリピオドールと混和して用いる．
- NBCA と比較して重合熱が低く，塞栓部の血管壁の障害は NBCA と比較して軽度である．
- NBCA 同様に，カテーテルと血管壁の接着に注意する必要がある．
- 欧州では血管塞栓材料として保険承認されている．

4 マイクロスフェア

1 基本事項

- 球状の粒子型永久塞栓物質である．
- 本邦では，ディーシービーズ®，エンボスフィア®，ヘパスフィア®が保険適用とされている．
- 様々なサイズ規格が用意されており，塞栓動脈や塞栓臓器，対象となる血管径に応じて使い分ける（図1）．

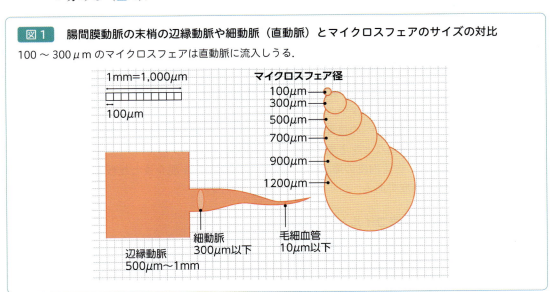

図1 腸間膜動脈の末梢の辺縁動脈や細動脈（直動脈）とマイクロスフェアのサイズの対比
100〜300μmのマイクロスフェアは直動脈に流入しうる．

- 粒子のサイズに合ったカテーテルを使用する．
- 適宜希釈した造影剤に分散させ，カテーテルを通じて標的血管に注入し，血管を塞栓する．
- 標的血管の血管径，腫瘍の大きさや短絡路の有無，塞栓範囲を考慮し，粒子サイズを選択し使用する．
- 側副血行路や短絡路が形成されている場合には他臓器に流入する可能性があり注意する．
- ディーシービーズ®，ヘパスフィア®は薬剤吸着・溶出効果が見られ，抗腫瘍剤の徐放材料としての意義も期待されている．
- 微小なサイズのマイクロスフェアは，比較的乏血性とされてきた腫瘍の微細な腫瘍動脈枝にも流入することができ，塞栓による抗腫瘍効果が期待されている（図2）．

図2 混合型肝細胞癌症例

ⓐ 塞栓前．
ⓑ ディーシービーズ（100〜300μm）で塞栓後．複数回の Lip-TACE は無効であったが，ディーシービーズ®（300〜500μm）による塞栓では治療効果が認められた．

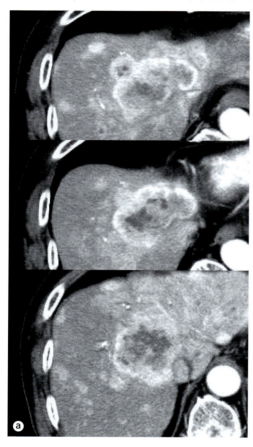
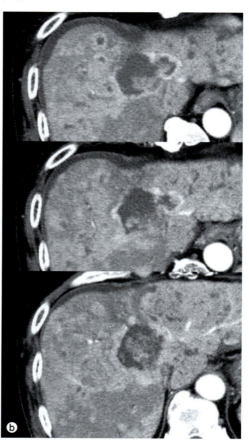

2 ディーシービーズ®

2.1 基本事項

- 架橋構造を持つポリビニルアルコール（PVA）高分子からなる親水性の球状微粒子．
- 製品規格（粒子径）として，100〜300μm，300〜500μm，500〜700μm の3種類がある．

2.2 適応

- 多血性腫瘍
  ▶ 肝細胞癌をはじめとする多血性肝腫瘍，子宮筋腫，腎細胞癌，内分泌腫瘍，腎や肝の血管筋脂肪腫，髄膜腫，骨巨細胞腫などが適応となると考えられる．
- 動静脈奇形

2.3 サイズの選択

- 肝動脈の塞栓では100～300μm，短絡路の形成が目立てばサイズを大きくし300～500μm，500～700μmを用いる．
- 骨転移巣の塞栓でもやや大きめの300～500μmが用いられることが多い．
- 薬剤吸着・溶出による粒子径の変化が比較的大きく，塞栓効果に対する影響について注意を指摘した報告も見られる．

3 エンボスフィア®

3.1 基本事項

- アクリル系共重合体にブタ由来ゼラチンを含浸およびコーティングした親水性，非吸収性で生体適合性を有した球状の粒子．
- 製品規格（粒子径）として100～300μm，300～500μm，500～700μm，700～900μm，900～1200μmがある．

3.2 適応

- 多血性腫瘍
- 動静脈奇形

3.3 サイズの選択

- 肝細胞癌や肝転移に対する塞栓では100～300μmや300～500μm．
- 頭頸部や骨軟部腫瘍の塞栓では300～500μmや500～700μm．
- 子宮筋腫に対する塞栓術では500～700μmと700～900μm．
- 動静脈奇形では900～1200μmなどが用いられることが多い．

4 ヘパスフィア®

4.1 基本事項

- ビニルアルコール・アクリル酸ナトリウム共重合体からなる，生体適合性，親水性，生体非吸収性，膨潤性，圧縮性および変形性を有した球状の粒子．
- 製品規格（粒子径）として乾燥状態で50～100μm，100～150μm，150～200μmがある．
- 非イオン性水溶性造影剤／生理食塩液混液（1：1）を用い，膨潤時間を15分と設定して膨潤させた場合，粒子の膨潤倍率は約4～5倍である．膨潤後の粒子径は4倍になると考えれば，それぞれ200～400μm，400～600μm，600～800μmである．

4.2 適応

- 多血性腫瘍（子宮筋腫を除く）
  - 特に肝細胞癌，腎細胞癌，内分泌腫瘍などの多血性腫瘍の肝転移，腎や肝の血管筋脂肪腫，髄膜腫，骨巨細胞腫などが適応となると考えられる．
- 動静脈奇形

4.3 サイズの選択

- 肝細胞癌や肝転移に対する塞栓では乾燥状態で 50～100 μm や 100～150 μm．
- 頭頸部や骨軟部腫瘍の塞栓では 100～150 μm．
- 動静脈奇形では 150～200 μm が用いられることが多い．

4.4 注意

- 非イオン性水溶性造影剤／生理食塩液混液（1：1）などと混和後15分以上放置し，本品を十分に膨潤させること．
- 非イオン性水溶性造影剤のみや生理食塩水のみでは膨潤倍率が変化する可能性がある．
- エピルビシン等の動注適用のある抗悪性腫瘍剤と混和することにより，膨潤倍率が変化する可能性がある．
- 血流内に注入する際には，自然な血流（フリーフロー）に乗せて注入すること．

5 ゼラチンスポンジ

1 基本事項

- 国内で血管用塞栓物質として保険認可されているゼラチンスポンジとしては，ジェルパート®，セレスキュー®がある．
- ともにブタ皮のコラーゲン由来のゼラチンであり，スポンジ化された製剤である．
- ジェルパート®は，粒状の製剤で，1mmと2mmの製剤がある．
- セレスキュー®は，シート状の製剤であり，メスとハサミを用いて，血管径に応じて1～2mm角に切り使用する．
- いずれも水溶性ヨード造影剤に混和して注入し，マイクロカテーテルから注入すると300～800μmほどに粉砕され注入される．
- これらは不溶性であり，半永久塞栓物質であるが，生体内で2～3週間で分解・吸収される一時的塞栓物質である．
- 溶解型ゼラチンスポンジ製剤としてRMゼラチン®がある（後述）．

2 適応

- ジェルパート®は肝細胞癌に対する肝動脈塞栓術，セレスキュー®は動脈性出血（脳・脊椎・冠動脈は除く）に保険適用が承認されている．
- 臨床的には，保険適用のある肝細胞癌，動脈性出血の他にも，部分的脾動脈塞栓術や血管筋脂肪腫，子宮筋腫，髄膜腫などの多血性腫瘍に対しても出血予防や腫瘍縮小効果を目的とした動脈塞栓術に使用されている．

3 再分布と再開通

- ゼラチンスポンジ細片は，それぞれの粒子の形態が不整であるため，細径の動脈枝の途上で塊状に凝集し停滞してしまうことがある．一見すると塞栓術が完了したかのように思われるが，このまま停滞すれば近位塞栓となる．多くの場合は徐々に末梢側へ移動し**再分布**し，動脈枝が再開通する．ゼラチンスポンジ細片を用いた塞栓術後の再出血や腫瘍の局所再発の原因のひとつである（図1）．
- ゼラチンスポンジ細片は生体内に存在する**ゼラチン分解酵素**による分解や炎症性細胞による**貪食**により，塞栓術2週間後には約80%の症例で動脈径は狭小化するものの再開通するとされており，異常血管に対する塞栓術後の再出血の原因のひとつとされている．

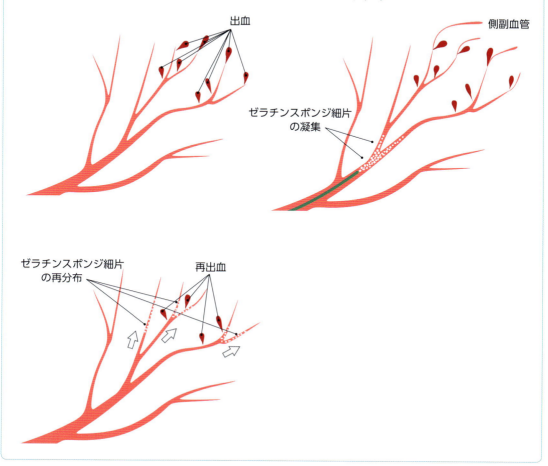

図1 ゼラチンスポンジ細片の停滞
ゼラチンスポンジ細片は，動脈枝の途上で塊状に凝集し停滞してしまうことがあり，近位塞栓となることがある．また徐々に末梢側へ移動し再分布し，動脈枝が再開通し再出血することもある．

4 溶解型ゼラチンスポンジ製剤

- 溶解型ゼラチンスポンジ製剤としてRMゼラチン®がある．
- ブタ皮由来の低アレルギー化された精製ゼラチン液であるRMゼラチンをスポンジ化した製剤である．
- RMゼラチンスポンジの加熱温度を変えることによって溶解時間を調整することができる．
- 数時間溶解粒子から数日溶解粒子，不溶性粒子まで作成することができる．
- 塞栓動脈の再開通を意図的に図り，必要最小限の塞栓時間を選択することによって，既存の動脈枝の温存，臓器の阻血による障害を軽減しうる．
- 再出血の危険性の増大や抗腫瘍効果の減弱と隣り合わせの考え方であるが，凝固異常のない動脈性出血症例や正常組織と比べて極めて阻血に弱い多血性腫瘍に対して，有用性が期待される．

5 ゼラチンスポンジ製剤の薬剤吸着と徐放

- ゼラチンスポンジはその電荷によって，各種の薬剤とイオン結合する．
- 結合した薬剤の徐放性はマイクロスフェアと同様に極めて緩徐であり，濃度は極めて低い．
- 塞栓状態における徐放となるため塞栓動脈の壁障害を強めるとする報告も見られる．
- ゼラチンスポンジに一度結合した薬剤を有効に徐放するためには，ゼラチンスポンジを溶解させる必要がある．したがって溶解性のゼラチンスポンジは薬剤の徐放製剤としての意義もあると報告されている．

6 Amplatzer vascular plug

1 基本事項

- Amplatzer vascular plug（AVP）は，ナイチノール製の自己拡張型のメッシュ構造を呈する末梢血管塞栓デバイスである．

2 種類と概要

- AVP，AVP II，AVP4が本邦で使用可能である（図1）．
- それぞれの拡張時径と適合ガイディングカテーテルのサイズを表1にまとめた．
- したがって，マイクロカテーテルでなければ到達できない蛇行した微細な動脈枝には，現時点では留置は困難である．

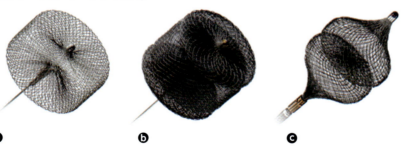

図1 Amplatzer vascular plug（セント・ジュード・メディカル）
ⓐ AVP．ⓑ AVP II．ⓒ AVP4．
（画像提供：セント・ジュード・メディカル）

表1 規格と適合ガイディングカテーテルのサイズ

	拡張時径	適合ガイディングカテーテルのサイズ
AVP	4～16mm	5～8F
AVP II	3～22mm	5～9F
AVP4	4～8mm	内腔が0.038inchの造影カテーテル（4～6F）

3 留置方法

- IVC フィルターや金属ステントとほぼ同様で，ガイディングカテーテルを留置予定部にまで先進させておき，内挿した plug を固定してガイディングカテーテルを引き抜きながら plug を露出させ拡張していく．
- もし位置変更する必要があれば，plug をガイディングカテーテル内に再収納できる．
- plug が適切な位置で拡張すれば，プッシャーワイヤーを反時計回りに 4，5 回まわすことで plug はデタッチされる．

4 利点

- 金属コイルによる塞栓と比べて，手技全体に要する時間を短縮でき，その結果，被曝を低減できる．
- 逸脱の危険性が低い．
- 再開通率が低い．
- コストの低減に寄与すると考えられる．

5 適応

- 動静脈奇形，動脈瘤，動静脈瘻，門脈体循環シャントなどの異常血管，出血性病変，肝切除前の門脈塞栓術，血流改変術（動注リザーバー留置術時や Appleby 術前処置）など．

6 注意点

- 上述の AVP を留置するためには比較的太めのガイディングカテーテルを留置部にまで挿入する必要があり，さらに留置する plug の径によってガイディングカテーテルの径が異なる．
- したがって術前に，ガイディングカテーテルの到達の可否，留置血管のサイズ（plug の径は留置血管径の 1.3 〜 1.5 倍のものが推奨されている），留置状態を予測し計画しておく必要がある．

カラーナビゲーション

17

17 カラーナビゲーション

1 CTAoによるカラーナビゲーション

1 基本事項

1.1 Computed tomography during aortography (CTAo)

- 大動脈に造影剤を注入し thin-sliced で作成した画像情報をもとに作成した血管の volume rendered image（VR像）のことである．
- 病変局所内あるいは周辺の責任血管から大動脈に連続する血管ルートを見出し色付けして，血管造影室のモニターに表示化することで血管の三次元的理解が容易となり，カテーテル操作に役立つことになる．

1.2 息止め下単純造影連続撮影法（breath hold non-contrast-contrast sequential scanning method：BHNC-CSS 法）

- 1回の息止めの間に単純CT撮影と造影CT撮影を行う方法である．

[手順]
1. 患者に呼吸停止の指示を出す．
2. その後すぐに単純CT撮影を撮影する．
3. 単純CT撮影終了直後に造影剤の投与を開始する．
4. あらかじめ設定しておいた delay time の後に造影CT撮影を行う．（図1）．

- BHNC-CSS 法によって得られた volume data は，単純CT撮影と造影CT撮影の間で呼吸等による患者の動きの差が少なく，3Dワークステーションで VR像を作成する際のサブトラクション処理に適している．

2 ナビゲーションイメージの作成方法

- ナビゲーションイメージは3つの画像の合成画像からなる．

[手順]
1. 第一段階：単純CT撮影の volume data から，CT値に閾値（100以上を描出）を設定し，骨のみが存在するVR像を作成する（図2 ⓑ）．
2. 第二段階：
   - 造影CT撮影から得られた volume data から第一段階で作成したVR像をサブトラクション処理し（図2），造影効果のみが存在する volume data を作成する．
   - この volume data では，血管描出を目的としているため，撮影範囲内のあらゆる血管が描出されるような閾値を設定することが望ましい．

1 CTAoによるカラーナビゲーション

図1 BHNC-CSS法

最近では下段の15秒息止めでCTAoを撮像している．

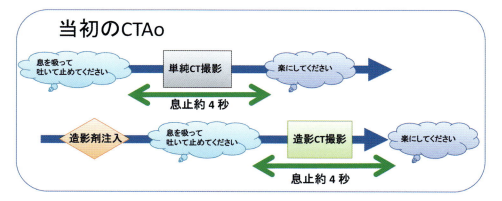

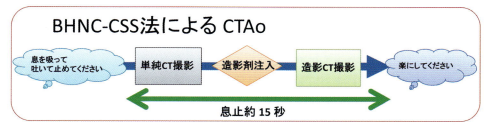

図2 サブトラクション処理

無修正VR像からたとえばCT値600HU以上で骨VR像を取り出す．次いで無修正VR像から骨VR像を取り除けば造影された血管や臓器が取り出される．

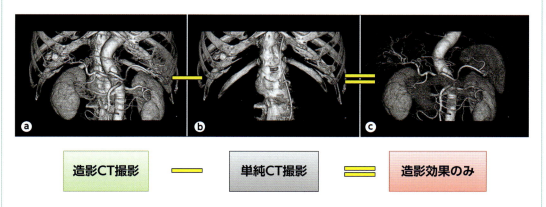

❸ 第三段階：
- 上記と同様にサブトラクション処理を行い造影効果のみが描出されている volume data を作成する．そしてこの volume data から腫瘍や出血部位のターゲットとその周囲の栄養あるいは責任血管を描出した VR 像を作成する（図3 ⓐⓑⓒⓓ）．
- 対象物の抽出をより簡便，確実に行うためには，volume data の axial 画像と sagittal 画像あるいは coronal 画像からターゲットとその周辺をの抽出領域を決定する．また抽出領域には隣接し関与が疑われる血管を同定し描出しておく．
- この3つの段階によって得られた VR 像を合成することによりナビゲーション画像が完成し血管造影室のモニターに表示される（図3 ⓔ）．三次元的に回転させることができ，カテーテル操作の助けとなる．

3 ナビゲーションイメージ作成が可能となった理由

- CT の技術開発により，シングルスライス CT から 320列 CT まで多列化が進んだ．CT を IVR に流用する技術は以前から存在するが，最先端の CT 装置を IVR に流用する機会は限られていた．時とともに IVR-CT システムにも多列 CT が配備されるようになった．
- 従来，CTAo の概念はあっても，撮像時間が長く呼吸停止時間の延長や多量の造影剤使用により非現実的であった．しかし 64列 CT の導入後，広範囲の高速撮影が1回の息止めで可能となり，CTAo の臨床応用が現実化した．
- 列数が増えれば撮影条件の選択肢が増える．そのひとつに高速撮影がある．高速撮影により，広範囲を適切な時間内に撮像が可能になる．結果として CTAo で使用する造影剤量や被曝線量の減少，息止め時間の短縮が得られることになった．

4 他モダリティとの差異

4.1 静脈性の CT angiography との差異

- 静脈性 CT angiography との大きな差は，得られる造影効果が高いこと，つまり造影剤の CT 値が高くなる．結果として病変内あるいは周囲の動脈枝の明瞭化が得られることになった．
- 静脈性 CT angiography では，たとえば右上腕静脈から入った造影剤は，右内頸静脈，左腕頭静脈，下大静脈等の静脈血で希釈され，肺循環，体循環へと流入する．
- この静脈血による希釈は不可避だが，CTAo では大動脈から直接造影剤を注入するので，静脈血による希釈がなく高い濃度の造影剤で撮影することができる．
- 高い濃度の造影剤で撮影するとより部分体積効果の影響を受けても，ある程度の CT 値を維持することができ，より細かい血管の描出が可能となり，大動脈との連続性の情報を得られることになった．

1 CTAoによるカラーナビゲーション

図3 VR像の合成

腫瘍とその周囲の血管をaxial像とcoronalあるいはsagittal像から取り出しZIO stationのextender機能で血管を引き延ばし（**c****d**），血管VR像（**b**），骨VR像（**a**）と重ねる．合成の結果，最終カラーナビゲーションVR像（**e**）が表示される．

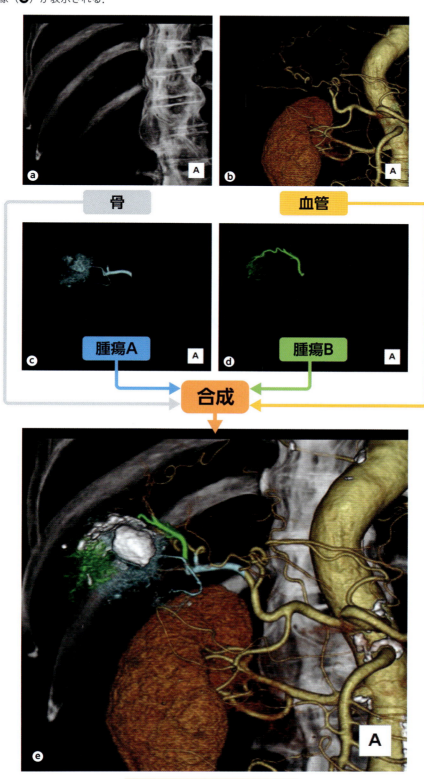

4.2 CTHA と CTAo との差異

- HCC（肝細胞癌）に対する TACE（肝動脈塞栓術）において，肝外動脈から栄養されるケースがみられる．肝動脈からの CTHA では肝外栄養血管が描出されることはなく，肝内枝の治療が終了した後，その存在が明らかとなり，肝外枝からの栄養血管を探索する必要があった．
- CTAo は，肝内枝はもちろん，肝外枝からの栄養血管も同時に描出することが可能である．

4.3 コーンビーム CT との差異

- 腹部領域のファントム実験において臨床で実際に用いられたパラメーター（電圧，電流等）を用いて測定すると，コーンビーム CT の放射線被曝は，64 列 MDCT と比べると，背側部で 5.3 倍，腹側部で 0.13 倍となった．どちらの撮影も患者の体格によりその差はあるが，IVR では患者の背側部が最も被曝に晒される面なので，コーンビーム CT は CT と比べて被曝に注意する必要がある．
- カラーナビゲーション画像は頸部，胸部，腹部，骨盤部のいずれの部位でも作成可能である．作成条件は部位により異なるので付帯事項で詳細を述べる．共通の手法は，病変の部位から大動脈に向けて血管を探索していく点にある．

5 CTAo のナビゲーションイメージの利点と問題点

5.1 利点

- CTAo のナビゲーションイメージがモニターに描出されていれば，テストインジェクションだけでカテーテルを進め，確認の選択的造影を必要としない．
- 3D イメージを活用し，カテーテル挿入のための角度も見出せる．
- 選択的血管造影の省略による造影剤や被曝の低減に有用である．
- 64 列 CT の高速撮影により，必要とする造影剤量が少なくなる．
- 撮影範囲や FOV（視野角）も必要とする領域を漏らすことは極めて少ない．
  - コーンビーム CT は撮影速度が遅く，撮影範囲や FOV も制限される．しかし，コーンビーム CT の高速化によりこの欠点も将来解決されるかもしれない．

5.2 問題点

- CTAo も静脈性造影 CT における造影理論に基づく．よって造影効果は心拍出量の影響を受ける．
  - 静脈性造影 CT では，個体差による心拍出量の差を test bolus tracking method や real prep method により補っているが，CTAo では補正されていない．
  - 平均的な時間をもとに撮影するので，厳密には患者に応じた最適な撮影タイミングで撮影を行っているとはいえない．
- HCC においては分化度の違いによる造影効果の差や，濃染のタイミングが異なるケースもある．CTAo は分化度の鑑別を目的にしたものでなく治療戦略を立てるものである．
- 作成者の熟練度によりナビゲーションイメージの精度や作成時間に影響が出る．

6　今後の発展性

- より短時間で広い範囲の撮影が可能になれば，必要とする造影剤量も減少する．
- コンピュータの処理速度が速くなり，診療放射線技師の熟練度が上がるにつれナビゲーションの作成・提供が迅速になる．
- 近い将来，ターゲットをクリックするだけで直ちに大動脈までの血管ルートを表示できるナビゲーションイメージができるようになる．
- 車のナビゲーションシステムと同じように責任血管のナビゲーションイメージが瞬時に作成できれば作成者の負担や作成者による差の短所が解消されることになる．

2 CTAoによるカラーナビゲーション：頸部，胸部

1 撮影手順

[手順]
① **撮影法**
息止め下単純造影連続撮影法（参照：17章1，420頁）による頸部，胸部CTAoを行う．
② **カテーテルの位置**
ピッグカテーテルを上行大動脈に挿入し，無名動脈がテストインジェクションで明瞭に描出される部位に留置する．
③ **撮影部位**
頸部病変の場合：ピッグテイルカテーテルの位置から上行性に後頭蓋窩まで撮像する．
胸部病変の場合：第七頸椎上縁から第一腰椎下縁まで下行性に撮像する．
④ **撮像条件**
0.5mm×64, 0.5sec／rotation, Pitch Factor 1.484, 120KV volume EC 3mm SD11, Contrast medium, 185 mgI／mL（370／2）10.0mL／sec 90mL, Scan, 1 phase (plain, non enhancement), X-ray delay time 0.0sec, 2 phase (enhancement), X-ray delay time 5.0sec

2 頸部病変への適用

- 顔面，上顎，咽頭や頸部の病変には外頸動脈や鎖骨下動脈の分枝が関与しており，その同定だけでなく分岐方向や角度を示すことでcatheterizationに有用である（図1，2）．

3 胸部病変のCTAoの長所

- 喀血におけるBAEの長所は，多くの破格を有する気管支動脈の起始部や，その他の責任血管などを同定することが容易である．
- 気管支動脈以外の関与も同定することができる．
- 責任血管に対してカテーテルを留置する際の最適な角度を示したリファレンスイメージを作成・提供することができる（図3）．

4 胸部病変のCTAoの短所

- これらのリファレンスイメージを提供するに際し，診療放射線技師とのコラボレーションを必要とする．

2 CTAoによるカラーナビゲーション：頸部，胸部

> **図1** フォン レックリングハウゼン病
>
> 右側頭部神経線維腫腫瘍内出血．皮下血腫，主瘤除去の術前塞栓術を依頼される．
> ⓐ CTAoによる側面（right lateral）像．
> ⓑ 同正面（anterior）像．病変の局在，栄養血管（右後頭，浅側頭，中硬膜動脈）とその分岐が同定できる．

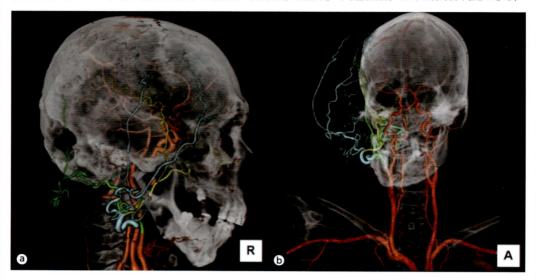

> **図2** 下咽頭癌
>
> 重複癌のため，手術拒否，放射線治療後抗癌剤動注を依頼される．CTAoにより下咽頭癌の栄養血管として両側甲状腺動脈，右甲状頸動脈が同定された．

> **図3** 喀血におけるBAE
>
> 喀血の止血を依頼される．CTAoで2本の気管支動脈と右内胸動脈，右下横隔動脈が責任血管として同定された．

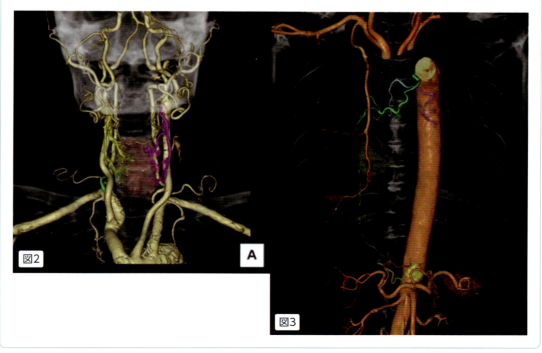

3 CTAoによるカラーナビゲーション：上腹部

1 撮影手順

[手順]
❶ **撮影法**
   息止め下単純造影連続撮影（BHNC-CSS）法による腹部CTAo.
❷ **カテーテルの位置**
   ピッグカテーテルをX線透視下で気管分岐部に留置する.
❸ **撮影部位**
   横隔膜から腎動脈分岐部まで撮像する.
❹ **撮像条件**
   0.5mm×64, 0.5sec／rotation, Pitch Factor 1.484, 120KV volume EC 3mm SD11, Contrast medium, 185 mgI／mL（370／2）, 9.0 mL／sec 90mL, Scan, 1 phase（plain, non enhancement）, X-ray delay time 0.0sec, 2 phase（enhancement）X-ray delay time 8.5sec

2 胸部と腹部のCTAoとの差異

- カテーテルの位置，撮影部位，造影剤の注入条件が異なる.
- 胸部CTAoのカテーテルの留置位置は上行大動脈であり，腕頭動脈，左総頸動脈，左鎖骨下動脈の分枝が存在する．これらを考慮して下行大動脈へ流れる造影条件を考えねばならないが，腹部CTAoは胸部と異なり，血液量が少ないため，時間あたりの造影剤量を少なくする．

3 他の撮像方法との組み合わせ

- セルディンガー法による動脈穿刺の後，ピッグテイルカテーテルを気管分岐部まで挿入しCTAoを撮影する．
- 肝細胞癌のTACEを提供する場合，その後，上腸間膜動脈にカテーテルを留置し，CTAP（CT during arterial portography）を撮影する（図1）．CTAoとCTAPの2つの画像で治療戦略を立てる．
- 消化管出血（図2）や，腹部領域の術前塞栓（図3），動注血管の同定に有用である．

3 CTAoによるカラーナビゲーション：上腹部

図1 肝細胞癌

多発性で繰り返すTACEを受けている．CTAoで腫瘍の栄養血管として左右肝動脈，左右下横隔動脈，左胃大網動脈が描出された．

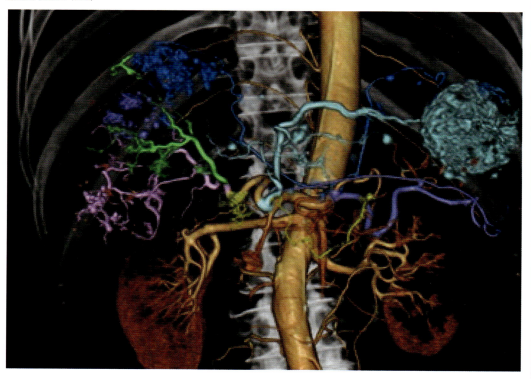

図2 大腸憩室出血

右結腸動脈の分枝と回結腸動脈からの造影剤の血管外漏出がみられた．

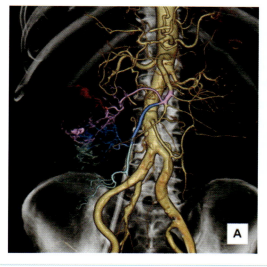

図3 後腹膜横紋筋肉腫

脊椎浸潤で金属固定がなされている．CTAoでは金属のartifactに悩まされることなく栄養血管として右内腸骨動脈の分枝，右第四腰動脈，右結腸動脈を描出できる．この後，塞栓術が施行された．

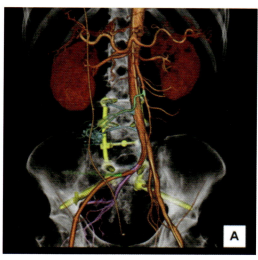

4 CTAoによるカラーナビゲーション：骨盤部

1 撮影手順

[手順]

❶ 撮影法
息止め下単純造影連続撮影（BHNC-CSS）法による下腹部（骨盤部）CTAo.

❷ カテーテルの位置
ピッグカテーテルをX線透視下で腎動脈分岐直上に留置する．

❸ 撮影部位
腎動脈直上から坐骨下縁まで撮像する．

❹ 撮像条件
0.5mm×64, 0.5sec／rotation, Pitch Factor 1.484, 120KV volume EC 3mm SD11, Contrast medium, 185 mgI／mL（370／2）8.0 mL／sec 80mL, Scan, 1 phase (plain, non enhancement) X-ray delay time 0.0sec, 2 phase (enhancement) X-ray delay time 6.0sec

2 静脈性のCTAoとの差異

- CTAoでは静脈が造影されない．さらに骨盤骨を貫く動脈枝が描出される（図1）．
- 静脈血による希釈の影響を受けないため，造影剤使用量は少なくなる．
- 高い造影効果により，細い血管に対しても明瞭な造影効果が現れる．

3 血管造影との差異

- 血管造影は撮影した一方向からの観察しかできないが，CTAoによって得られたデータを3D構築することにより，あらゆる方向から観察することができる．
- 骨盤動脈の場合，血管の重なりが著しいが，CTAoを最初に撮像することにより，血管造影は必要最低限の回数で終わらせることができる．

4 CTAoによるカラーナビゲーション：骨盤部

図1 外陰癌

放射線治療後再発動注依頼．CTAoで両側内陰部動脈の分枝と左右大腿動脈回旋枝が栄養動脈として関与していた．骨盤を貫く動脈が描出される．

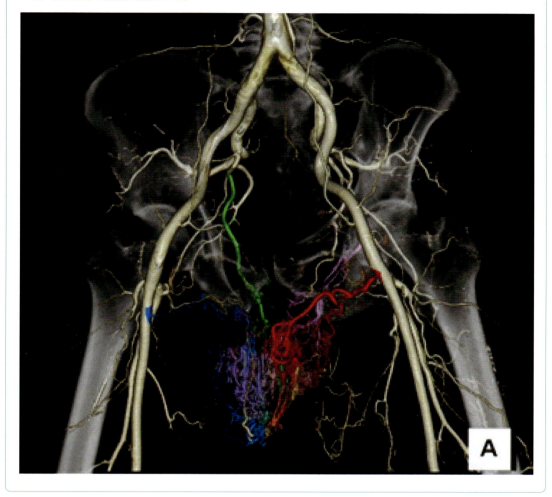

5 経静脈的造影CTを用いたカラーナビゲーションイメージ

17 カラーナビゲーション

1 基本事項

- 経静脈的造影CT（intravenous contrast-enhanced CT: IV-CT）のthin-sliceで作成した画像情報を元にナビゲーション画像を作成する．
- 作成方法はCTAoに用いた手法と大差はない．
- volume rendered image（VR像）から，ナビゲーションイメージを作成する．
- 胃静脈瘤やsystemic shuntの際のバルーン閉塞下逆行性経静脈的塞栓術（balloon-occluded retrograde transvenous obliteration: BRTO），副腎静脈サンプリングのcatheterizationのために用いられる．食道静脈瘤のBRTOにも応用可能である．

2 食道静脈瘤BRTO

2.1 作成方法

- 経静脈性CT angiographyの無加工のVR像から，骨のみ，大動脈のみ，奇静脈のみ，食道静脈瘤のみを各々取り出して各々VR像を作成し，合成する（図1, 2）．
  - 骨のみのVR像は，CT値600以上に選択すれば取り出せる．
  - 大動脈はaxial像とcoronal像，あるいはsagittal像で三次元的に取り出し色付けを行う．
  - 奇静脈，食道静脈も同様の手法で三次元的に同定し，ZIO stationのextender機能を使用すればCT値の連続する血管が延長され各々取り出すことができる．

[手順]
1. 無加工のVR像（図1 ⓐ）からの骨のみを取り出し，カラーVR像を作成（図1 ⓑ）
2. 同様に，動脈のみを取り出し，カラーVR像を作成（図1 ⓒ）
3. 同様に，大動脈，門脈を取り出し，カラーVR像を作成（図1 ⓓ）
4. 同様に，奇静脈のみを取り出し，カラーVR像を作成（図1 ⓔ）
5. 同様に，食道静脈瘤のみを取り出し，カラーVR像を作成（図1 ⓕ）
6. 奇静脈カラーVR像と食道静脈瘤カラーVR像を合成する（図1 ⓖ）
7. さらに，門脈カラーVR像と静脈カラーVR像を合成する（図1 ⓗ）
8. さらに，骨カラーVR像を合成する（図1 ⓘ）．
9. 最後に，動脈カラーVR像を合成する（図1 ⓙ）．
10. 完成したカラーナビゲーションの正面像（図2 ⓐ）と側面像（図2 ⓑ）を示す．

- 画像作成には奇静脈，食道静脈をCT axial像で同定する読影力を必要とする．

5 経静脈的造影CTを用いたカラーナビゲーションイメージ

図1 食道静脈瘤の血行動態作成方法

ⓐ 無加工VR像.
ⓑ 骨抽出カラーVR像.
ⓒ 動脈抽出カラーVR像.
ⓓ 大静脈,門脈抽出カラーVR像.
ⓔ 奇静脈カラーVR像.
ⓕ 食道静脈瘤カラーVR像.
ⓖ ⓔとⓕの合成像.
ⓗ さらに門脈と静脈の合成像.
ⓘ さらに骨を合成させる.
ⓙ 最後に動脈を合成させる.

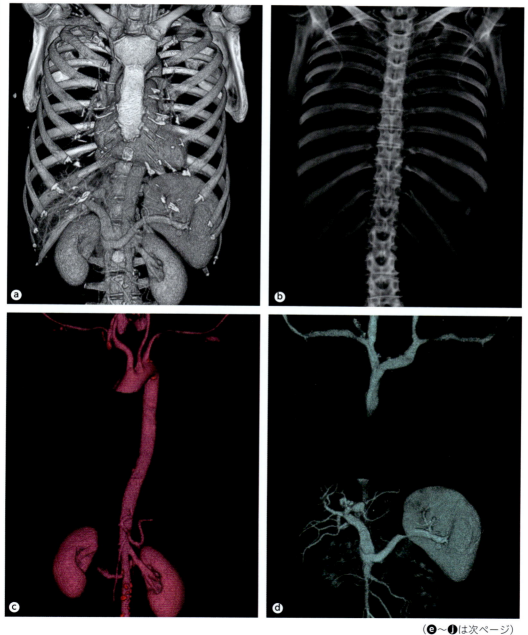

(ⓔ～ⓙは次ページ)

17　カラーナビゲーション

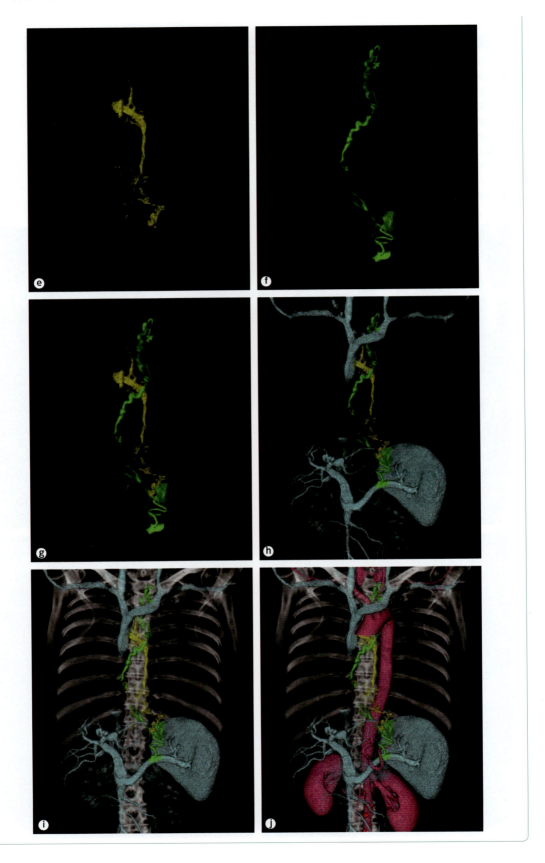

5 経静脈的造影CTを用いたカラーナビゲーションイメージ

図2 食道静脈瘤の流出血管
ⓐ カラーナビゲーション正面像．食道静脈瘤は下甲状腺静脈を介して左鎖骨下静脈に流出（矢印）している．
ⓑ カラーナビゲーション側面像．食道静脈瘤と奇静脈（矢印）の関係．

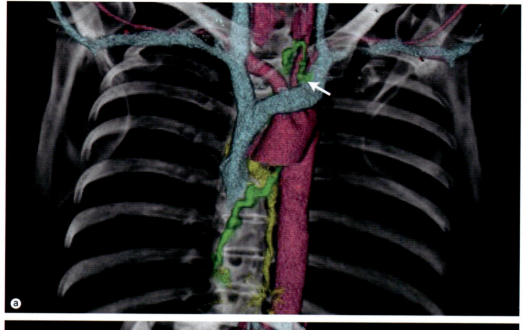
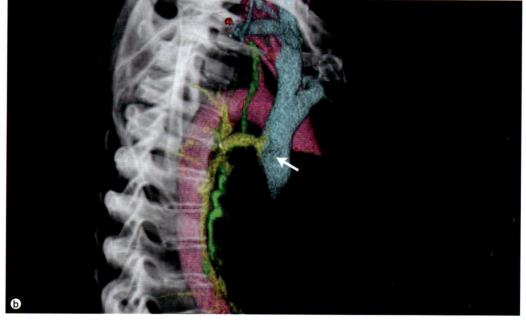

3 胃静脈瘤 BRTO

- 流入血管，胃静脈瘤，流出血管のカラーナビゲーションイメージを作成する．
- カテーテル操作方向に付随する血管，たとえば ethanolamine oleate iopamiodole（EOI）の流出を避けたい血管（下横隔静脈，傍心外膜静脈）を見出し色付けし，血管造影室のモニターに表示化する．

3.1 作成方法

3.1.1 撮像条件

- 管電圧：120kVp
- 管電流：AEC
- スキャン速度：0.5sec／rot，FOV360mm
- ヘリカルピッチ 65.0
- 再構成スライス厚 1.0mm
- 再構成間隔 1.0mm

3.1.2 撮影タイミング

- 横隔膜レベルの下行大動脈に ROI を設定し，造影剤注入開始 15 秒後から real-prep モードで撮影．
- CT 値が 200HU を超えた時点から 15 秒後に 1 相目の撮影が開始される．2 相目は 60 秒後，3 相目は 180 秒後からスキャンが開始される．

3.1.3 作成手順

[手順]

① STEP 1（図 3 ⓐ）
- Axial，cornal，sagittal 像から下大静脈および腎静脈の範囲を大きめにカットする．
- さらに VR 表示を軟部条件に変更し，下大静脈および腎静脈を MPR 画像で確認しながら VR 像を完成させる．
- また，骨のみを選択して残し，バックグラウンドボーンイメージ（骨イメージ）を作成する．

② STEP 2（図 3 ⓑ）
- Axial 像から流出血管をカットし，色付けを行う．
- さらに，MIP 画像および axial 画像で，側副血行路や脾静脈などの正規ルート以外の流出血管がないかチェックを行う．もし，あればそれについても色付けを行う．

③ STEP 3（図 3 ⓒ）
- Axial 像から胃静脈瘤とその流入血管を特定し，色付けを行う．
- この時，すべての流入血管を抽出し違う色で色付けを行う．

④ STEP 4（図 3 ⓓ）
- 最後に門脈系（上下腸間膜静脈・脾静脈・門脈）を VR 像から直接カットし，色付けを行う．
- この時，MIP 像と VR 像とで確認しながらカットするとより効率的である．

5 経静脈的造影CTを用いたカラーナビゲーションイメージ

> **図3** 作成手順
> ⓐ STEP 1：下大静脈および腎静脈を描出．
> ⓑ STEP 2：流出血管（黄）の色付け．
> ⓒ STEP 3：胃静脈瘤（赤）流入血管（青・緑・赤）の色付け．
> ⓓ STEP 4：門脈枝および脾静脈枝（水色）を描出．

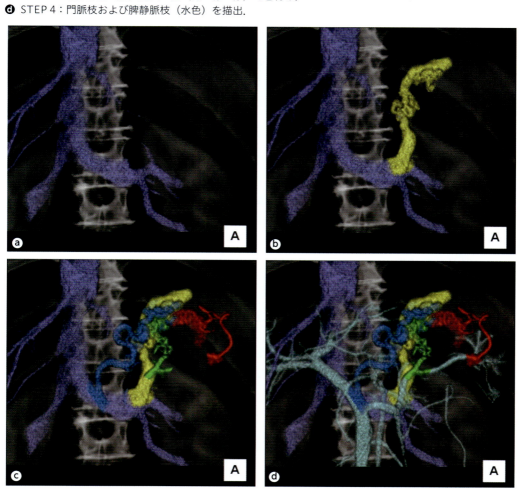

- これらSTEP1～4で作成した「バックグラウンドボーンイメージ」「下大静脈および腎静脈」「流入血管」「流出血管」「門脈系」のVR像を組み合わせることでBRTOのナビゲーション画像は完成する．

3.2 胃静脈瘤のBRTOにおけるカラーナビゲーションイメージの注意点

- 胃静脈瘤のBRTOの際のバルーンで閉塞しながら行う血管像と，バルーンで閉塞しない静脈性のカラーナビゲーションイメージでは，時にまったく異なる血管像となる．したがって治療中の分枝する血管同定に役立つことはあまりない．
- しかし，実用的なのは，腎静脈から副腎静脈の起始部と胃静脈瘤の部位と形状の把握ができる点である．カテーテル操作の始まりと治療ターゲットの把握に役立つことが利点である．

17 カラーナビゲーション

4 副腎静脈サンプリング

- サンプリングを行う血管（右副腎静脈や左副腎静脈など）を見出し色付けし，血管造影室のモニターに表示化することでカテーテル操作に役立つ．
- 特に，右副腎静脈の分岐の高さと部位（後壁，右側壁），分岐角度の情報を得ることができる．
- 左副腎静脈は左下横隔静脈との分岐を明瞭に描出することで，より選択的なカテーテル操作にカラーナビゲーションイメージは有用である．

4.1 作成方法

4.1.1 撮像条件

- 管電圧：120kVp
- 管電流：AEC
- スキャン速度：0.5sec／rot，FOV360mm
- ヘリカルピッチ 65.0
- 再構成スライス厚 0.5mm
- 再構成間隔 0.5mm

4.1.2 撮影タイミング

- 横隔膜レベルの下行大動脈に ROI を設定し，造影剤注入開始 15 秒後から real-prep モードで撮影．
- CT 値が 200HU を超えた時点に 1 相目の撮影が開始される．2 相目は 1 相目の撮影後から 8 秒後にスキャンが開始される．3 相目は 70 秒後，4 相目は 180 秒後からスキャンが開始される．

4.1.3 作成手順

[手順]

❶ STEP 1（図 4 ⓐ）
- Axial, cornal, sagittal 像から下大静脈，肝静脈および腎静脈の範囲を大きめにカットする．
- さらに VR 表示を軟部条件に変更し，下大静脈，肝静脈および腎静脈を MPR 像で何度も確認しながら VR 像を完成させる．
- また，骨のみを選択して残し，バックグラウンドボーンイメージ（骨イメージ）を作成する．

❷ STEP 2（図 4 ⓑ）
- 0.5mm 程度の薄いスライスの axial 像から右副腎静脈を特定し，大きめにカットする．
- さらに MIP 像に切り替え，高濃度部分以外の軟部組織をカットし，色付けを行う．

❸ STEP 3（図 4 ⓒ）
- STEP2 と同様に薄い axial 像から左副腎静脈および左下横隔静脈を特定し，大きめにカットする．
- さらに MIP 像に切り替え，高濃度部分以外の軟部組織をカットし，それぞれ別々に色付けを行う．

5 経静脈的造影CTを用いたカラーナビゲーションイメージ

> **図4** 作成手順
> ⓐ STEP 1：下大静脈，肝静脈および腎静脈を描出する．
> ⓑ STEP 2：右副腎静脈（図中 緑）の色付けを行う．
> ⓒ STEP 3：左副腎静脈（赤）及び左下横隔静脈（紫）の色付けを行う．
> ⓓ STEP 4：右副腎静脈は背側からの分枝が多いため，アングルを変え位置を把握する．

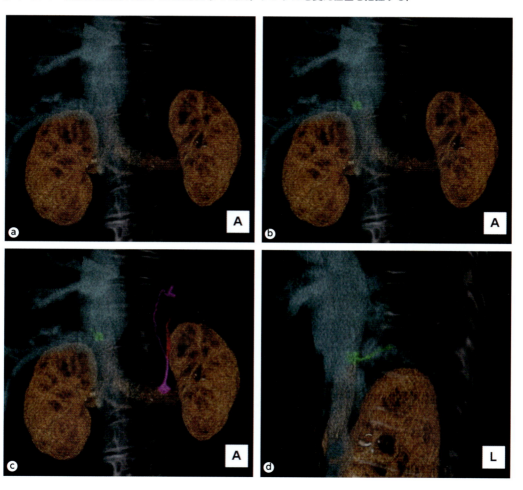

❹ STEP 4（図4 ⓓ）

- 右副腎静脈は背側からの分枝が多いため，アングルを変え位置を把握し，カテーテル操作を行うことを推奨する．

- これらSTEP1～4で作成した「バックグラウンドボーンイメージ」「下大静脈，肝静脈および腎静脈」「右副腎静脈」「左副腎静脈および左下横隔静脈」のVR像を組み合わせることで副腎静脈サンプリングのナビゲーションイメージは完成する．

英語論文の書き方

英語論文の書き方

　初めて英語論文を書く意志が固まれば，最初にすべきことはそれに関わる論文を多数集めることである．記載内容に関する key となる論文があるはずで，最初はその発表スタイルを学ぶことから始まる．自分の発表内容がそのスタイルに当てはまるかどうかの検討を行う．さらに使用されている専門用語だけでなく，動詞などのボキャブラリーに注目する．

　英語論文は Cover letter, Title page, Manuscript, Figure, Table からなる．Manuscript はさらに Title, Abstract, Introduction, Materials and Methods, Statistical analysis, Results, Reference, Figure legends からなる．英語論文を多数書いておられる講演者の英語論文の書き方などの講演を聞いていると共通の項目はあるものの書き方の順番は様々でどこから始めてもいいという内容が多い．しかし，論旨を押さえながら書くには以下の順番がお勧めである．

1. まず，Figure と Table を作成する．

　何といっても結果のコアとなるのは Figure と Table でこれに論文の全精力を注ぐべきである．完璧に仕上げたつもりでもあとで不十分に気づき追加したりすることがよくある．削除する場合もある．論文作成の全過程で Figure と Table を常に見直すべきでこれが充実するとそれだけ評価が高くなる．見直しや追加が必要と判断すればその都度，最初に戻る気持ちが大切である．

　Figure と Table の作成にあたり，統計学的処理は最も大切な作業であるため，別稿を設けた．記載者は少し統計に詳しい医局員であり統計学者ではない．統計学者と接する機会に我々は恵まれなかったが，Figure と Table の作成前に，統計学者と親しく相談できればありがたいところである．

2. 次に Manuscript の作成に入る．

　Manuscript は，Figure legends から書き始める．Figure の説明は過去形でなく現在形で書く．同時に Table の表題の作成を行う．結果のコアである Figure の説明と Table の表題の作成は論文全体の中でも大切な作業である．

3. 次に Results を書く．

　淡々と得られたデータを記載する．図と表をみながら大きな重複がないかどうか，漏れがないか確認しながらの作業となる．原則，結果の詳細は Figure と Table で述べ，その要点，サマリーをここで述べる．重要なポイントである有意差検討を書くことで本研究の結果の意義を強調する．オリジナルの内容が記載されているか，論文として価値があるかどうか．得られた結果次第で採否が決まり，最も大切なところである．飾り気なく簡潔にわかりやすく書くことが望まれる．

　Figure, Table, Figure legends, Results の記載した段階で論文の骨格ができたことになる．この段階で投稿するに足る結果が得られているか振り返る．この段階で臨床例数，実験頭数の少なさに気づけば以下を中断してデータがそろうまでやり直すか待つことも大切である．あるいは投稿する雑誌についても考える．

4. その後，Materials and Methods に移る．

　まず，この研究の倫理委員会の承諾を記載する．倫理委員会にかけることは前提で，承諾を得たことを明確にする．症例報告でも IRB（institutional review board）の承諾をとったのか免除されているかを明確にする．

　Materials and Methods は，追随する他の研究者が同じことを（同じ対象と方法で）行えば，同じ結果が出ることを前提として記載する．したがって結果と関係のある方法についてはかゆい所に手が届くように詳細に書く必要がある．Reviewer はすでにそれなりの論文を記載した方が選ばれるため reality のない書き方をすれば評価を下げることになる．

　Materials：動物実験の場合は明確で動物の情報（頭数，性別，体重など）はここに記載する．また，臨床の retrospective の研究での患者背景はこの部に記載する．連続的（consecutive）に患者さんに行った対象数の少ない prospective な論文でも患者背景をこの場で書くことが多い．投稿雑誌に同様の規模の prospective な論文を調べて参考にするのが望ましい．対象数の少ない prospective な論文と本格的な対象数の多い prospective な論文との差異は sample size が明瞭に示すことができるかによる．通常 prospective な論文では対象数の sample size の根拠を明確にすることが求められる．Sample size は 95％以上の信頼性でもっての差異，cuttoff 値

を示すものでその根拠をあらかじめ示す必要がある．結果としてかなりの症例数や個数を必要とする．Sample size の根拠を示すことのできない prospective な論文では繰り返すが患者背景をこの部に記載する．

　しかし，評価が高くなる症例数の多い本格的な臨床の prospective の研究では，記載の仕方が異なることに注意する．Prospective study では，study design から入る．研究到達目的を primary endpoint としてそのあとに記載する．Eligible criteria に引き続いて exclusion criteria を述べる．この記載方法では患者の背景は，results の中に入ることになる（患者の flow diagram も results として Figure として作成することが求められる）．特に対照群が存在する本格的な比較試験である randomized study では CONSORT 2010 checklist を参考にする．Title から Discussion までの項目の checklist があり，その項目が何ページに記載されているかを示すことになっている．すなわち，その項目を記載していけば明確な論旨でもって randomized study の論文の形になる．逆に記載できなければ不十分であると認識し論旨を深め，修正，追加する必要がある．Checklist が埋まれば，研究内容が合理的になされていることが自明となる．この checklist は科学論文とは何か，どのように作成するのかを考えさせるもので randomized study でなくとも参考になる．Randomized study に関する論文ではこの checklist を要求する雑誌もある（JVIR）．Randomized study での論文で頭を悩ますものに症例の数の根拠を示す箇所がある．研究の最初に考慮すべきもので統計的解析に必要な数に達していることが基本であるが過去の文献を調べて根拠のヒントを見出す．たとえばある事象の発生頻度を調べて統計的解析に必要な数を割り出すのはその一例である．統計学者とコンタクトがあれば相談することが望ましい．

　Methods：手技が論文の中心となる場合は詳細な記載を必要とする．そうでない場合も，正確で簡潔な記載が望まれる．つぼとなる技術についてはできるだけ具体的に記載する．くれぐれも曖昧さを省くことが大切である．使用した造影剤，カテーテル器具についてはその名称，会社名，本社名，本社の存在都市，国名（ただし，米国名は必要とされず，代わりに州名を記載する）の記載を必要とされる．

　この後，集めた論文を再読して，Introduction，Discussion の発想を練る．数日から1週間これにあてる．

5．次に Introduction を記載する．

　本論文を書く意図となった背景を2つぐらいのパラグラフで記載する．だらだらと書くことは好まれない．考察も同じだが1つのパラグラフで何をいいたいのか明確にして，（いいたい要点をあらかじめ日本語で記すのもよい）英語表現化する．背景にはこの研究を企画した根拠を述べる．著者たちが最新の知識をもっていること，自分勝手な意見でないことを証左するために文献を引用しながら記載する．最後のパラグラフで本研究の目的を一文で記載する．Results の内容を思い浮かべつつ目的は明確に記載しなければならない．Introduction はこの目的の文につながるストーリーであらねばならない．いい換えれば目的にいたる思考経路，論旨を明確にするのが Introduction である．

6．次に Discussion を記載する．

　記載すべき内容を Introduction にするか Discussion にするか迷う場合がある．原則，Discussion は得られた結果に基づくものであるべきである．結果と関係のないものは，Introduction に記載するか，あるいは割愛する．Discussion の最初のパラグラフで結果の長所を，文献を引用しながら強調する．長所がいくつあるか数えてその各々の長所を各パラグラフに記載する．類似の過去に報告された内容を引用しながら，今回の結果から何がいえるのか，前向きの記載を展開する．得られた結果と前向きの展開でもって論文の評価が決まる．

　最後から2番目のパラグラフには短所も率直に記載する．Limitation として短所を列挙する．短所がないように感じても必ず記載する．謙虚さを示す場でもある．しかし，短所を強調するとそれをもとに拒絶の原因にもなるので短所があっても克服しうる手段があり，次の研究につながるものであればそれも必ず，記載する．

　最後のパラグラフには結論を記載する．結果のまとめから何がいえたのかを記載する．原則，Introduction の最後の目的の文とこの結論の文を対比して明確な答えになっていなければならない．

7．次に Abstract を記載する．

　Abstract は通常，Purpose, Materials and Methods, Results, Conclusion からなる．自分を省みて

英語論文の書き方

多くの読者は論文を読む際，題名とAbstractとFigureとTableをみる．興味がなければそれ以上読まない．Abstractは論文すべてを見渡してから書くのが好ましい．字数が限られているのでエッセンスを記載する．とはいえ，すでにそれらのエッセンスはmanuscript bodyに記載されているはずなのでコピーして貼り付ければ成り立つはずである．字数制限のため，取捨選択を必要とする．その場合，全文を見渡した後であれば適切にpolishできる．

8. 次にCover letterを記載する．

これは，Editor in chiefに書くもので，なぜ，この論文を書いたのか，どのような結果が得られてどのような展開ができたのか，あるいはどのようなことが期待できるのかを簡潔に書く．Introductionの一部，AbstractのResults，Discussionの一部とConclusionで構成されることになる．今までの執筆の流れからすればそれほどの困難さはない．しかし，時にこの段階に来て結果（Figure，Table）が不足していることに気づいて初めに戻る場合もある．最後の段階だが論文を見直す最後の機会でもある．

その後，我々の母国語は英語でないのでnative-English-speaking editorのチェックを受けたこと，最後に他の英語雑誌に投稿していないことを記載する．

9. 次にTitle pageを記載する．

題名，著者，著者のM.D.の記載の有無，corresponding authorの名前，所属，住所，メイルアドレスを記載する．著者全員のメイルアドレスを要求する雑誌が多い．Keywords，Conflict of interestの有無も記載する．学術雑誌は学術学会を基盤とする場合が多いので，その際には基盤学会で発表したかどうかも記載する．

10. 次にReferenceを記載する．

IntroductionやDiscussionでの各文には文献番号を記載する．過去の方法を引用する場合にはMethodsにも記載する．自分の勝手な意見や考えで書いていないことの証左とするためである．文献の記載方法は雑誌により異なる．原則，著者，文献題名，雑誌名，年号，巻，頁を記載する．著者の数，年号を前にするか後にするか，雑誌名をboldにするかitalicにするかなど雑誌により異なるため投稿規定，あるいは既存の雑誌でその記載方法を調べてから記載する．また，本文に引用する番号の付け方も雑誌によって異なるので注意する．

11. まとめ

実際，我々のできるところはここまでで，その後，実際にnative-English-speaking medical editorに修正してもらう．英語の言い回しの不明部分や，冠詞のチェックは大切で怠ることはできない．native-English-speaking medical editorの選択は重要で質の高い実績のある方に依頼する．学術雑誌が推薦している場合もある．

修正論文が届けば再チェックする．この場合，自分のボキャブラリーを増やしたり，言い回しを勉学するよい機会である．短所は自らのいいたいことに違和感が出たり，別の意味になっている場合がある．書き直さねばならないことも多々ある．その場合は，native-English-speaking medical editorに再問合せをして討論して修正するか，自らの責任で再修正しなければならない．

投稿費用が発生するため，研究費を必要とする．

Reviewerからの視点

あるjournalに自分たちの仕事が掲載されると，他の著者からの関連論文のreviewをそのjournalから依頼される．Reviewerは過去に関連論文を書いた経験のある方が指名されることが多いと思われる．論文掲載の最終決定権はEditor in Chiefにあり，Reviewerはその補佐する立場にある．Reviewerの個性もあり，そのreviewの方法も様々であるが，次のような書き方でなされることが多く，Reviewer間には共通の視点があると思われる．

ReviewではGeneral commentとSpecific commentが記載される．

General commentには論文の長所と短所が記載され，その結果としてその論文を，①Accept（受理）する，②修正したら受理する（Major or minor revision），あるいは，③Rejectする，のいずれかを示唆する概要が記載される．著者のみならず，Editorへの手助けを意識して記載される．Editor in Chiefは自分の読後感とReviewerの意見を参考にして，採否の判断を下すと思われる．

ただ，Reviewerが受理すべきと判断しても最終決定はEditor in chiefによってなされるため，Rejectされることもある．また，逆にReviewerが受理すべきでないとしてもmajor revisionとして対応

英語論文の書き方

してくれることもある．Editor in Chief に敬意を払い，内容を容易に理解してもらうために，cover letter がある．著者が直接接触し意見を述べる場でもあり，これを疎かにしてはいけない理由がここにある．

Specific comment は各項目について記される．量が多い場合，ページを示しながら，疑問，記載不十分，論旨の齟齬などが記載され，著者からの返事を請う形で記載されていく．時に 40 から 50 の Specific comment が返ってくる場合もある．

さて Reviewer を依頼された場合，私の経験から時間の省略のため要領よく以下の順で行う．

Abstract に目を通し，Abstract の目的と結論から論文の概要を把握し，目的通りの結論が得られているかを判断する．この段階で論旨が通っていなければ疑問符が付くことになる．次に，図と表に目を通し，Abstract の結果と本論文の Results を対比しながら，統計学的な検討に注意し結果を把握する．Reviewer は私を含め投稿経験のある方なのでその結果が合理的な手法でなされているか判断できることが多い．この時点で結果が新しくかつ有意義なものか判断する．採用の要否はこの時点でほぼ判断される．次に考察を読み，長所を確認し合理的に強調されているか判断する．あるいは結果から新たな知見の有無，将来の発展性の有無を評価する．最後に本論文の至らぬ点が記載されているかも確認する．背景の前文は最後に読むことが多い．

私も Reviewer として Major revision のために 30 前後の Specific comment を記載したことがある．これは著者をいじめるためでなく，見込みがあるためより良いものになってほしいと思うためである．読者の立場から疑問を少なくするために，Specific comment の問題点が解消され論文が修正されると，結果として論文の質的向上につながることが多い．Reviewer と著者の真剣な質疑応答はお互いの論理的思考形成の熟成に役立つ．

FAQ：論文執筆でよくある質問

Q 久しく英語から離れているのですが，英語論文を投稿できるようになるのでしょうか．

皆さんはそれなりの英語の素養を備えておられる．大切なことは過去にとらわれず白紙の状況から始めようとする思いが必要である．英語の読み書きはすぐ元に戻る．まず，関連文献を集めて論文に使われている専門英語，医学英語になじむことから始める．学ぶというより吸収する態度がいい．最初は見知らぬ単語ばかりだが，辞書を引く間によく似た単語を引いている自分に気がつく．医学論文は専門用語で日常会話と離れているが，意外に同じような単語が用いられている．関連文献では英語そのものだけでなく専門領域の歴史的流れや雰囲気（引用されているので孫引きでつかむことが可能）も味わっておくと自分もその流れに乗りやすくなる．

また，関連文献以外に英語のボキャブラリーを増やしたり，英語に関心をもつ目的なら，最近ではいい英文雑誌が出ている（たとえば ENGLISH JOURNAL など）．常日頃から英語に慣れ親しむ習慣を付ける．要は英語論文を投稿しようとする意志とそのための時間作り（毎日一定の時間それに集中する習慣）ができれば投稿できる．最初は，投稿するのに 1 年かかるかもしれない．それも失敗することが常である．しかし，投稿作業や英文作成，さらに論旨を考えることに興味が湧けばしめたもので継続することの精神的負担が少なくなる．

Q 学会発表前に投稿するのですか，あるいは発表後ですか？

上述の投稿作業は，実は学会発表後に投稿する要領を示したものである．学会発表後に投稿する長所は，臨床業務で忙しくても学会発表ともなれば自ら時間を割き文献を集め一応の形（荒原稿）にすることができること，医局会や学会で真剣な質疑応答で問題点を指摘してもらえれば，考察を書くうえで助けになる．自分の独りよがりの解消や limitation を書くうえでの参考にもなる．発表すれば数か月以内に投稿する覚悟をしておく．

学会発表前に投稿する場合は，最先端の内容で，時間との競争の場合である．学会発表前なので一から始めることになる．

英語論文の書き方

Q 特許をめざす時は先に発表してはいけないのではないですか？

特許をめざす場合には，あらかじめ大学であれば知的財産管理課などに相談して対応を決めるのがよい．特許手続きを済ませてから発表するか，あるいは発表6か月以内であれば特許手続きができる．論文投稿は掲載までに時間を要するため並行して準備する．

Q 日本語を記載してから投稿するのですか？

最初は，日本語論文を作成後に英語論文を作成してもいいかもしれない．しかし，日本語論文をそのまま英訳すると曖昧となり何をいいたいのかわからなくなることがよくある．日本文は断定的表現をしないで曖昧性を残して普遍性を余白に残すという場合がある．これを英訳することは至難の技である．日本文が曖昧な場合は英訳できない．英文は率直に淡々と記載していく態度が大切で断定的な表現が好まれる．日本語論文を作成するのは何をいいたいのか要点を明確にするためである．特に上述したように各パラグラフで要点を述べつつ論文を構成していくため，その資料となるものなら意味がある．

Q 引用論文の処理はどうするのですか？

ネットの時代であるが若い先生には必要な論文をハードコピーして，まず，関連のある箇所や単語に線を引き，得た情報の要約を論文の表紙に記載し，論文をファイル化するように勧めている．孫引きでさらに読むべき論文が増えていく場合もある．Introduction, Discussion を記載する前に集めた論文を読むことになるが，Introduction には背景と関係のあるもの，Discussion には結果と関係のありそうなものにある程度大まかに分けておくのもいいかもしれない．Manuscript 全体ができてから引用文献を最終的に決めて番号を付ける．番号付けは最終段階である．

Q 毎月のように英語論文を書けるものですか？

英語論文の作成は継続すれば難しいことではないので毎月書きあげることは可能かもしれない．しかし，個人で論文内容を毎月作り上げるのは無理である．できたとしてもそのような論文内容は薄っぺらなものでしかない．それより，じっくり時間をかけていい論文をめざすべきである．ただ，例外としてチームの各人が各々仕事をしてたとえば6～7人のチームが1年に1つか2つの仕事をして英文化していけば充実した英語論文が増え，結果としてチーム全体としてそのようになるかもしれない．

Q 投稿して査読者から返事が返ってきました．どのように対応したらいいのですか？

Major revision, minor revision にせよ，rejection でなければ掲載のチャンスがあるわけで誠実に対応する．雑にすれば rejection の引き金になる．一つひとつの疑問，コメントに reviewer が何を求めているのか正確に読み解き回答を考える．1つの問いかけの返事に数日を要する場合もある．その思考過程にやりがいを感じる場合もあれば我慢して取り組む場合もある．余計なことを書く必要はなく，簡潔で正確な対応が求められる．ただ，データの追加や修正により原論文の作成よりも大きなエネルギーを要する場合がある．そのような努力の蓄積は大きな成長の糧になる．

Q Reject されました．次にどうしますか？

Reject されていい気分になる人はいない．費やした時間と仕事を出す意義を思えば，次の候補の雑誌に投稿するのは当然である．投稿規定が異なるので以下の点に注意する．Cover letter の編集長の名前，雑誌名，所属学会での発表の有無，引用論文の記載方法，文献の番号の付け方は雑誌により異なる．Reject には理由があるはずで指摘個所の修正，あるいは新たな追加検討の結果を付け加える．論文を充実させる新たなチャンスでもある．他の雑誌に投稿することになるが，英語雑誌は多数あるのでどこかの雑誌に採用される可能性がある．しかし，現実に次から次へと Reject される場合がある．何種類かの投稿の候補雑誌と投稿順番をあらかじめ決めておけば rejection されてもパニックにならなくてすむ．

索引

A

ABI ... 216
Adamkiewicz artery ... 141
adrenal venous sampling: AVS ... 318
AIPDA ... 33, 34
amplatzer vascular plug: AVP ... 22, 153, 417
ankle brachial index ... 216
AP シャント ... 65
Appleby 術 ... 69
applicator catheter ... 385
applicator needle ... 385
arterial stimulation and venous sampling: ASVS ... 322
arterio- venous fistula: AVF ... 276
arterio- venous graft: AVG ... 276
ASPDA ... 33, 88

B

balloon occluded antegrade transvenous sclerotherapy: BATS ... 256
balloon occluded arterial infusion：BOAI ... 84
balloon occluded retrograde transvenous obliteration: BRTO ... 230, 241, 246
　　胃静脈瘤 ... 436
　　食道静脈瘤 ... 432
breath hold non-contrast-contrast sequential scanning method: BHNC-CSS 法 ... 420

C

C-TAG ... 199
CANDIS システム ... 232, 234, 239
Child-Pugh 分類 ... 46, 47
Chimney 法 ... 202
clinical target volume: CTV ... 383
computed tomography during aortography: CTAo ... 5, 420
　　胸部 ... 426
　　頸部 ... 426
　　骨盤部 ... 430
　　上腹部 ... 428
CT during arterial portography: CTAP ... 428
CT during pelvic arteriography ... 123
CT ガイド下穿刺 ... 328
CT 透視下穿刺 ... 328
CT 補助下穿刺 ... 328, 329
CTV ... 383
CV ポート ... 284
　　――抜去 ... 291
　　――留置術 ... 284

D

DeBakey 分類 ... 198
deep vein thrombosis: DVT ... 294, 296, 298
dose function volume histogram: DFH ... 373
dose volume histogram: DVH ... 373, 383
dual microcatheter 法 ... 235

E・F

endovascular abdominal aortic repair: EVAR ... 188
Endurant ... 191
Excluder ... 190
Fontaine 分類 ... 215
functional liver: FL ... 369

G・H

GIST ... 60
Glubran 2 ... 409
graft dislocation ... 195
gross tumor volume: GTV ... 383
GSA-SPECT ... 369
hepatocellular carcinoma: HCC ... 368
high dose rate brachytherapy: HDR-BT ... 382

I

IFU ... 189
iliac vein compression syndrome ... 307
inferior vena cava filter ... 294
instruction for use ... 189
intravenous contrast-enhanced CT: IV-CT ... 432
IPDA ... 33, 34, 88
isolation 法 ... 15, 398
IVC フィルター ... 294, 308
IVC フィルター留置術 ... 306

L・M・N

linear quadratic: LQ ... 384
Lip-TACE ... 11, 113
low dose rate brachytherapy: LDR-BT ... 382
LQ モデル ... 384
marginal artery ... 38
n-butyl-2-cyanoacrylate: NBCA ... 29, 395, 401
NBCA- リピオドール - エタノール混合液 ... 408
NBCA- リピオドール混合液 ... 6, 7, 32, 35, 39, 91, 104, 106, 117, 133, 136, 160, 162, 401, 406
nidus ... 152
NLE ... 161, 408
non-IFU ... 192
normal liver: NL ... 374

O・P

oil in water ... 55, 153
packing と isolation を併用する方法 ... 398
packing 法 ... 15, 398
percutaneous ethanol injection therapy: PEIT ... 346
percutaneous transcatheter recanalization：PTR ... 206
percutaneous transhepatic obliteration: PTO ... 236
percutaneous transluminal angioplasty: PTA ... 277, 307
percutaneous transportal outflow-vessel-occluded sclerotherapy: PTOS ... 236, 247
percutaneous vertebroplasty: PVP ... 354
performance status ... 356
pharmacomechanical thrombolysis ... 302
PIPDA ... 33, 34
plain old balloon angioplasty: POBA ... 220
planning target volume: PTV ... 383
polycystic kidney ... 110
portal vein embolization: PVE ... 270
post thrombotic syndrome ... 301
Power Link ... 191
preoperative transportal embolization: PTPE ... 270
PSPDA ... 33, 88
pull-through 法 ... 201
pulmonary thromboembolism: PTE ... 294, 298, 305

Q・R

QOL スコア ... 125
radiation induced liver disease: RILD ... 369
radication therapy: RT ... 368

445

索引

radiofrequency ablation: RFA ... 351
Rasmussen 動脈瘤 ... 25, 26
Rendu-Osler-Weber 病 ... 14, 21
RM ゼラチン ... 30, 59, 60

S
selective arterial calcium injection test: SACI test ... 322
single photon emission computed tomography-based 3 dimension conformal radiation therapy: SPECT-B-3DCRT ... 369
SMART ステント ... 213
spinal drainage ... 202
Stanford 分類 ... 198
Subintimal angioplasty ... 217

T
TASC 分類 ... 206, 215, 220, 224
thoracic endovascular aortic repair: TEVAR ... 197
total parenteral nutrition: TPN ... 284
transcatheter arterial chemoembolization: TACE ... 42, 373
transcatheter arterial microembolization: TAME ... 143, 146
transjugular intrahepatic portosystemic shunt: TIPS ... 260
TX-2 ... 199

V・W・Z
Valiant ... 199
VAS 値 ... 356
vasa recta ... 38
vascular access interventional therapy: VAIVT ... 277
vascular sac ... 21, 22
Vater 乳頭動脈 ... 33
venous thromboembolism ... 298
visual analogue score: VAS ... 356
volume rendered image ... 420
VR 像 ... 420

water in oil ... 55
water in oil in water ... 55

Zenith ... 190
Zone 分類 ... 197

あ行
アキレス腱炎 ... 146
悪性黒色腫 ... 60
アスペルギルス感染症 ... 2

圧迫骨折 ... 354
息止め下単純造影連続撮影法 ... 420
遺残胎盤 ... 116
胃静脈瘤 ... 230
　──BRTO ... 436
胃腎シャント ... 230
遺伝性出血性毛細血管拡張症 ... 21
イミペネム・シラスタチン ... 146
　──粒子 ... 30, 143
インスリノーマ ... 322
インデフレーター ... 279

右胃大網動脈 ... 31
右胃動脈 ... 31
右結腸動脈 ... 43, 44
右大腿動脈仮性動脈瘤 ... 138
ウロキナーゼ ... 206, 210

永久小線源埋め込み療法 ... 382
エコーガイド下トロンビン注入法 ... 136
エタノール ... 104, 107, 110, 395
エタノール - リピオドール混和液 ... 105, 113
エマルジョン ... 54
エラスティックリコイル ... 216
嚥下機能障害 ... 285
エンドリーク ... 192
エンボスフィア ... 395, 412

横行膵動脈 ... 88

か行
外陰癌 ... 431
外傷性大動脈損傷 ... 131, 133
外側大腿回旋動脈 ... 127
海綿状血管腫 ... 167
解離性大動脈瘤 ... 198
下咽頭癌 ... 149, 427
下横隔動脈 ... 6, 18, 43, 44, 45, 46
過活動膀胱症状質問表 ... 125
顎動脈 ... 147
下喉頭動脈 ... 149
仮性動脈瘤 ... 88, 90, 400
仮性動脈瘤破裂 ... 39
仮性脾動脈瘤 ... 185
画像下穿刺 ... 326, 328
肩インピンジメント症候群 ... 146
肩関節周囲炎 ... 146
下直腸動脈 ... 37
喀血 ... 2, 14
喀血における BAE ... 426
褐色細胞腫 ... 113

カッティングバルーン ... 278
カテーテルピンチオフ ... 288
化膿性関節炎 ... 143
下腹壁動脈 ... 162
カラーナビゲーション
　胸部 ... 426
　経静脈的造影 CT ... 432
　頸部 ... 426
　骨盤部 ... 430
　上腹部 ... 428
カルチノイド ... 60
肝細胞癌 ... 11, 42, 84, 368, 411, 412, 413, 429
　──の右側腸骨転移 ... 361
　──の左側上腕骨転移 ... 361
　──の左副腎転移 ... 113
　──の腸骨転移 ... 128
　──の破裂 ... 62
肝性脳症 ... 241, 242, 251, 254
肝穿刺術後の出血 ... 61
肝動静脈奇形 ... 153
肝動脈仮性動脈瘤の破裂 ... 62
顔面動脈 ... 147

奇異性塞栓 ... 21
奇異塞栓 ... 9, 22
気管支拡張症 ... 2, 14
気管支動脈 ... 2, 3, 4, 5, 6
気管支動脈塞栓術 ... 2, 7
気管支動脈瘤 ... 14, 16
急性・慢性膵炎 ... 88, 90
急性下肢動脈閉塞 ... 206
急性膵炎 ... 39
胸肩峰動脈 ... 143
胸腹壁動静脈奇形 ... 153
胸部大動脈損傷 ... 132
胸部大動脈瘤 ... 197
巨細胞腫 ... 142
巨大肝嚢胞 ... 348
巨大血管腫 ... 60
金属コイル ... 6, 28, 29, 35, 116, 395, 397
　──による塞栓方法 ... 398
筋肉内血管腫 ... 167

クッシング症候群 ... 113
クローン病 ... 285

頸横動脈 ... 143
経カテーテル的肝動脈化学塞栓術 ... 42
経カテーテル的血栓溶解療法 ... 300, 301, 302, 304, 306
経カテーテル的薬剤動注療法 ... 143
頸管裂傷 ... 116

索引

経頸静脈経肝門脈穿刺セット	260
脛骨反回動脈	145
経静脈的造影CT	432
経動脈的塞栓術	160
経動脈的微細血管塞栓療法	143
経皮経肝静脈瘤塞栓術	236
経皮的エタノール注入療法	346
経皮的血管形成術	277, 307
経皮的血管内異物除去術	310
経皮的椎体形成術	354
経皮的ラジオ波焼灼療法	351
血液透析	276
血管筋脂肪腫	60, 411, 413
血管腫	172
血管造影	430
血胸	18
血小板減少症	95
血栓吸引カテーテル	279
血栓吸引療法	300, 301, 302, 306
血栓塞栓後症候群	301
血栓溶解	210
血栓溶解薬	208
血栓溶解療法	206, 300
結腸	37
血流改変	78, 80
血流改変術	418
肩甲回旋動脈	143
肩甲上動脈	143
原発性アルドステロン症	113, 318
腱板断裂	146
コイル塞栓術	174
高アンモニア血症	241, 242, 244, 248, 251
硬化療法	153, 167
抗癌剤	56
抗凝固療法	300, 306
後耳介動脈	147
後上腕回旋動脈	143
高線量率小線源治療	382
後腹膜横紋筋肉腫	429
後腹膜静脈	230
コーンビームCT	424
国際前立腺症状スコア	125
骨巨細胞腫	140, 411, 413
骨腫瘍	140
骨髄脂肪腫	113
骨セメント	356
骨セメント注入療法	354
骨粗鬆症	354
骨盤外傷性出血	129
骨盤骨折	129
骨盤動脈	129

さ行

最下腰動脈	127
再出血	404
左胃大網動脈	31
左胃動脈	31
左下横隔静脈水平部	230, 240
鎖骨下静脈穿刺	286
鎖骨下動脈	18, 19
サスペンジョン	54
左総腸骨動脈完全閉塞	218
左大腿動脈仮性動脈瘤	138
サブトラクション処理	421
残存血栓	207
産道裂傷	116
シアノアクリレート系塞栓物質	401
弛緩出血	116
子宮悪性腫瘍	84
子宮円索動脈	120
子宮外妊娠	116
子宮筋腫	120, 411, 412
子宮動脈	120
子宮破裂	116
自己血管内シャント	276, 278
膝窩動脈	224
膝動脈	145
尺側・橈側皮静脈穿刺	290
尺側側副動脈	144
尺側反回動脈	144
シャント型脳症	241
シャント脳症	251
シャント部狭窄	281, 282, 283
シャント部閉塞	282
ジャンパー膝	146
縦隔血腫	14
十二指腸下行脚からの潰瘍出血	35
十二指腸球部	33
——の出血	35
十二指腸後動脈	33
十二指腸上動脈	33
十二指腸静脈瘤	246, 248
十二指腸穿孔	344
手指動静脈奇形	155, 157
出血	418
出血性胃潰瘍	32
術前門脈塞栓術	270
腫瘍浸潤肝細胞癌	57
消化管出血	28
上行咽頭動脈	147
上甲状腺動脈	147
上喉頭動脈	149
小線源治療	382
小腸	37

上腸間膜動脈狭窄	213
上腸間膜動脈塞栓症	210, 212
上腸間膜動脈瘤	177
小腸出血	39
上直腸動脈	37
掌動脈弓	144
静脈奇形	167
静脈血栓塞栓症	298
静脈性CT angiography	422
静脈性CTAo	430
静脈瘤	260
食道胃静脈瘤	95
食道静脈瘤	264
——BRTO	432
食道動脈	8
女性骨盤静脈	120
処方線量	383
腎癌	103
腎機能廃絶術	110
神経線維腫	149
腎血管筋脂肪腫	107
人工血管グラフト	278
腎細胞癌	411, 413
真性動脈瘤	91
腎損傷	98
腎動静脈奇形	153
腎動脈瘤	101
心拍出量の影響	424
腎被膜静脈	246
腎被膜動脈	43, 44
深部静脈血栓症	294, 298, 305, 307
心膜横隔静脈	230
膵アーケード	69, 180
膵仮性動脈瘤	39
膵仮性嚢胞に対するドレナージ	342
膵十二指腸静脈	246
膵十二指腸動脈瘤	180
膵動静脈奇形	153
膵頭部周囲動脈瘤	180
髄膜腫	411, 413
鈴木の分類	313
ステントアシスト法	398
ステントグラフト	15, 98, 101, 132, 188, 199
ステントグラフト内挿術	131
ステント留置	307, 308, 309
精索静脈瘤	313
性腺静脈	246
精巣静脈	248
正中仙骨動脈	142
節動脈	140, 141

索引

節動脈塞栓術 140
舌動脈 147
セミコンプライアントバルーン 278
ゼラチンスポンジ 53, 414
ゼラチンスポンジ細片
　　　　6, 104, 106, 116, 121, 395
穿刺針 286
前上腕回旋動脈 143
全身化学療法 284
浅側頭動脈 147
選択的カルシウム負荷
　　　　　肝静脈血サンプリング 322
先天性血管腫 172
線溶療法 217
前立腺癌 84

総腸骨動脈──尿管瘻 132
塞栓物質 394
足底腱膜炎 146
ソリューション 54

た行

体幹部定位照射 379
大腿静脈穿刺 290
大腿動脈 220
大腿動脈仮性動脈瘤 136
大腸癌術後肝転移症 82
大腸憩室出血 429
大動脈解離 131
大動脈消化管瘻 131
大動脈損傷 134
大動脈瘤破裂 131
大網動脈 43, 44
第四腰動脈 127
多血性悪性腫瘍の骨転移 127
多血性腫瘍 411, 412, 413
短胃動脈 31
胆管周囲動脈 43, 44, 56, 57
男性骨盤動脈 123
短絡路温存門脈──大循環分流術
　　　　　　　　　241, 242, 243

恥骨骨折 130
膣壁裂傷 116, 118
中結腸動脈 43, 44
中心静脈栄養 284
中心性狭窄 282
　　──のPTA症 283
中直腸動脈 37
超音波ガイド下穿刺 326
腸管耐容線量 384
腸骨回旋動脈 127
腸骨静脈圧迫症候群 303, 304, 307

腸骨動脈 215
腸骨動脈解離 195
腸骨動脈尿管瘻 131
超選択的動注化学療法 74
腸腰筋膿瘍 340
腸腰筋膿瘍ドレナージ 340
直接穿刺塞栓術・硬化療法 336
直腸静脈瘤 256
陳旧性肺結核 2, 9, 14

ディーシービーズ 396, 411
テニス肘 146
転移性肝癌 78
転移性骨腫瘍 354
転移性副腎腫瘍 113

橈骨動脈 276, 281, 282
動静脈奇形 63, 152, 411, 412, 413, 418
動静脈グラフト 276
動静脈瘻 418
橈側側副動脈 144
橈側反回動脈 144
橈側皮静脈 276, 281
動脈径 395
動脈瘤 164, 418
動脈瘤破裂 131
特発性膵内出血 88
ドレナージ術 339

な行

内胸動脈 2, 3, 4, 6, 43, 44, 45, 162
内頸静脈穿刺 289
内臓動脈瘤 398
内腸骨動脈瘤 192
内分泌腫瘍 60, 411, 413
内膜下拡張術 217, 222
ナビゲーションイメージの作成方法 420
難治性鼻出血 147
難治性腹水 260

肉眼的腫瘍体積 383
二次性副甲状腺機能亢進症 348
乳癌の左側寛骨臼部転移 360
乳児血管腫 172

ノンコンプライアントバルーン 278

は行

肺癌 2, 9
肺血栓塞栓症 294, 305
背膵動脈 88
背側手根枝 144
肺塞栓症 298

肺動静脈奇形 21, 23, 24, 153
肺動脈瘤 25
ハイブリッドバルーン 279
白色血栓 207
バスキュラーアクセス造設術 276
バスケット鉗子 310
ハプトグロビン 232
パラレルワイヤーテクニック 279
バルーンPTA 220
バルーン閉塞下逆行性経静脈的塞栓術
　　　　　　　　230, 241, 246
バルーン閉塞下逆行性造影 232
バルーン閉塞下経皮的NBCA注入法
　　　　　　　　　　　136
バルーン閉塞下順行性経門脈性硬化
　　　塞栓術 256
バルーン閉塞下動注化学療法 84
パルススプレーカテーテル 302
反回骨間動脈 144

脾腫 95
脾腎シャント 241
脾損傷 91
脾動脈 88
脾動脈瘤 92, 93, 183
腓腹動脈 145
皮膚耐容線量 384
脾門部脾動脈瘤 93
ヒラメ静脈 305, 306
微量反復エタノール注入療法 169

フォームBRTO 232
フォン レックリングハウゼン病
　　　　　　　　　149, 427
腹腔神経ブロック 348
腹腔動脈結紮部出血 134
腹腔動脈瘤 174
副甲状腺過形成 348
副甲状腺腺腫 348
副腎癌 113
副腎静脈サンプリング 318, 438
副腎腺腫 318
副腎動脈 112
腹部大動脈瘤 188
腹壁動静脈奇形 162
腹膜播種症 74
プッシャブルコイル 397
部分的脾動脈塞栓術 95
プロスタグランジン 225

ヘパスフィア 395, 412
変形性関節症 146

索引

乏血性肝細胞癌 49
膀胱癌 84
放射線治療 368
傍大動脈リンパ節転移 348

ま行

マイクロカテーテル 50, 395
マイクロスフェア 57, 58, 60, 120, 169, 395, 410
マイクロバルーンカテーテル 50, 51, 52, 110, 161, 232
マイクロワイヤー 51
慢性関節リウマチ 143, 146
慢性疼痛 143
慢性動脈閉塞 215, 220, 224

毛細血管奇形 169
門脈圧亢進症 65, 95, 241
門脈塞栓術 418
門脈体循環シャント 251, 418

や行

野球肘 146
薬力学的血栓溶解療法 302

幽門下動脈 33
癒着胎盤 116

溶解型ゼラチンスポンジ 415
用手的圧迫法 136

ら行

ラジフォーカスガイドワイヤー 193
卵管開通術 363
卵巣静脈 248, 296
卵巣動脈 120

リコイル現象 280
リザーバーカテーテル抜去術 81
リザーバー留置 78
離脱式コイル 22, 397

離断カテーテル除去術 310
リピオドール 53, 54, 56
粒子線治療 379
留置カテーテル 208
流入動脈 21, 22
良性前立腺肥大 122
臨床標的体積 383

ループスネア 310

肋間静脈 230
肋間動脈 2, 4, 7, 8, 18, 19, 20, 162
肋頸動脈 143

その他

5%EOI 231, 232
$\alpha\beta$ ratio 384

皆伝！IVRの知恵

2015年 3月31日　第1版第1刷
2018年10月10日　第2版第1刷　ⓒ

編　　集	佐藤守男　Sato Morio
	河合信行　Kawai Nobuyuki
発 行 者	宇山閑文
発 行 所	株式会社金芳堂
	〒606-8425 京都市左京区鹿ヶ谷西寺ノ前町34番地
	振替　01030-1-15605
	電話　075-751-1111（代）
	http://www.kinpodo-pub.co.jp/
組　　版	株式会社 データボックス
印　　刷	株式会社 サンエムカラー
製　　本	有限会社 清水製本所

落丁・乱丁本は直接小社へお送りください．お取替え致します．

Printed in Japan
ISBN978-4-7653-1756-6

JCOPY ＜(社)出版者著作権管理機構 委託出版物＞

本書の無断複写は著作権法上での例外を除き禁じられています．複写される場合は，その都度事前に，(社)出版者著作権管理機構（電話 03-3513-6969，FAX 03-3513-6979，e-mail: info@jcopy.or.jp）の許諾を得てください．

●本書のコピー，スキャン，デジタル化等の無断複製は著作権法上での例外を除き禁じられています．本書を代行業者等の第三者に依頼してスキャンやデジタル化することは，たとえ個人や家庭内の利用でも著作権法違反です．